U0295972

SHUNIAOGUAN ZHIJIA

图书在版编目（CIP）数据

输尿管支架 /（英）拉维·库尔卡尼
（Ravi Kulkarni）原著；徐涛，胡浩主译 . —北京：北京大
学医学出版社，2020.11
　书名原文：URETERIC STENTING
　ISBN 978-7-5659-2247-3

Ⅰ. ①输… Ⅱ. ①拉… ②徐… ③胡… Ⅲ. ①输尿管疾病－
泌尿系统外科手术 Ⅳ. ① R699.4

中国版本图书馆 CIP 数据核字（2020）第 151614 号

北京市版权局著作权合同登记号：图字：01-2017-7860

This edition first published in 2017 © 2017 by John Wiley & Sons，Ltd
URETERIC STENTING/edited by Ravi Kulkarni
Includes bibliographical references and index.
ISBN 9781119085706（epub）

All Rights Reserved. Authorised translation from the English language edition published by John Wiley & Sons
Limited. Responsibility for the accuracy of the translation rests solely with Peking University Medical Press and is not
the responsibility of John Wiley & Sons Limited.No part of this book may be reproduced in any form without the written
permission of the original copyright holder，John Wiley & Sons Limited.
Simplified Chinese translation copyright © 2020 by Peking University Medical Press.
All rights reserved.

输尿管支架

主　　译：徐　涛　胡　浩
出版发行：北京大学医学出版社
地　　址：（100083）北京市海淀区学院路 38 号　北京大学医学部院内
电　　话：发行部 010-82802230；图书邮购 010-82802495
网　　址：http://www.pumpress.com.cn
E-mail：booksale@bjmu.edu.cn
印　　刷：北京信彩瑞禾印刷厂
经　　销：新华书店
策划编辑：高　瑾
责任编辑：袁朝阳　　责任校对：靳新强　　责任印制：李　啸
开　　本：787 mm×1092 mm　1/16　印张：19.25　字数：436 千字
版　　次：2020 年 11 月第 1 版　2020 年 11 月第 1 次印刷
书　　号：ISBN 978-7-5659-2247-3
定　　价：180.00 元
版权所有，违者必究
（凡属质量问题请与本社发行部联系退换）

输尿管支架
URETERIC STENTING

原　著　Ravi Kulkarni

主　译　徐　涛　胡　浩

副主译　张晓威

北京大学医学出版社

本书由

北京大学医学科学出版基金资助出版

译者名单

主　译　徐　涛　胡　浩

副主译　张晓威

译　者　（按姓名汉语拼音排序）

崔　伟	山东淄博市中心医院
崔志强	山东淄博市中心医院
杜依青	北京大学人民医院
韩松辰	北京大学人民医院
胡　浩	北京大学人民医院
胡亮亮	山东枣庄市立医院
李　明	山东淄博市中心医院
刘贵中	天津咸水沽医院
刘　淼	首都医科大学口腔医学院
刘希高	山东大学齐鲁医院
马　凯	北京大学人民医院
宋琴琴	北京大学人民医院
王焕瑞	北京大学人民医院
王　起	北京大学人民医院
王　强	北京大学国际医院
萧云备	温州医科大学附属第一医院
徐　涛	北京大学人民医院
杨　健	山东阳光融合医院
杨晓峰	山东枣庄市立医院

叶雄俊　北京大学人民医院
殷华奇　河南省人民医院
张晓威　北京大学人民医院
周尊林　山东大学齐鲁医院

原著者名单

Husain Alenezi
Endourology Fellow
Division of Urology, Department of
Surgery
Schulich School of Medicine & Dentistry-
Western University
London, Ontario
Canada

Justin Chan
Department of Urologic Sciences,
The Stone Centre at Vancouver General
Hospital, Jack Bell Research Center
Vancouver, British Columbia
Canada

Alex Chapman
Consultant Radiologist
Ashford and St Peter's Hospitals
NHS Foundation Trust
Chertsey, Surrey
UK

Ben H. Chew
Assistant Professor of Urology
University of British Columbia
Vancouver, British Columbia
Canada
Director of Clinical Research, The Stone
Centre at Vancouver General Hospital,
Vancouver, Canada

Robin Cole
Consultant Urological Surgeon
Ashford and St Peter's Hospitals
NHS Foundation Trust
Chertsey, Surrey, UK

Jonathan Cloutier
Consultant Urologist, Department of
Urology
University Hospital Center of Quebec City
Saint-François d'Assise Hospital
Quebec City
Canada

John D. Denstedt
Professor of Urology
Division of Urology, Department of
Surgery
Schulich School of Medicine & Dentistry-
Western University
London, Ontario
Canada

Steeve Doizi
Research Fellow, Endourology and Stone
Disease, Department of Urology
University of Texas Southwestern
Medical Center
Dallas, Texas
USA

Rami Elias
Laparoscopy and Endourology Fellow
Division of Urology, McMaster University
Hamilton, Ontario
Canada

Helena Gresty
Department of Academic Surgery
The Royal Marsden NHS Foundation
Trust,
London, UK

Chad M. Gridley
Department of Urology
The Ohio State University Wexner
Medical Center
Ohio, USA

David I. Harriman
Department of Urologic Sciences
University of British Columbia
Vancouver, BC
Canada

Alexander P. Jay
Clinical Fellow
The Royal Marsden NHS Foundation
Trust, London
UK

Navroop Johal
Department of Academic Surgery
The Royal Marsden NHS Foundation
Trust,
London, UK

Hrishi B. Joshi
Consultant Urological Surgeon and
Honorary Lecturer, Department of Urology
University Hospital of Wales and School
of Medicine, Cardiff University
Wales
UK

Panagiotis Kallidonis
Urology Specialist
Department of Urology
University Hospital of Patras
Patras
Greece

Wissam Kamal
Department of Urology
University Hospital of Patras
Patras
Greece

Bodo E. Knudsen
Interim Chair, Program Director
Associate Professor and Henry A. Wise II
Professorship in Urology
Department of Urology
The Ohio State University Wexner
Medical Center
USA

Ravi Kulkarni
Consultant Urological Surgeon
Ashford and St Peter's Hospitals
NHS Foundation Trust
Chertsey, Surrey, UK

Pardeep Kumar
Consultant Urological Surgeon
Department of Academic Surgery
The Royal Marsden NHS Foundation
Trust, London
UK

Dirk Lange
Director of Basic Science Research,
Assistant Professor of Urology
The Stone Centre at Vancouver General
Hospital, Jack Bell Research Center
Vancouver, British Columbia
Canada

David A. Leavitt
The Smith Institute for Urology
Hofstra-North Shore-LIJ Health System
New Hyde Park, NY
USA

Evangelos Liatsikos
Professor of Urology

Department of Urology
University Hospital of Patras
Patras, Greece

Stuart Nigel Lloyd
Consultant Urological Surgeon
Hinchingbrooke Park, Huntingdon
UK

Edward D. Matsumoto
Professor of Urology
Division of Urology
Department of Surgery
DeGroote School of Medicine
McMaster University
Hamilton, Ontario
Canada

Piruz Motamedinia
The Smith Institute for Urology
Hofstra-North Shore-LIJ School of
Medicine
New Hyde Park, NY
USA

David L. Nicol
Chief of Surgery/Consultant Urologist
The Royal Marsden NHS Foundation
Trust, London
UK
Professor of Surgical Oncology
Institute of Cancer Research, UK
Professor of Surgery
University of Queensland
Australia

Zeph Okeke
The Smith Institute for Urology
Hofstra-North Shore-LIJ School of
Medicine
New Hyde Park, NY
USA

Vasilis Panagopoulos
Department of Urology
University Hospital of Patras
Patras, Greece

Margaret S. Pearle
Professor of Urology and Internal
Medicine
University of Texas Southwestern
Medical Center
Dallas, Texas,
USA

Stephen Perrio
Ashford and St Peter's Hospitals
NHS Foundation Trust
Chertsey, Surrey
UK

Aditya Raja
Research Fellow in Urology
University Hospital of Wales and School
of Medicine, Cardiff University
Cardiff, Wales
UK

Ravindra Sabnis
Professor of Urology
Department of Urology
Muljibhai Patel Urological Hospital
Nadiad, Gujarat
India

Arthur D. Smith
Professor of Urology
The Smith Institute for Urology
Hofstra North Shore-LIJ School of
Medicine
New Hyde Park, NY
USA

Thomas O. Tailly
Division of Urology, Department of
Surgery
Ghent University Hospitals
Ghent
Belgium

Dominic A. Teichmann
Specialist Registrar in Urology
University Hospital of Wales and School
of Medicine

Cardiff University, Wales
UK

Andrew M. Todd
Department of Urology
The Ohio State University Wexner
Medical Center
Ohio
USA

Olivier Traxer
Professor of Urology
Department of Urology
Tenon University Hospital
Pierre & Marie Curie University

Paris, France

Graham Watson
Consultant Urologist and Chairman,
Medi Tech Trust
BMI The Esperance Hospital
Eastbourne
UK

Philip T. Zhao
The Smith Institute for Urology
Hofstra North Shore-LIJ School of
Medicine
New Hyde Park, NY
USA

译者前言

输尿管支架几乎是每一位泌尿外科医生日常工作中离不开的工具。它可以快速缓解患者的上尿路梗阻，改善因梗阻带来的肾功能损害和疼痛；可以通过预防性置入提高腔内碎石、输尿管重建等手术的安全性和成功率。但是，几乎每位泌尿外科医生也都处理过输尿管支架带来的不同类型并发症。对于患者而言，一些严重的输尿管支架相关并发症就像是一场噩梦。

近半个世纪以来，尤其是最近 10 多年，基于输尿管支架的这些特点，针对减少支架相关并发症、提高支架性能开展的研究一直没有停歇，包括输尿管支架的型号、形状、弯曲度、材料，及外涂层等一直得到持续不断的改进；特别是随着材料科学、生物医学等科学技术的飞速发展，输尿管支架的新产品不断诞生，技术不断演变，关于输尿管支架相关的研究文献大量发表，让人应接不暇。但是，在全世界范围内，仍然缺少一本能够全面囊括输尿管支架相关知识和信息的著作。

值得我们庆幸的是，2017 年由拉维·库尔卡尼医生（Ravi Kulkarni）主编的 *Ureteric Stenting*（中文译名《输尿管支架》）正式出版，为这一领域填补了空白。该书从介绍输尿管的解剖结构及生理功能开始，探讨了上尿路梗阻的病理生理机制，不仅包含了不同类型支架的性能特点，如普通双 J 管、金属输尿管支架、覆膜输尿管支架、输尿管旁路支架等，还详尽探讨了支架相关并发症及其处理等问题。此外，作者结合临床实践向读者介绍了支架置入和拔出等相关的手术技巧，甚至还在书中详细阐述了支架相关伦理、卫生经济学等一系列输尿管支架相关话题，可以说是迄今为止最为系统、全面的输尿管支架专题著作。

纵观全书，让我感触更为深刻的是：输尿管支架的研发历程，如同整个医疗器械研发史的一个缩影：以解决临床问题为目标，不断去挑战，不断去创新。就像原著作者在书中引用爱因斯坦的一句话："从昨天中学习，为今天而生活，为明天而充满希望，最重要的是，永远不要停止疑问。"

本译著以北京大学人民医院泌尿外科医生为核心团队，汇集国内多家医院的泌尿外科专家，翻译及校对力求忠于原著。在北京大学医学出版社的帮助下，现在该书终于与读者见面，希望能为我国输尿管支架领域的临床工作和研发应用，带来一定的启示和帮助。

徐 涛

北京大学人民医院泌尿外科

2020 年 5 月

原著序

泌尿外科学界一直期待着一本关于输尿管支架的专著。

库尔卡尼（Kulkarni）医生为本书汇集了一群令人钦佩的作者，他们都是该领域的专家。本书介绍了各种类型的输尿管支架，并讨论了与支架相关的各个方面，包括置入技术和可能发生的并发症。

目前，置入输尿管支架以解决输尿管梗阻或预防梗阻是一种相对简单的操作。而事实上，在大多数情况下，医生在置入输尿管支架时往往没有考虑随后移除时可能出现的问题（参见第 20 章）。

例如，对于恶性肿瘤引起的双侧输尿管梗阻的患者，医生经常直接为患者选择进行支架置入手术，而没有与患者和（或）家属讨论是否应该采取不干预的措施。因为事实上在许多情况下，由尿毒症引起的急性死亡，可能比给患者置入支架从而延长质量差、疼痛严重的生命更可取。

我给本书读者的唯一建议是：在开始支架置入这种治疗方式之前，应该充分考虑支架置入的可能后果。

我祝贺 Kulkarni 医生对泌尿外科领域做出这一重大贡献。这本书肯定会受到医生读者的喜爱，有助于他们为患者提供更恰当的治疗。

Professor Arthur Smith
The Arthur Smith Institute of Urology
Long Island
New Hyde Park
New York

原著前言

输尿管支架置入术是最常见的泌尿外科手术之一。写一本关于这个主题的书的想法似乎是在说明显而易见的问题。但当我想到这个主题时，它本身就成为了对自己的一个小挑战。仅在过去的几十年里，输尿管支架在设计、材料和技术选择方面都有了全面的进展，这就是编撰本书的价值所在。

许多热衷于输尿管支架研究的学者在支架的不同方面做了出色的工作，而且这些贡献已经出版并得到广泛认可。然而，这些研究成果真正进入临床泌尿外科医生手术室的并不多，这些研究进展也没有真正应用在那些能从这些进步中受益的患者中。让泌尿外科学界意识到这一点似乎是件有意义的事情。

从关于输尿管生理的基础研究，到新型生物可降解材料的研发，这本书丰富了我们的知识，也为我们提供了一个考虑不同技术方案的基础。在这个对临床实践进行严格评估、注重成本意识的新形势下，支架相关并发症的发病率和成本效益的量化也引起了我们的关注。

本书由世界上一些公认的权威专家撰写，内容广泛，将为所有参与输尿管梗阻治疗的人提供有价值的、科学的和实用的信息来源。针对不同级别的泌尿外科和放射科医生，这本书有望提供一些技术和概念上的提示。相信它将促使这一领域始终保持前卫的创新意识。

在这里，我非常感谢所有作者为撰写此书所付出的努力和时间。特别感谢阿瑟·史密斯教授，从支架的相关概念到各专题的选择，他都给予了很大的帮助。

我也要感谢我的妻子米娜，在此工作期间对我的包容！

Ravi Kulkarni MS FRCS
Consultant Urological Surgeon
Ashford and St Peter's Hospital NHS Foundation Trust
Chertsey, Surrey, UK

目　录

第一章
人体输尿管的解剖学构造

Ravi Kulkarni

Consultant Urological Surgeon, Ashford and St Peter's Hospitals NHS Foundation Trust, Chertsey, Surrey, UK

译者：刘　淼　审校：胡　浩

　　输尿管（ureter）是肌性管道，连接肾盂到膀胱；长 25 ～ 30 cm，直径约 3 mm。输尿管有三处生理性狭窄。第一处在肾盂输尿管连接部，第二处在盆腔边缘输尿管跨过髂血管处，最后一处在输尿管壁内部（图 1.1）。其中最狭窄处是膀胱壁内的部分，即输尿管壁内段[1]。

　　输尿管以相对较直的路线于腹膜后从肾盂输尿管连接部下行至输尿管与膀胱连接处。输尿管沿腰大肌前面下行，它的行程可以沿腰椎横突尖端进行追踪[2]。

　　输尿管在腹部后邻腰大肌与生殖股神经，右侧输尿管前方被十二指肠降部覆盖，邻右半结肠血管、回肠末段和小肠肠系膜。左侧输尿管前方邻左半结肠血管、乙状结肠和乙状结肠系膜。性腺的血管斜跨两条输尿管前方（图 1.2）[3-6]。

　　输尿管在髂总动脉的分叉处进入盆腔。输尿管盆部大约和输尿管腹部长度一致。输尿管行向后外侧，在坐骨小孔前方转向前内侧。输尿管起始部行于髂内动脉前方，尤其是位于髂内动脉前支和髂内静脉的前方，这对盆腔外科医生来说是尤为重要的解剖关系[6-7]。输尿管跨过闭塞性脐动脉、闭孔神经和膀胱下动脉（图 1.2）。

　　盆腔部分输尿管与邻近器官之间的关系对于不同的性别来说有所不同，在临床上有重要意义。

　　对于男性，输尿管在输精管后方，由外侧向内侧交叉。然后输尿管转向内下方经精囊上方进入膀胱底。

　　对于女性，输尿管经过卵巢及其静脉丛的后方，这种重要关系使得输尿管易在这些静脉结扎时受损伤（图 1.2）。然后输尿管行于子宫阔韧带下方的结缔组织，接着子

图 1.1 输尿管的解剖

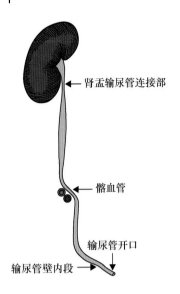

肾盂输尿管连接部

髂血管

输尿管开口

输尿管壁内段

图 1.2 输尿管的血液供应

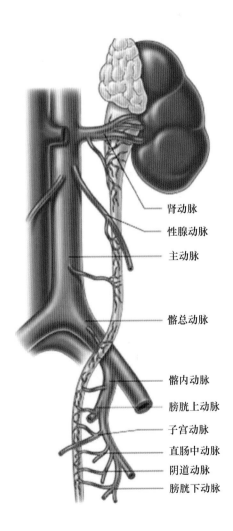

肾动脉

性腺动脉

主动脉

髂总动脉

髂内动脉

膀胱上动脉

子宫动脉

直肠中动脉

阴道动脉

膀胱下动脉

宫动脉跨过其前上方，结扎子宫动脉时易损伤输尿管。输尿管的最后一部分与宫颈和阴道穹窿有密切关系，距宫颈仅 1 ～ 4 cm。输尿管走行于阴道穹窿的外侧，但这个路径是可变的，它有可能会向内侧转向，从而走行于阴道的前方[8-10]。

输尿管壁内段是倾斜的，被逼尿肌纤维包围。这些结构使得管腔可以关闭，避免在排泄时尿液逆流。当膀胱充盈时，两个输尿管口相距约 5 cm。这个距离在膀胱排空时会减少。

1.1　结构

输尿管没有浆膜覆盖，它有三层结构：最外层，纤维和疏松结缔组织；中间层，肌层；最内层，尿路上皮。纤维层薄而难以辨认（图 1.3）。

平滑肌使输尿管可以蠕动，分为环状肌和纵向肌两部分。内层的环状肌束主要负责向前推动尿液，纵向肌层在近端不明显，在输尿管远端可以观察到更多的纵行肌束。输尿管的肌层很少明确地表现为两层。

在内层，尿路上皮（urothelial lining）又称为移行上皮。尿路上皮内膜在输尿管的主要部分有 4 ～ 5 层细胞厚，但在输尿管近端较薄，有 2 ～ 3 层（图 1.3）。输尿管的黏膜下结构很少，主要是与黏膜层纵向交叉融合，在输尿管远端与膀胱尿路上皮融合。

1.2　血液供应（blood supply）

输尿管的动脉血液供应为分段供应的方式（图 1.2）。肾动脉，腹主动脉，性腺血管，髂总动脉，髂内动脉，膀胱上、下动脉的血管分支在不同部位相互交通。女性输尿管还有子宫动脉的分支供血。尽管有丰富的内部血管，输尿管远端 2 ～ 3 cm 处的血液供应仍然是不可预知的[9]。这一部分如果解剖过度，易发生局部缺血。

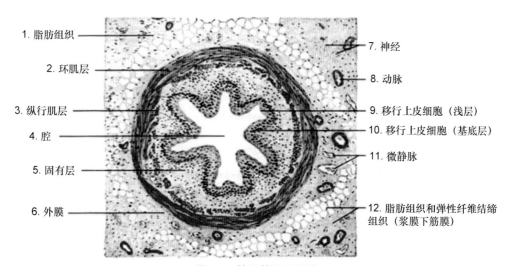

1. 脂肪组织
2. 环肌层
3. 纵行肌层
4. 腔
5. 固有层
6. 外膜
7. 神经
8. 动脉
9. 移行上皮细胞（浅层）
10. 移行上皮细胞（基底层）
11. 微静脉
12. 脂肪组织和弹性纤维结缔组织（浆膜下筋膜）

图 1.3　输尿管的组织学

输尿管的静脉循环与动脉伴行最终汇入下腔静脉。

输尿管的淋巴循环也是节段性的。在内部，相互连通淋巴管丛汇向局部的淋巴结。输尿管近端的淋巴管汇入主动脉旁接近肾动脉起始部的淋巴结。输尿管腹部远端的淋巴管汇入腹主动脉和髂总动脉的淋巴结内。输尿管盆部的淋巴管先进入输尿管内部随后汇入髂总动脉的淋巴结内[10-12]。

1.3 神经

输尿管的自主神经供应来自腰骶丛。输尿管近端神经供应来源于胸廓下和腰神经丛，远端和盆部则来自于骶神经丛。输尿管的痛觉纤维主要来自于第一腰椎、第二腰椎节段，这也解释了相应皮区的牵涉痛。神经纤维在输尿管近端是非常稀少的，但在输尿管远端的部分十分丰富。输尿管的蠕动在很大程度上与其神经支配无关。起始于集合系统的下行波（downward wave），就像心脏中的窦房结一样，被认为是尿液得以向膀胱推动的原因。梗阻或炎症可引起内在神经肌肉活动的瘫痪。

1.4 胚胎学

输尿管芽（ureteric buds）以由胚胎膀胱向头部的方式发展。这些芽上端被后肾覆盖，它们将成长为成人的肾（图 1.4 和图 1.5）。输尿管芽的近端延伸发展为肾盂、肾

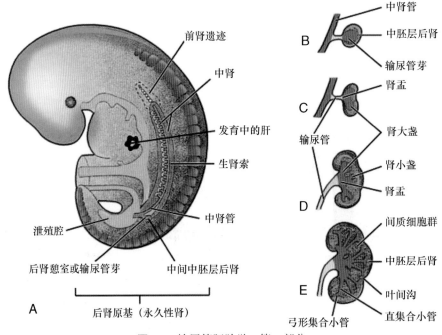

图 1.4 输尿管胚胎学，第一部分

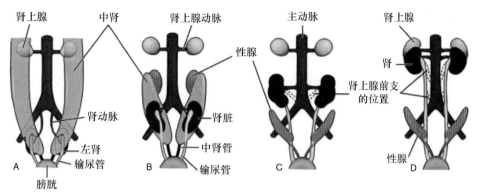

图 1.5　输尿管胚胎学，第二部分

盏和集合管。后肾由中胚层发展而来，组成了 1 000 000 个肾单位，这些肾单位与集合管一起最终形成成人的肾。一旦后肾和集合系统发展到腰部的区域，就与肾上腺建立了联系。胚胎肾的内侧旋转导致肾与邻近器官的关系发生改变。

　　输尿管芽的分离和其近端的生长对输尿管和肾异常有很大的影响。后肾未分离会导致马蹄肾（图 1.6）。同样，芽的正常发育过程当中的任何偏差就可能产生重复或者异位融合。

1.5　先天性变异（congenital variations）

1.5.1　腔静脉后位输尿管

　　右侧输尿管可能会穿过下腔静脉后方（腔静脉后位输尿管）。这种情况发生的概率是 1/1500，在男性中更加普遍。这种先天性变异被看作是腔静脉生长异常，而非输尿

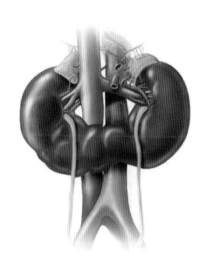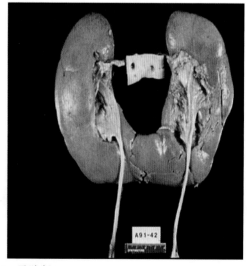

图 1.6　马蹄肾

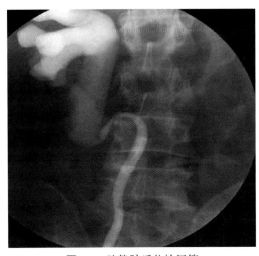

图 1.7 腔静脉后位输尿管

管生长异常。所以，输尿管前位腔静脉这个词更加准确（图 1.7）。

1.5.2 重复

输尿管芽的重复可能导致多种异常。这可能表现为两侧有两套完全独立的系统或者不同层面的重复输尿管融合于从肾盂到输尿管口的任意一处。

Weigert-Meyer 法则适用于重复输尿管系统中输尿管口的可能位置，即上半肾输尿管口更接近内侧和尾侧，下半肾输尿管口则更接近颅侧和外侧（图 1.8）。上半肾的输尿管更细，更容易出现输尿管梗阻或是输尿管囊肿。下半肾的输尿管更易反流。

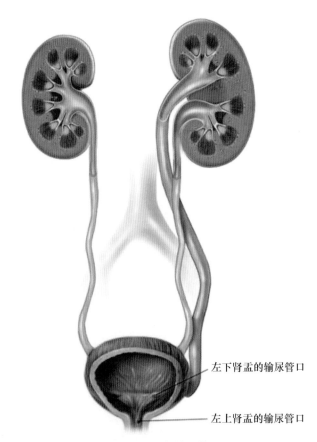

左下肾盂的输尿管口

左上肾盂的输尿管口

图 1.8 重复输尿管

1.5.3　肾盂输尿管连接部梗阻

肾盂输尿管连接部功能性狭窄是由于肌肉发育不全或神经肌肉异常造成的。此处缺乏蠕动推动将会造成功能性的梗阻，肾盂进行性扩张随之发生并且造成尿液排出受阻。这两种情形都将导致并发症发生，比如形成结石、感染、疼痛，并且如果手术不及时，会导致肾实质逐渐消失。

其他类型的变异包括输尿管高位附着于肾盂、长段闭锁和肾盂节段性狭窄。肾动脉及其分支可能会跨过输尿管，是导致肾盂输尿管连接部梗阻的潜在病因。通常情况下，跨过肾盂输尿管连接部的血管对于上尿路梗阻的影响很难判断。是血管压迫引起肾盂的扩张还是由于过高悬吊导致的肾盂梗阻还有较大的争议。

1.5.4　异位输尿管口

这种少有的异常经常在重复系统中的上位肾出现。在发育完全的单个肾单位中，输尿管口可能会在尿道后部、精囊或输精管处。在女性中，输尿管口可能在尿道、阴道或者会阴部，并且伴有尿失禁。

1.5.5　输尿管囊肿

通常见于重复输尿管系统中的上位肾部分或者是异位输尿管，这些都是由于输尿管芽的管化形成失败造成的。

1.5.6　巨输尿管症

输尿管过度扩张、输尿管与膀胱交界处狭窄是巨输尿管症的一种典型特征。输尿管远端的一段失蠕动可能是这种病症的原因。也可能引起相关反流。这种异常可能会与其他畸形合并出现，比如梅干腹和其他的综合征。

1.5.7　输尿管憩室

这种少见的异常是由于输尿管芽发育异常造成的。

1.6　临床意义

对于外科医生来说，再怎么强调各种器官的生理构造都不为过。

对正常解剖及其变异的认识有助于外科医生避免在涉及输尿管解剖的手术过程中造成损伤。热疗、血管闭合器、超声刀或者激光能量可能会引起意外的输尿管撕脱、离断、结扎或热损害，外科医生可以通过仔细分离输尿管来减少损伤。这种热损伤很细微而不易发觉，通常在因局部缺血所引起的组织坏死之后显现出来。输尿管血液供应的知识非常重要。避免过度游离输尿管可以防止输尿管外科手术引起的缺血性狭窄的出现。虽然输尿管是可扩张的，但仍需要注意遵循输尿管的直径。宽口径内置器械容易导致输尿管撕裂和随之而来的瘢痕。越来越多地使用输尿管镜和各种仪器（比如激光）是导致医源性输尿管损伤增加的原因。

参考文献

[1] Davies DV, Coupland RE. *Grey's anatomy, 34th ed.* Orient Longman, Harrow, Essex, UK, 1989, 1538–1540.

[2] McMinn RMH. *Last's Anatomy, Regional and Applied, 9th ed.* Churchill Livingstone, Elsevier, UK, 2013, 371.

[3] Schenkman NS. Standard anatomy and variants. In: Ureter Anatomy, (Gest TR, ed). Medscape, New York, US. 2013.

[4] Knipe H, Butler, I. Ureter. Available at: https://Radiopaedica.org/articles/ureter (accessed October 19, 2016).

[5] Butler P, Mitchell A, Healy JC. *Applied radiological anatomy, 2nd ed.* Cambridge University Press, 2012, 110–113.

[6] Ryan S, McNicholas M, Eustace S. *Anatomy for diagnostic imaging, 2e.* Saunders Ltd., 2004.

[7] Pal M. Urogynecology & pelvic reconstructive surgery. April 2016. Available at: http://www.teachMeanAtomy.info (accessed October 19, 2016).

[8] Schlossberg L, Zuidema GD. 1997. The John Hopkins Atlas of Human Functional Anatomy. Available at: http://www.radiopaedia.org/articles/ureter (accessed October 19, 2016).

[9] Uninary Systems. Ureter. Chapter 33. 2016. Available at: http://www.www.mananatomy.com/body-systems/urinary-system/ureter (accessed October 19, 2016).

[10] My KenHub. The Ureter. n.d. Available at: http://www.kenhub.com/en/library/anatomy/the-ureters (accessed October 19, 2016).

[11] Anatomy of the Ureter. 2015. Available at: http://www.emedicine.medscape.com/article/378075-overview (accessed October 19, 2016).

[12] Anatomy of the Ureter. December 2015. Available at: http://www.anatomyatlases.org/AnatomicVariants (accessed October 19, 2016).

第二章
输尿管的解剖变异

Piruz Motamedinia[1], David A. Leavitt[2], Philip T. Zhao[1], Zeph Okeke[1] and Arthur D. Smith[3]

[1] The Smith Institute for Urology, Hofstra North Shore–LIJ School of Medicine, New Hyde Park, NY, USA

[2] The Smith Institute for Urology, Hofstra–North Shore–LIJ Health System, New Hyde Park, NY, USA

[3] Professor of Urology, The Smith Institute for Urology, Hofstra North Shore–LIJ School of Medicine, New Hyde Park, NY, USA

译者：王焕瑞　审校：胡　浩

正常输尿管是一种狭长的管状结构，在肾盂和膀胱之间发挥输送尿液的作用。区别于被动运输的管路，输尿管由三层肌肉包绕尿路上皮，可以主动地推送尿液到膀胱。输尿管有三处狭窄：肾盂输尿管连接部、骨盆边缘跨髂血管处、输尿管膀胱连接部，这些狭窄处会阻碍结石的通过。一些正常的解剖变异会增加梗阻的可能性，或是会增加梗阻程度，对输尿管支架置入造成困难。

2.1 马蹄肾

马蹄肾（horseshoe kidney，HSK）是右肾和左肾下极跨过中线融合而成。融合部分称为峡部，峡部可以是或薄或厚的纤维结缔组织，也可以是功能性肾实质。马蹄肾的发病率为 $1/400 \sim 666$，男女比例 $2:1$ [1-2]。儿童的发病率较高，由于马蹄肾可能会存在一些非泌尿系统的合并症，因此可能限制了该病的总体生存率。合并的泌尿系统异常包括肾盂输尿管连接部梗阻（17%）、输尿管反流（20% ~ 50%）、重复输尿管（10%）。

正常情况下，肾在人体发育过程中应当上升到后腹腔上部，在肝或脾下方。肾紧邻腰大肌，肾上极较肾下极要微微地更靠中线。在马蹄肾患者发育过程中，峡部被肠系膜下动脉阻挡，限制了肾的上升，导致上极向侧面旋转，肾盂向前移位[3]。

马蹄肾的输尿管进入肾盂的位置较高，增加连接部梗阻的发生，发生率为13%～25%[2]。另外，输尿管跨过峡部造成另一处狭窄段和尿液的停滞，增加了肾结石和泌尿系感染的风险[4-6]。

马蹄肾患者肾输尿管的解剖异常为结石的处理带来困难。体外冲击波碎石是一种治疗选择，但体外碎石依赖被动排石。因此马蹄肾患者采用体外冲击波碎石治疗清石率相对较低（31%～70%）[7-8]。输尿管镜也是可行的治疗手段，一系列研究证实，对于≤10 mm的结石，输尿管镜有着很高的清石率[9]。处理大于16 mm的结石会有残留结石的可能，或是需要分期进行手术。

经皮肾镜的清石率最高（75%～100%）[7-8,10]；出血、脓毒症、肠道损伤等严重并发症也更为常见，但整体发生率极低。鉴于马蹄肾的位置偏低并且存在旋转异常，术前的横断面成像对于精确评估结石负荷、周围大血管以及肠管胸膜等邻近器官是十分重要的。马蹄肾下极向前向内旋转导致上极转到肾最靠背侧的位置，这往往是首选的穿刺点。马蹄肾患者肾后结肠的发生率更高（3%～19%），所以在建立穿刺通道时肠道损伤的风险也相应增加[11-12]。

其他类型的异位肾比马蹄肾要更为少见[13]。和马蹄肾一样，也同时并发有输尿管位置异常，输尿管的走行取决于肾相对于同侧膀胱三角区输尿管开口的最终位置。

2.2 重复输尿管（duplex ureter）

无症状人群中上尿路重复输尿管的发生率为0.5%～0.7%，在反复尿路感染的儿童中发生率为1%～10%[14]。最常见的是不完全性重复输尿管（70%），融合后开口于膀胱正常位置[15]。完全性重复输尿管更容易出现一些合并症，包括反流、输尿管梗阻，或是输尿管囊肿。CT平扫很难发现重复输尿管畸形，在高度怀疑存在输尿管重复畸形时建议行增强CT[16]。根据Weigert-Meyer定律，在完全重复输尿管中，下半肾输尿管开口于膀胱外上方，壁内段较短，更容易发生反流[17]。相反，上半肾输尿管开口于膀胱内下方，更容易发生梗阻和开口异位。

不完全性重复输尿管的支架管放置是比较困难的。如果只选择放置一根支架，应选用一根全长都有侧孔的支架管。如果逆行导丝不能进入目标输尿管，可以使用弯头输尿管导管在分叉处导引导丝方向。另外，也可以用输尿管镜直视下选择目标输尿管。在逆行放管失败时，首选经皮顺行置管。外科医生应该考虑同侧放置两根输尿管支架管，以避免留置一根支架对未放管的另一个输尿管造成压迫或梗阻。

2.3　巨输尿管症（megaureter）

正常的输尿管直径在 3 ～ 5 mm 之间，扩张大于 7 mm 可视为巨输尿管症[18]。病因包括原发和继发、膀胱出口梗阻引起的反流、节段性狭窄或是蠕动异常引起的输尿管梗阻。巨输尿管症的特征为梗阻和反流，但梗阻和反流同时出现的情况并不常见[19]。蠕动性的非梗阻性扩张被认为是继发于肌纤维异常或胶原沉积[20]。

先天性巨输尿管症主要是儿科的诊断，通常在新生儿超声筛查时确诊。对于那些没有被发现或是一直无症状的儿童，大约一半会自愈，所以没有干预的必要[21-22]。成人诊断先天性巨输尿管症比较罕见，通常因为梗阻或感染的症状进一步检查发现。有36% 的有症状的巨输尿管症患者中会发现合并输尿管结石，这是由于尿液在扩张段停滞形成[23]。

儿科对于巨输尿管症处理的共识是，首要目标是保护肾功能[19]。外科治疗包括切除梗阻段、输尿管成形术缩小口径以达到正常长度内径比，及输尿管膀胱再植。在成年阻塞性巨输尿管症患者中，治疗指征是反复泌尿系感染、输尿管结石、疼痛，或是肾功能恶化。由于长期梗阻导致肾功能接近完全丧失时，建议行单纯肾切除，而不是挽救性手术。经皮肾造瘘减压可以用于肾功能评估，可以指导手术方式。输尿管成形术和再植在成人巨输尿管症患者中的应用比较有效。也有报道微创的方法行输尿管口切开术和支架置入应用于输尿管结石的患者[23]。

输尿管再植后的位置异常和输尿管成形后腔内的不规则情况可能会给之后的支架放置或是输尿管镜检带来困难。这些病例中，应考虑经皮顺行的操作或是留置支架。

2.4　输尿管异位开口（ectopic ureter）

输尿管异位开口是指输尿管开口于膀胱三角区以外的位置[24]。与输尿管囊肿相似，导致输尿管异位开口发生的具体机制尚不清楚；它被认为与输尿管膀胱三角区的发育异常有关[25-26]。如前所述，根据 Weigert-Meyer 定律，重复输尿管的异位开口通常来自上半肾输尿管，可能会发生梗阻，尤其是当开口位置靠近盆底上方尿道外括约肌近端时[17]。

输尿管异位开口通常位置在 Wolffian 结构，男性多开口于输精管、精囊、射精管[26]；女性可能开口于膀胱颈到阴道间、直肠、会阴等处[27]。当年轻女性表现为持续性尿失禁，或是不能控尿，应考虑输尿管异位开口于膀胱颈的可能，并进行相应的检查。

2.5　输尿管囊肿（ureterocele）

输尿管囊肿的定义是输尿管末端部分囊性扩张。输尿管囊肿的组织胚胎发生机制尚不明确；输尿管膀胱三角区发育异常、输尿管细胞凋亡缺陷、输尿管开口处远端输尿管膜不完全破裂是可能的原因[25-26]。并非所有的输尿管囊肿都是梗阻性的，非梗阻性输尿管囊肿可能是远端输尿管肌肉缺如不断膨胀的结果。

输尿管囊肿可分为两类：一类是膀胱内型，囊肿完全位于膀胱内；另一类是膀胱外型，囊肿可能进入到输尿管，也可能位于膀胱颈或尿道。输尿管盲端囊肿同时会存在囊内的输尿管异位开口，导致下垂的囊肿造成膀胱出口梗阻。输尿管囊肿的发生率为1/（500 ～ 1200），女性为男性的 6 倍[26,28]。将近 80% 合并重复肾输尿管畸形，影响上肾输尿管，10% 为双侧发病[26]。

由产前超声发现的输尿管囊肿是一个儿科诊断，儿童常伴有肾积水或尿路感染，治疗原则是预防感染，最大限度地保护肾功能，保留正常的控尿功能。有症状或明确有肾盂积水的患者可以内镜下用针状电极穿刺囊肿；最近激光也被认为是一种可以选择的治疗方式[29]。

成人输尿管囊肿比较罕见，大多是膀胱内型或是原位的囊肿[26]。输尿管蠕动迟缓、尿液停滞，增加输尿管结石形成的风险，见于 4% ～ 39% 的患者[30]。随着输尿管结石风险的增加，输尿管镜钬激光去顶和激光碎石的治疗方式已有报道[31]。根据我们的经验，成人输尿管囊肿往往是厚壁的，单纯穿刺是不够的。纵向切开或完全切除在处理囊肿脱垂和膀胱颈梗阻时是必要的。

解剖变异可由肾发育异常和局部发育异常导致，也取决于输尿管和膀胱的胚胎发育。输尿管的解剖变异增加输尿管梗阻和扩张的风险，导致积水，尿路结石和感染的风险增加。外科干预针对有症状的患者或者需要保护肾功能的病例。

术前增强的横断面影像学检查和排泄期尿路造影有助于了解变异的输尿管结构、输尿管走行，以及输尿管和相邻器官的关系，这些可能是与正常解剖不同的。

参考文献

[1] Hobbs CA, Cleves MA, Simmons CJ. Genetic epidemiology and congenital malformations: from the chromosome to the crib. Archives of pediatrics & adolescent medicine. 2002;156(4):315–320.

[2] Weizer AZ, Silverstein AD, Auge BK, Delvecchio FC, Raj G, Albala DM, et al. Determining the incidence of horseshoe kidney from radiographic data at a single institution. The Journal of urology. 2003;170(5):1722–1726.

[3] Natsis K, Piagkou M, Skotsimara A, Protogerou V, Tsitouridis I, Skandalakis P. Horseshoe kidney: a review of anatomy and pathology. Surgical and radiologic anatomy: SRA. 2014;36(6):517–526.

[4] Glenn JF. Analysis of 51 patients with horseshoe kidney. The New England journal of medicine. 1959;261:684–687.

[5] Shapiro E, Bauer SB, Chow JS. Anomalies of the upper urinary tract. In: Wein AJ, Kavoussi LR, Novic AC, Partin AW, Peters CA, editors. Campbell's Urology. 10th ed. Philadelphia, PA: Elsevier Saunders; 2012.

[6] Yavuz S, Kiyak A, Sander S. Renal Outcome of Children With Horseshoe Kidney: A Single-center Experience. Urology. 2015;85(2):463–466.

[7] Viola D, Anagnostou T, Thompson TJ, Smith G, Moussa SA, Tolley DA. Sixteen years of experience with stone management in horseshoe kidneys. Urologia internationalis. 2007;78(3):214–218.

[8] Symons SJ, Ramachandran A, Kurien A, Baiysha R, Desai MR. Urolithiasis in the horseshoe kidney: a single-centre experience. Bju Int. 2008;102(11):1676–1680.

[9] Molimard B, Al-Qahtani S, Lakmichi A, Sejiny M, Gil-Diez de Medina S, Carpentier X, et al. Flexible ureterorenoscopy with holmium laser in horseshoe kidneys. Urology. 2010;76(6):1334–1337.

[10] Shokeir AA, El-Nahas AR, Shoma AM, Eraky I, El-Kenawy M, Mokhtar A, et al. Percutaneous nephrolithotomy in treatment of large stones within horseshoe kidneys. Urology. 2004;64(3):426–429.

[11] El-Nahas AR, Shokeir AA, El-Assmy AM, Shoma AM, Eraky I, El-Kenawy MR, et al. Colonic perforation during percutaneous nephrolithotomy: study of risk factors. Urology. 2006;67(5):937–941.

[12] Kachrilas S, Papatsoris A, Bach C, Kontos S, Faruquz Z, Goyal A, et al. Colon perforation during percutaneous renal surgery: a 10-year experience in a single endourology centre. Urological research. 2012;40(3):263–268.

[13] Glodny B, Petersen J, Hofmann KJ, Schenk C, Herwig R, Trieb T, et al. Kidney fusion anomalies revisited: clinical and radiological analysis of 209 cases of crossed fused ectopia and horseshoe kidney. Bju Int. 2009;103(2):224–235.

[14] Amis ES, Jr., Cronan JJ, Pfister RC. Lower moiety hydronephrosis in duplicated kidneys. Urology. 1985;26(1):82–88.

[15] Joseph DB, Bauer SB, Colodny AH, Mandell J, Lebowitz RL, Retik AB. Lower pole ureteropelvic junction obstruction and incomplete renal duplication. The Journal of urology. 1989;141(4):896–899.

[16] Eisner BH, Shaikh M, Uppot RN, Sahani DV, Dretler SP. Genitourinary imaging with noncontrast computerized tomography-are we missing duplex ureters? The Journal of urology. 2008;179(4):1445–1448.

[17] Meyer R. Normal and abnormal development of the ureter in the human embryo; a mechanistic consideration. The Anatomical record. 1946;96(4):355–371.

[18] Hellstrom M, Jodal U, Marild S, Wettergren B. Ureteral dilatation in children with febrile urinary tract infection or bacteriuria. AJR American journal of roentgenology. 1987;148(3):483–486.

[19] Carr MC, Casale P. Anomalies and Surgery of the Ureter in Children. In: Wein AJ, Kavoussi LR, Novic AC, Partin AW, Peters CA, editors. Campbell's Urology. 10th ed. Philadelphia, PA: Elsevier Saunders; 2012.

[20] Rosenblatt GS, Takesita K, Fuchs GJ. Urolithiasis in adults with congenital megaureter. Canadian Urological Association journal = Journal de l'Association des urologues du Canada. 2009;3(6):E77–E80.

[21] Domini M, Aquino A, Pappalepore N, Tursini S, Marino N, Strocchi F, et al. Conservative treatment of neonatal primary megaureter. European journal of pediatric surgery: official journal of Austrian Association of Pediatric Surgery [et al] = Zeitschrift fur Kinderchirurgie. 1999;9(6):396–399.

[22] Oliveira EA, Diniz JS, Rabelo EA, Silva JM, Pereira AK, Filgueiras MT, et al. Primary megaureter detected by prenatal ultrasonography: conservative management and prolonged follow-up. International urology and nephrology. 2000;32(1):13–18.

[23] Hemal AK, Ansari MS, Doddamani D, Gupta NP. Symptomatic and complicated adult and adolescent primary obstructive megaureter--indications for surgery: analysis, outcome, and follow-up. Urology. 2003;61(4):703–707; discussion 7.

[24] Glassberg KI, Braren V, Duckett JW, Jacobs EC, King LR, Lebowitz RL, et al. Suggested terminology for duplex systems, ectopic ureters and ureteroceles. The Journal of urology. 1984;132(6):1153–1154.

[25] Mendelsohn C. Using mouse models to understand normal and abnormal urogenital tract development. Organogenesis. 2009;5(1):306–314.

[26] Peters CA, Schlussel RN, Mendelsohn C. Ectopic Ureter, Ureterocele, and Ureteral Anomalies. In: Wein AJ, Kavoussi LR, Novic AC, Partin AW, Peters CA, editors. Campbell's Urology. 10th ed. Philadelphia, PA: Elsevier Saunders; 2012.

[27] Weight CJ, Chand D, Ross JH. Single system ectopic ureter to rectum subtending solitary kidney and bladder agenesis in newborn male. Urology. 2006;68(6):1344; e1-e3.

[28] Vijay MK, Vijay P, Dutta A, Gupta A, Tiwari P, Kumar S, et al. The safety and efficacy of endoscopic incision of orthotopic ureterocele in adult. Saudi journal of kidney diseases and transplantation : an official publication of the Saudi Center for Organ Transplantation, Saudi Arabia. 2011;22(6):1169–1174.

[29] Pagano MJ, van Batavia JP, Casale P. Laser ablation in the management of obstructive uropathy in neonates. Journal of endourology/Endourological Society. 2015;29(5):611–614.

[30] Nash AG, Knight M. Ureterocele calculi. British journal of urology. 1973;45(4):404–407.

[31] Shah HN, Sodha H, Khandkar AA, Kharodawala S, Hegde SS, Bansal M. Endoscopic management of adult orthotopic ureterocele and associated calculi with holmium laser: experience with 16 patients over 4 years and review of literature. Journal of endourology/Endourological Society. 2008;22(3):489–496.

第三章
上尿路梗阻的病理生理学

Alexander P. Jay[1] and David L. Nicol[2,3,4]

[1] Clinical Fellow，The Royal Marsden NHS Foundation Trust，London，UK
[2] Chief of Surgery/Consultant Urologist，The Royal Marsden NHS Foundation Trust，London，UK
[3] Professor of Surgical Oncology，Institute of Cancer Research，UK
[4] Professor of Surgery，University of Queensland，Australia

译者：王 起 李 明 审校：胡 浩

3.1 引言

上尿路梗阻（upper tract obstruction）是一种临床上常见的泌尿系统疾病，整个尿路任何一点梗阻致尿液排出受阻都被称为尿路梗阻。这会给肾实质造成不可逆性损伤，这种肾功能损害被称为梗阻性肾病。几个因素决定了尿路梗阻将如何影响肾功能及进展可能性，这些因素包括梗阻的特征——单侧或双侧、不全梗阻或完全梗阻，及梗阻持续的时间与肾自身的特征（基础功能和肾解剖）。

3.2 病因

上尿路梗阻可能与输尿管自身病变有关，也可能与影响膀胱排空的下尿路梗阻病变有关（膀胱或膀胱以下）。表 3.1 显示了上尿路梗阻的原因。这些可能与管腔内及管腔外（管壁内及管壁外）病变有关。管腔内原因所致梗阻最常见，临床实践中显示输尿管结石原因导致的梗阻占输尿管梗阻原因的大部分。管壁内原因所致梗阻与输尿管自身病变有关，包括输尿管缺血、输尿管恶性肿瘤导致的输尿管狭窄，或因蠕动减弱引起的功能性梗阻，如先天性肾盂输尿管连接部狭窄。管壁外因素是通过管周机械性

表 3.1 上尿路梗阻的病因

腔内原因	管壁原因		下尿路梗阻原因	
	管壁内原因	管壁外原因	膀胱	膀胱以下病变
输尿管结石	上尿路移行上皮癌	腹膜后纤维化 ● 特发性 ● 多种继发性因素	神经源性膀胱功能障碍	良性前列腺增生
肾乳头脱落	良性病变致狭窄 ● 炎性狭窄 ● 医源性	肾盂输尿管交界处狭窄 ● 下极交叉血管		尿道狭窄
真菌球神经病变 ● 脊髓损伤 ● 神经源性膀胱	肾盂输尿管交界处狭窄 ● 肾盂输尿管高位脱落 ● 局段失蠕动	盆腔肿瘤 ● 前列腺癌 ● 宫颈癌 ● 结直肠癌 ● 膀胱癌 恶性肿大淋巴结 ● 盆腔癌肿瘤 ● 淋巴瘤		

压力影响管腔大小及管壁蠕动来实现的。

腔内性梗阻（intra-luminal obstruction）经常引起急性梗阻（acute obstruction），但也可引起慢性不全梗阻并后续进展。

相比之下，管壁因素导致的梗阻形成较缓慢，但可能会随着时间慢慢转变成完全梗阻。与输尿管病变相关的梗阻往往发生于单侧。相比之下，腹膜后纤维化和非输尿管恶性肿瘤（包括淋巴结病）等外在原因可导致单侧或双侧梗阻。膀胱以下梗阻通常与膀胱流出道梗阻有关，包括机械性梗阻和神经源性梗阻，并且通常会导致慢性尿潴留及双侧输尿管受累。

3.3 临床表现

上尿路梗阻的临床表现取决于病因，尤其是梗阻病程属于急性还是慢性。急性且完全性梗阻会导致特征性肾绞痛（renal colic）症状，例如输尿管结石。肾盂输尿管连接部的慢性不全梗阻也可在液体摄入过多或饮酒后的多尿期间出现一侧的侧腹部疼痛。然而，这也反映了间歇性严重的急性阻塞与急性梗阻有相似的病理机制。双侧上尿路梗阻可能表现为自身病变或肾功能损害的结果，后者可能包括血生化结果显示的肾衰竭以及尿毒症的症状。下尿路症状也可能是梗阻性疾病引起的唯一临床表现。夜尿或充溢性尿失禁是慢性尿潴留的典型症状，可以导致单侧或更为常见的双侧上尿路梗阻。上尿路梗阻伴感染也可能引起菌血症，而且如果尿液引流不畅，可以迅速进展到脓毒血症和多器官衰竭。

3.4 诊断

上尿路梗阻的诊断可以使用解剖性及功能性成像技术。解剖成像可以显示肾积水，结合其他临床特征可能提示梗阻的潜在原因。功能成像是指动态评估肾功能及尿液流速的一系列相对更准确的影像学方法。

3.4.1 解剖成像

解剖成像基本上可以确定是否有肾积水。然而，还需要进一步的影像学信息来确定肾积水是继发于梗阻性疾病还是非梗阻疾病。

超声（US）通常是第一个用于检查上尿路梗阻的成像模式。由于超声不涉及电离辐射，它可以用于在产前筛查期间排除患者有无上尿路梗阻，也可以用于诊断妊娠期女性是否存在上尿路梗阻。非阻塞性肾积水在女性妊娠期间很常见，但会经常被诊断为梗阻性尿路疾病。虽然超声是一项有效的初步检查方式，但它可能无法确定梗阻的病因或程度。因此，当超声提示确实存在肾积水时，通常临床上需要其他影像学检查来协助诊断[1]。

当超声检查到存在肾积水时，医生通常会进一步选择计算机断层扫描（CT）。对于出现急性输尿管梗阻症状的患者，尤其是可疑的尿路结石时，这通常是最基本的放射学检查方式。在急性症状期，CT 可以确诊患者是否存在肾积水，以及其他重要影像学特征。例如，它可以检测到是否存在输尿管结石、软组织肿块，及通过肾延迟或减少灌注的对比增强特征，显示与梗阻相关的肾实质滤过功能受损的情况。CT 延迟显像需要在注射造影剂 20 分钟或更长时间后重新成像（包括腹部平面 X 线），集合系统排泄功能不佳提示梗阻存在。虽然很少使用磁共振成像代替 CT 检查，但如果患者不能注射造影剂，磁共振仍能提供形态学上和功能上的信息[2]。

现在很少使用逆行肾盂造影和顺行肾盂造影作为诊断输尿管梗阻的方式。如果临床上怀疑输尿管梗阻且患者存在注射造影剂禁忌时，通过输尿管导管及肾造瘘管造影可判断梗阻的性质和程度。

3.4.2 功能性研究

功能性研究可以用来确定肾积水是由于输尿管梗阻性疾病导致，还是由于非梗阻性因素。核医学扫描是利用放射性药物的非侵入性功能性研究。通常情况下，使用锝 -99m（^{99m}Tc）巯基乙酰基三甘氨酸（MAG$_3$）是因为它可以通过肾排泄，可与利尿剂结合使扩张的肾盂显像更清晰[3]。另一项曾用来判断梗阻的功能性研究主要是 Whitaker 试验[4]，但它需要留置肾造瘘管和尿管，这限制了它的适用性。它是上尿路侵入性尿动力学研究的一种形式，通过测量肾盂内压力及测量经肾造瘘管注入的生理盐水的流速来确定是否存在尿路梗阻。肾盂内压力升高及注入盐水流速缓慢表明存在尿路梗阻。

3.5 上尿路梗阻的结果

输尿管梗阻会导致一系列病理生理事件发生，如果不及时治疗，最终导致梗阻性肾病。上尿路梗阻期间发生的病理生理变化，取决于梗阻的性质，特别是急性梗阻还是慢性梗阻。

梗阻产生的病理变化会影响肾集合系统和输尿管（梗阻性尿路疾病）以及肾实质（梗阻性肾病）。

3.5.1 梗阻性尿路疾病

3.5.1.1 急性梗阻（acute obstruction）

急性梗阻通常是程度严重或梗阻完全，起病迅速，如输尿管结石及术中意外结扎输尿管。当输尿管平滑肌痉挛和梗阻点附近的机械性压力感受器受刺激时，输尿管压力迅速上升[5]。输尿管及肾盂扩张导致脊髓疼痛神经纤维兴奋和以感觉疼痛为特征性的肾绞痛，这些效应会被前列腺素和其他激肽所强化，这就是非甾体抗炎药对肾绞痛有效的原因[6-7]。有时，发生迅速的严重输尿管梗阻，会导致集合系统和肾实质连接部中断，引起穹窿破裂。这是因为输尿管壁中的肌肉和弹性结缔组织无法迅速适应高流量，因此，腔内高压是导致穹窿破裂的直接原因[8]。穹窿破裂致尿液渗入肾周间隙，以迅速降低集合系统压力。由于无法检测到尿液渗出情况，所以超声可能无法做出正确诊断。然而，对比成像能够通过集合系统轻度扩张与肾周间隙造影剂的出现而发现尿液外渗。

3.5.1.2 慢性梗阻（chronic obstruction）

通常，慢性梗阻的病因一般比较隐匿，多来源于管壁本身或管壁外梗阻，包括输尿管狭窄、恶性肿瘤或其他形式的外源性压迫。初始时输尿管压力缓慢增加，为了适应输尿管内缓慢上升的压力，输尿管壁逐渐变形以致输尿管积水形成。这些变化可以通过刺激一氧化氮释放来介导[9]。随着尿量的不断增加，压力进一步升高，从而导致近段输尿管的扩张及肾积水。随着肾盂扩张的逐渐加重，肾盏开始逐渐扩张，形态可表现成杵状。这导致肾乳头逐渐被拉长并且最终发展为肾缺血。随着时间的推移，输尿管变形导致输尿管延长及迂曲，加上肾盂肾盏的显著扩张，组成了慢性梗阻的典型特征。

如果梗阻未能解除，输尿管壁的蠕动能力会发生不可逆的损害。梗阻初始时输尿管平滑肌肥大，但伴随着持续梗阻性缺血，导致管壁内纤维结缔组织沉积，从而损害其顺应性和收缩能力[10]。此时，即使解除了梗阻，输尿管壁也无法恢复到正常形态。这解释了为什么解除梗阻后仍会有持续性肾及输尿管积水扩张。因此，有些患者术后功能性显像提示肾积水仍然存在，且尿液排泄缓慢，这是肾盂成形术后普遍存在的一大难题。

3.5.2　梗阻性肾病（obstructive nephropathy）

输尿管梗阻可以引起肾实质的变化，包括炎症、肾小管萎缩和肾间质纤维化，最终导致不可逆的损伤。其发病机制已经通过测量实验动物的肾血流量改变、组织学变化和医源性梗阻后生化结果变化等研究推断出来了。

采用动物模型，研究已经揭示了输尿管单侧完全性梗阻的重要生理变化（表 3.2）。图 3.1 描述了单侧输尿管梗阻（unilateral ureteric obstruction，UUO）期间入球和出球小动脉肾血流量与肾小管压力的关系。

在临床实践中，这种类型的梗阻并不常见，反而急性或慢性输尿管部分梗阻更为常见。

急性阻塞即使不完全，也会引起输尿管和集合系统内压力急剧升高，这与实验模型有相似之处。单侧或双侧慢性梗阻是一个渐进的过程，管腔内和收集系统的压力缓慢上升，并且通常略微升高。

因此，实验证实的病理生理变化可能并不完全反映所有临床病情中的变化。尽管如此，由于人和实验动物的组织学变化相似，实验结果得到的病变进展过程还是可以有效解释临床进展机制的。

由于肾小球的滤过功能在持续，尿路梗阻导致梗阻近端的压力开始升高。压力升高会影响肾小管结构，并带来一些后果[11]。梗阻近端尿路压力增加降低了肾小球基

表 3.2　单侧输尿管梗阻（UUO）发生时的重要生理变化

梗阻引起的变化
- 导致输尿管内压力增加
- 输尿管静水压逆行影响到肾小管
- 肾小球滤过率（GFR）下降

急性充血反应
- 肾血流量的增加抵抗（肾小囊）囊内压来维持 GFR 稳定
  - 这是由入球小动脉血管舒张来介导完成的
- 这种充血反应持续几个小时[15]

慢性期
- 肾小管内压力继续上升，GFR 降低
- 进入失去滤过功能的皮质肾小球的血流减少，以致肾血流全面减少[17]
- 这降低了 GFR 并减轻了肾小管内压力增加带来的影响
  - 这是由肾素-血管紧张素通路和入球小动脉的血管收缩介导的[13]
- 部分梗阻的尿液通过肾门淋巴管流出集合系统，被重吸收到全身血液循环中并最终由另一肾排出
- 由于肾小管内膜的过度牵拉及萎缩，致集合系统发生微小破裂，部分尿液流到肾间质中

不可逆阶段
- 灌注不足和肾缺血导致肾间质纤维化
- 由于损伤，肾小球、肾间质和肾小管被结缔组织和瘢痕组织替代，肾功能永久丧失
- 对侧肾代偿性增大

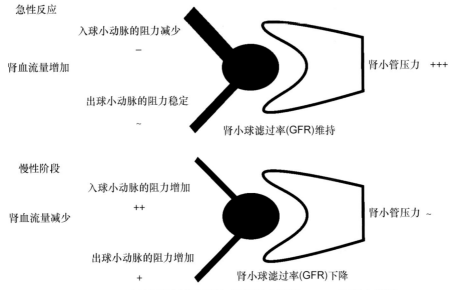

图 3.1 UUO（单侧输尿管梗阻）期间肾血流量、GFR 和肾小管压

底膜上的水压梯度，从而减少了滤过。与肾小管内压力升高相关的肾小管上皮的机械牵拉激活肾素-血管紧张素系统，产生血管紧张素Ⅱ，即该系统的最终活性产物[12-13]。其他血管活性因子包括内皮素-1（ET-1）和炎性细胞因子也被上调[14]，包括细胞周期控制因子（例如：半胱天冬酶，内源性和外源性死亡通路分子，细胞周期蛋白依赖性激酶抑制剂 p27 和 p21，活性氧类和过氧化氢酶）、缺氧反应蛋白（HIF-α）、上皮-间质转化因子（例如：肝细胞生长因子，骨形态发生蛋白 7 m 和巢蛋白），及其他上调的细胞因子和生长因子（例如 TGFβ-1，EGF，PDGF，VEGFm 和 TNF-α），还有一些趋化因子（MCP-1，骨桥蛋白，IL-1，ICAM-1，VCAM-1 和选择蛋白）[11,14]。

一氧化氮（NO）也是通过肾小管牵拉刺激后产生[9]。作为血管扩张因子，它可能在尿路梗阻早期阶段介导增加肾血流量[15]。但这种功能是短暂的，随后被血管紧张素Ⅱ和其他血管活性药物的释放所掩盖，这些血管活性药物介导肾内血管收缩，降低了肾小球血流量。这样可以明显减少肾小球的滤过，并在数小时内降低肾小管内的压力[16]。随着持续性梗阻，肾血管阻力持续升高，伴随着持续的肾小管缺血[17]。

炎症细胞特别是巨噬细胞，最初是通过梗阻后激活的肾素-血管紧张素系统并受到肾小管来源的趋化因子的影响而进入肾间质[14]。然后，通过自分泌机制吸引巨噬细胞聚集，几种细胞因子、趋化因子及其受体被浸润性炎症细胞上调[18]，结果导致间质成纤维细胞数量增加。这些是通过现有间质成纤维细胞的增殖，以及循环血液中骨髓衍生的成纤维细胞产生的细胞因子、趋化因子介导的肾归巢以及肾小管上皮细胞、内皮细胞和周细胞转化为间质成纤维细胞所产生的[19]。通过激活这些衍生而来的间质成纤维细胞增加了细胞外基质（ECM）蛋白的合成。与此相关的是，纤维蛋白溶解途径被抑制，增强了细胞外基质蛋白的沉积（图 3.2）。

梗阻后管腔内压力增加和继发性缺血改变可导致一系列相互关联的病理性事件，

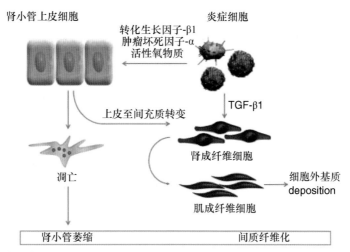

图 3.2 梗阻性肾病发病机制和进展中涉及的肾细胞类型。ECM，细胞外基质；EMT，上皮至间充质转变；TGF-β1，转化生长因子 -β1；TNF-，肿瘤坏死因子 -；ROS，活性氧物质[18]

包括肾小管间质炎症、肾小管细胞死亡和纤维化。

3.5.2.1 肾小管间质性炎症

肾内血流量变化引起的细胞因子释放可引起巨噬细胞间质浸润的炎症改变（图 3.3）。这种情况在梗阻发生几小时后会逐渐增加，并可能持续数周。这种炎症反应的介质包括血管紧张素Ⅱ（Ang Ⅱ）、肿瘤坏死因子 - α（TNF-α）和核转录因子 - κ B（NF- κ B）。黏附分子（ICAM-1 和 VCAM-1）的显著上调也可以介导巨噬细胞黏附和

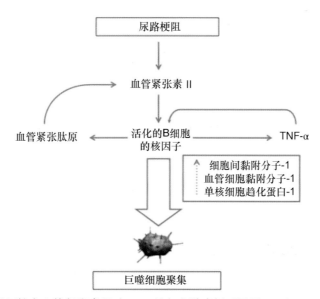

图 3.3 自分泌增强环扩大血管紧张素Ⅱ（ANG Ⅱ）和肿瘤坏死因子 - α（TNF-α）信号。NF- κ B，活化的 B 细胞的核因子 κ - 轻链增强剂；ICAM-1，细胞间黏附分子 -1；MCP-1，单核细胞趋化蛋白 -1；VCAM-1，血管细胞黏附分子 -1[18]

局部增殖。巨噬细胞本身释放细胞因子和生长因子，这促进了正在进行的级联凋亡和肾小管–间质纤维化[14]。

3.5.2.2 肾小管细胞死亡

与严重的直接血管损伤相反，肾小管细胞在发生梗阻后的死亡与细胞凋亡有关。最初的触发因素是肾小管上皮的机械拉伸，启动凋亡相关的细胞因子表达，如图 3.4 所示。这是一种主动的能量依赖型细胞死亡（细胞自杀），由代谢应激和炎症引发及加速。由于间质炎症综合了血流变化和机械牵拉的代谢应激，使得这种凋亡在肾小管细胞中被加速。肾小管细胞凋亡在梗阻 24 小时内开始，而在间质细胞内，凋亡是在几天后开始。

导致细胞凋亡的因素包括 Ang Ⅱ、TNF 和其他炎性细胞因子，以及由血流改变引起的氧化应激和 ATP 消耗。肾小管上皮细胞上的机械牵拉也可诱发细胞内凋亡途径。被激活的内源性 NO 产生会保护一些细胞免于凋亡，并且如果在间质损伤发生之前缓解了梗阻，则有助于损害的可逆性[9,20]。

3.5.2.3 肾小管间质纤维化

进行性间质纤维化是梗阻性肾病的最终原因。其特征在于活化的成纤维细胞的数量增加以及细胞外基质（ECM）组分（例如胶原蛋白，蛋白聚糖和纤连蛋白）的扩散

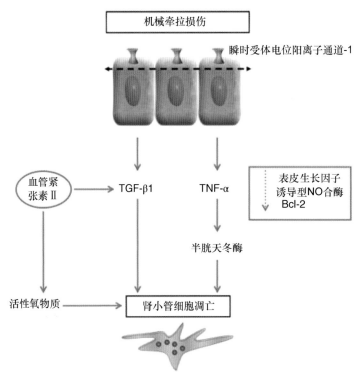

图 3.4 梗阻性肾病中肾小管细胞凋亡的发病机制。Ang Ⅱ，血管紧张素 Ⅱ；EGF，表皮生长因子；iNOS，诱导型 NO 合酶；ROS，活性氧物质；TRPC-1，瞬时受体电位阳离子通道 -1

积聚。成纤维细胞激活，上皮-间充质转化（EMT）和 ECM 积累的关键步骤在发生梗阻的几天内开始[19]。梗阻发生大约 7 天后成纤维细胞的积聚明显，2 周内有活性胶原和 ECM 的其他组分发生沉积。

3.6 梗阻后的结果

肾功能的恢复主要取决于梗阻的程度和持续时间。随着早期干预，输尿管梗阻引起的损伤可能会中断。干预措施大致可以分为初始引流及后续解决梗阻确切的治疗。尿路梗阻的初始引流是缓解临床症状的临时措施，这可能由临床紧急情况决定，包括脓毒血症、急性肾衰竭，及不受控制的疼痛。在未发生上述问题的情况下，该方案还可作为尽量避免不可逆转的实质损害的紧急干预措施。

急性梗阻，尤其梗阻程度较高或完全梗阻的情况下，压力突然剧烈变化会迅速引起上述下游事件的发生和不可逆转的实质损害。这与慢性不完全的梗阻相比，集合系统的逐渐扩张缓冲了任何压力的突然上升，这对中短期的肾实质损害的危害要小得多。

3.6.1 肾实质损害和功能损失

肾小管损伤的程度从根本上决定了肾实质损伤及肾功能损失的程度。如果梗阻缓解时肾小管基底膜保持完整，短时间内的急性梗阻及低压力的慢性梗阻中肾小管内皮将恢复功能。然而，一旦发生炎症反应，因为炎症反应的影响及结构完整性丧失，肾小管基膜连续性就会逐渐中断，随后由 ECM 沉积带来的炎症和纤维化导致鲁米那管闭塞和肾小球功能的完全丧失。

动物研究表明，在针对犬类所做的完全医源性 UUO（单侧输尿管梗阻）动物模型中，2 周内的梗阻可恢复全部肾功能，但超过这个时间肾功能将无法恢复[21]。在人体中，梗阻后肾功能的恢复程度更难以评估，这涉及环境中的个体差异和对梗阻的反应。在完全梗阻的情况下，如输尿管结扎所致，在几天内便可能发生显著的不可逆的功能丧失。如果梗阻无法在短时间内解除，那么肾功能将完全丧失。

在临床实践中，完全梗阻非常少见。例如，在泌尿系结石疾病中，急性梗阻即使较严重且呈间歇性，一般也只是部分梗阻。与低压状态下的双侧输尿管梗阻相似，即使出现显著的肾功能障碍时，肾功能也能恢复[22]。因此，肾实质发生永久性损害的范围和严重程度，代表了梗阻后肾功能从可以完全恢复到完全丧失的过程。而后者与伴有广泛的肾小管和肾间质纤维化，以及肾小球功能丧失的弥漫性肾实质纤维化相关。如果是较轻微的慢性损伤，肾功能最开始可以表现为正常，但其实也是有损害的。然而，这可能与肾滤过功能损害有关，如果 GFR < 30 ml/min，会导致长时间持续并不断进展的肾功能损害[23]。如果患者在梗阻解除后 GFR > 30 ml/min，出现蛋白尿和微白蛋白血症表明随后会发生肾功能持续变化及肾功能下降[23]。

3.6.2 梗阻后多尿期（post obstructive diuresis）

当双侧输尿管梗阻解除或功能性孤立肾梗阻解除后，可出现梗阻后多尿期[24-25]。它不发生在对侧肾功能正常的单侧输尿管梗阻中。梗阻后多尿期一般与梗阻解除时肾小管上皮细胞损伤不完全且尚未发生明显的肾小球功能损伤有关。如果肾小管基底膜完好无损，那么肾小管上皮细胞将恢复正常工作，从而使肾功能得以恢复。这种情况发生在低压下双肾慢性部分梗阻或急性完全性孤立肾梗阻（或双肾梗阻）。有活性但功能受损的肾小管上皮组织填充可以使肾小管保持完整性。

梗阻后多尿包括两部分：

1. 生理性多尿

如果出现液体潴留，会发生生理性利尿以排出多余的水分和电解质。后者包括能够发挥渗透性利尿作用的尿素[24]。梗阻缓解通常会引起因梗阻而下降的肾小球滤过功能的快速恢复。因此，与容量负荷过大和渗透性利尿相关的生理性利尿时间可能相对较短[26]。

2. 病理性多尿

肾小管上皮损伤导致肾小管细胞的膜通量控制受损，这尤其影响了 Henle 环限制肾小球滤过液体和电解质重吸收的逆流机制。损伤也降低肾小管细胞对抗利尿激素（ADH）的敏感性[24,26]。血浆渗透压增加刺激下丘脑的 ADH 释放，ADH 通常可以刺激远端肾单位和集合管上皮细胞的液体重新吸收。对 ADH 反应下降会进一步降低尿液的浓度。

因此，梗阻后多尿的病理性多尿比单纯的生理性多尿所预期的持续时间长得多。这会导致持续的液体和电解质损失，导致脱水、低钠血症和低钾血症。

随着时间推移，虽然临床实践中个体变化不同，但肾小管上皮细胞会恢复及再生[25]。从这一点来看，体液和电解质平衡恢复至少需要几天到几周的时间。这需要临床技巧，因为肾小管功能的恢复是为了确保替代疗法不会通过加强生理性利尿来延长这一过程。

3.7 总结

上尿路梗阻是由于腔内或管壁（腔内或腔外）输尿管病变和一些下尿路病变而产生的。其临床表现取决于梗阻的性质和病因。梗阻的肾经历了特征性的病理生理变化，最终导致梗阻性肾病，表现为肾内缺血、炎症和纤维化。及时诊断和充分引流可以防止肾功能恶化并促进其恢复，为确切的病因治疗提供了条件。

参考文献

[1] Iyasere O, Xu G, Harris K. Urinary tract obstruction. Br J Hosp Med (Lond). 2012;73(12):696–700.

[2] Emad-Eldin S, Abdelaziz O, El-Diasty TA. Diagnostic value of combined static-excretory MR Urography in children with hydronephrosis. J Adv Res. 2015;6(2):145–53.

[3] Taylor AT. Radionuclides in nephrourology, Part 2: pitfalls and diagnostic applications. J Nucl Med. 2014;55(5):786–98.

[4] Lupton EW, George NJ. The Whitaker test: 35 years on. BJU Int. 2010;105(1):94–100.

[5] Tillig B, Mutschke O, Rolle U, Gaunitz U, Asmussen G, Constantinou CE. Effects of artificial obstruction on the function of the upper urinary tract of Guinea pigs, rats and pigs. Eur J Pediatr Surg. 2004;14(5):303–15.

[6] Allen JT, Vaughan ED, Jr., Gillenwater JY. The effect of indomethacin on renal blood flow and uretral pressure in unilateral ureteral obstruction in a awake dogs. Invest Urol. 1978;15(4):324–7.

[7] Davenport K, Timoney AG, Keeley FX. Conventional and alternative methods for providing analgesia in renal colic. BJU Int. 2005;95(3):297–300.

[8] Gershman B, Kulkarni N, Sahani DV, Eisner BH. Causes of renal forniceal rupture. BJU Int. 2011;108(11):1909–11; discussion 12.

[9] Yoo KH, Thornhill BA, Forbes MS, Chevalier RL. Inducible nitric oxide synthase modulates hydronephrosis following partial or complete unilateral ureteral obstruction in the neonatal mouse. Am J Physiol Renal Physiol. 2010;298(1):F62–71.

[10] Dinlenc CZ, Liatsikos EN, Smith AD. Ureteral ischemia model: an explanation of ureteral dysfunction after chronic obstruction. J Endourol. 2002;16(1):47–50.

[11] Truong LD, Gaber L, Eknoyan G. Obstructive uropathy. Contrib Nephrol. 2011;169:311–26.

[12] Rohatgi R, Flores D. Intratubular hydrodynamic forces influence tubulointerstitial fibrosis in the kidney. Curr Opin Nephrol Hypertens. 2010;19(1):65–71.

[13] Frokiaer J, Djurhuus JC, Nielsen M, Pedersen EB. Renal hemodynamic response to ureteral obstruction during converting enzyme inhibition. Urol Res. 1996;24(4):217–27.

[14] Grande MT, Perez-Barriocanal F, Lopez-Novoa JM. Role of inflammation in tubulo-interstitial damage associated to obstructive nephropathy. J Inflamm (Lond). 2010;7:19.

[15] Moody TE, Vaughn ED, Jr., Gillenwater JY. Relationship between renal blood flow and ureteral pressure during 18 hours of total unilateral uretheral occlusion. Implications for changing sites of increased renal resistance. Invest Urol. 1975;13(3):246–51.

[16] Gaudio KM, Siegel NJ, Hayslett JP, Kashgarian M. Renal perfusion and intratubular pressure during ureteral occlusion in the rat. Am J Physiol. 1980;238(3):F205–9.

[17] Harris RH, Yarger WE. Renal function after release of unilateral ureteral obstruction in rats. Am J Physiol. 1974;227(4):806–15.

[18] Lucarelli G, Mancini V, Galleggiante V, Rutigliano M, Vavallo A, Battaglia M, et al. Emerging urinary markers of renal injury in obstructive nephropathy. Biomed Res Int. 2014;2014:303–298.

[19] Chevalier RL, Forbes MS, Thornhill BA. Ureteral obstruction as a model of renal interstitial fibrosis and obstructive nephropathy. Kidney Int. 2009;75(11):1145–52.

[20] Felsen D, Schulsinger D, Gross SS, Kim FY, Marion D, Vaughan ED, Jr. Renal hemodynamic and ureteral pressure changes in response to ureteral obstruction: the role of nitric oxide. J Urol. 2003;169(1):373–6.

[21] Vaughan ED, Jr., Shenasky JH, 2nd, Gillenwater JY. Mechanism of acute hemodynamic

response to ureteral occlusion. Invest Urol. 1971;9(2):109–18.

[22] Organ M, Norman RW. Acute reversible kidney injury secondary to bilateral ureteric obstruction. Can Urol Assoc J. 2011;5(6):392–6.

[23] Cachat F, Combescure C, Chehade H, Zeier G, Mosig D, Meyrat B, et al. Microalbuminuria and hyperfiltration in subjects with nephro-urological disorders. Nephrol Dial Transplant. 2013;28(2):386–91.

[24] Harris RH, Yarger WE. The pathogenesis of post-obstructive diuresis. The role of circulating natriuretic and diuretic factors, including urea. J Clin Invest. 1975;56(4):880–7.

[25] Hamdi A, Hajage D, Van Glabeke E, Belenfant X, Vincent F, Gonzalez F, et al. Severe post-renal acute kidney injury, post-obstructive diuresis and renal recovery. BJU Int. 2012;110(11 Pt C):E1027-34.

[26] Gulmi FA, Matthews GJ, Marion D, von Lutterotti N, Vaughan ED. Volume expansion enhances the recovery of renal function and prolongs the diuresis and natriuresis after release of bilateral ureteral obstruction: a possible role for atrial natriuretic peptide. J Urol. 1995;153(4):1276–83.

第四章
人体输尿管生理学

Robin Cole

Consultant Urological Surgeon，Ashford and St Peter's Hospitals NHS Foundation Trust，
Chertsey，Surrey，UK

译者：马　凯　审校：胡　浩

4.1　历史介绍

"就观察而言，机会总是偏好有所准备的头脑。"

—Louis Pasteur（1822—1895）

摘自巴斯德于 1854 年 12 月 7 日在里尔大学科学院就职典礼上的演讲。

　　尽管在治疗尿石症方面取得了相当大的进展，但实际上我们仍然对人类输尿管平滑肌的生理学方面缺乏充分的认识；这也就意味着也许我们可以通过改善输尿管的收缩力这一机制来促进结石排出。输尿管绞痛发生的机制经常被误解，而这些机制假说又通过文献被流传了下来，尽管这些作者在 25 年前就证明了非甾体类药物在治疗输尿管绞痛方面是有效的[1]，但实际上这些文献还是缺乏明确科学证据的。体外震波碎石技术的出现推动了对于上尿路生理学方面的研究，这是因为这种在体内将肾结石粉碎的治疗方式，只有在结石碎片安全地从上尿路排出后才能取得最终的成功[2]。对于结石或结石碎片所导致的急性输尿管梗阻的处理基本原则涉及结石自行排出的可能性与发展为诸如持续疼痛、肾功能丧失，及梗阻的集合系统内发生感染等并发症之间的平衡。

　　如果药物治疗想要为患者带来临床效益，那么对整个尿路的全面认识至关重要。任何能够增加结石排出概率的治疗方式都很重要。输尿管绞痛是一种非常常见的泌尿系统急症，接受保守治疗的患者再次入院治疗的概率很高。输尿管绞痛发作时非常强

烈而且不可预知，此外，随之而来的并发症可能非常严重以至于需要急诊干预。毫无疑问，输尿管绞痛对于结石患者而言是一种非常恐怖的体验，因此，这些人会随身携带一些双氯芬酸钠栓剂或者其他止痛药以应对疼痛发作。虽然这些患者了解水的摄入以及避免脱水对预防结石的重要性，但对于药物治疗能促进结石的排出可能认识不够。此外，结石这种疾病在工作人群中非常普遍。旅行可能是这些人群需要面临的问题之一。此外，有一种观点认为，结石在老年人群中发病越来越多，这种现象可能是因为影像技术的提高——其中，非造影 CT 检查是结石诊断的重要依据。另外，现代影像技术的发展以及广泛应用，发现了很多无症状的疾病，其中包括尿路结石。

一些证据显示，α1 受体阻滞剂或钙通道阻滞剂能够通过舒张输尿管平滑肌而促进结石通过输尿管，从而减少一些其他干预方式的介入。这种治疗被称为"药物排石治疗"，对于那些选择保守治疗作为首选治疗方式的输尿管结石患者，药物排石治疗已经成为推荐的治疗标准。然而，最新的一项多中心、随机、安慰剂对照研究结果显示，坦索罗辛和硝苯地平不能有效地减少接受保守治疗 4 周的输尿管绞痛患者的进一步干预需要[3]。此项高质量研究对以往的药物排石治疗研究产生质疑，认为以往研究的纳入标准、结果测量以及试验设计等方面存在差异，而且大多是单中心、小至中等样本量的研究。然而，该研究的作者认为，该研究在较大的结石（＞5 mm）的治疗有效性的比较上也存在不足[4]。而这方面的研究非常难以设计和解释，究其原因，是泌尿系统结石的异质性和上尿路系统解剖以及生理学上的变异。20 世纪 80 年代后期，人们试图研究体外冲击波碎石的最佳应用条件，但由于某些原因，此研究未能实现其目的。

研发作用于输尿管来进行治疗的新药物，需要对输尿管平滑肌的相对惰性和如何更好地控制自主神经等方面进行深入的研究。首先应该探明的最基本问题是符合"药物排石治疗"的正确生理变化机制。有人认为，需要增加输尿管的松弛度来促进结石通过输尿管，但是，还有观点认为应该通过增加输尿管的蠕动能力来促进结石排出，甚至应该明确输尿管肌力的概念[5]。

在本章中，我们将深入探讨输尿管平滑肌的生理特性，并探讨其与输尿管绞痛之间的关系。对此方面的研究，不仅可以为输尿管绞痛的新药物研发提供新的视野，增加自发排石的可能性，还能够提高输尿管镜碎石手术后的治疗效果，以及探索体外震波碎石的辅助治疗手段。侵入性输尿管支架的使用也可能在这些结石治疗方面发挥着重要的作用。

4.2　输尿管绞痛（ureteric colic）

据经历过输尿管绞痛的患者描述，输尿管绞痛是所有疼痛中最严重的一种，这种疼痛的特征并非像继发于小肠梗阻的患者所描述的那种绞痛。小肠绞痛通常表现为有节律的间歇性痉挛样疼痛，持续几分钟，疼痛间歇期症状可完全消失。而输尿管绞痛通常持续性加重，非常剧烈，并且，这种疼痛通常不会自行消失。

最新的一项研究认为，输尿管绞痛被定义为：在肾结石排出时，通过输尿管进入膀胱的过程中导致的持续性输尿管肌肉收缩而引起的突发性的、严重的腹痛[3]。此定义是引用的一篇综述，而这篇综述却没有引用任何相关的科学文献[6]。事实上，输尿管绞痛与输尿管平滑肌的痉挛性收缩无关，而与输尿管梗阻导致的肾盂壁的张力变化相关。

1954年，Risholm等提出假设，输尿管绞痛是由于急性上尿路梗阻引起的输尿管及肾盂壁扩张和张力增加所导致的。对于意识清醒的患者，输尿管绞痛可因阻塞性球囊导管的膨胀扩张所造成的梗阻而诱发；而由非阻塞性球囊导管导致的输尿管的局部压迫扩张则只引起轻微的不适[7]。这种假设很快得到很多学者的认同。Kiil等认为，输尿管绞痛与上尿路的压力增高相关[8]。一项放射学研究表明，输尿管绞痛仅仅在输尿管梗阻的情况下发生，并且当梗阻解除时，输尿管绞痛也随之消失[9]。Michaelson通过经皮肾穿刺测量肾盂内的压力发现，两例输尿管绞痛的患者在发生绞痛时，肾盂内的压力也随之升高[10]。那些通过肾造瘘术进行放射学研究的学者认为，对于意识清醒的患者，造影剂的灌注速度是引起腰部疼痛的关键因素。快速的灌注可引起疼痛，然而大量的慢速的灌注则只是引起患者轻微的反应。

英国泌尿外科协会指南推荐口服的或注射用的双氯芬酸作为急性输尿管绞痛的止痛剂。多年来，非甾体抗炎药在治疗输尿管绞痛方面一直疗效显著[11-13]。临床研究证实，80%～90%的患者在使用此类药物后能够很快缓解疼痛。事实上，1984年的一项研究发现，在首次发生输尿管绞痛后，给予预防性的吲哚美辛治疗7天，可以降低再次发生绞痛的概率以及减少疼痛的时间，而不影响结石的排出[14]。另一项更深入的研究证实，吲哚美辛能够有效地预防体外冲击波碎石后的输尿管绞痛[1]。动物实验表明，单侧输尿管梗阻的患者，输尿管内压力增高的同时，在梗阻后最初1～2小时内会出现同侧肾血流灌注的增加[15]。研究认为这种梗阻后早期的高灌注反应是由前列腺素介导的，因为预防性地运用吲哚美辛可以降低这种高灌注反应；而且与对照组相比，治疗组动物输尿管内的压力更低，升高更缓慢[16-17]。

前列腺素、利尿剂以及局部血管生成素合成的增加及释放能够增加肾盂的压力，肾盂壁张力变化的速度被认为是一种重要的诱发因素。非甾体抗炎药因其能够阻断输尿管梗阻后的正常生理反应而被推荐用于缓解输尿管绞痛。

然而，虽然前列腺素合成酶抑制剂缓解疼痛的机制可能解释其如何缓解输尿管绞痛，但前列腺素合成酶抑制剂缓解疼痛的机制是复杂的，并且其他因素也可能参与其中。输尿管结石在外观、化学成分以及脆性等方面存在差异，并且绝大多数的结石并非光滑的玻璃样的圆球形，而是带有不规则边缘的粗糙形状[18]。结石通过输尿管时可引起尿路上皮层和固有层的显著的炎症反应，这也是加速结石排出的重要因素。此外，输尿管镜通过因结石嵌顿造成的远端输尿管炎症狭窄处时，会增加手术的危险性和不可预测的风险。非甾体抗炎药可以减轻炎症反应，因此可以降低肾盂内的压力进而减轻疼痛。上尿路的黏弹性这一特性使很少的尿液在通过梗阻性结石后，导致肾盂内压力迅速而显著的下降。在急性尿潴留的患者中也观察到类似的现象，当导尿管引流前几毫升的尿液时，疼痛会立即缓解。

此外，人体输尿管平滑肌的体外研究也证实了这个假说，即：内源性或外源性的前列腺素可以显著地影响人输尿管平滑肌的收缩性[19]。虽然根据体外研究的结果推测临床的实用性只能成为一种假设，但对于前列腺素合成酶抑制剂对输尿管功能的直接作用以及其缓解输尿管绞痛的临床效果，这些证据是足够的。

4.3 输尿管解剖及功能

输尿管的基本功能是将尿液从肾输送至膀胱。在正常情况下，这种功能是靠输尿管平滑肌协调运动而产生的蠕动波完成的。集合系统近端存在主要的起搏器，其产生的波动以动作电位的形式传导，从而启动输尿管平滑肌的蠕动及收缩，细胞间的动作电位沿着输尿管的顺行方向传播从而使输尿管表现为一个功能性的整体。正常的输尿管包括三层结构：移行上皮细胞及起支撑作用的固有层、肌层以及由结缔组织构成的外膜层。肌层的厚度为 $750 \sim 800\ \mu m$，由紧密排列的平滑肌细胞构成，这些肌细胞被大量的胶原纤维及弹性纤维分隔成束状。这些肌纤维束的分层并不明显，而是组成相互编织的复杂的网络。独立的平滑肌细胞组成输尿管的功能解剖单位。这些肌细胞呈纺锤状形态，长度为 $250 \sim 400\ \mu m$，直径为 $5 \sim 7\ \mu m$。在这些肌细胞的胞质中，存在由收缩蛋白构成的纵行排列的肌丝，包括肌动蛋白和肌球蛋白，正是这些蛋白质赋予了肌细胞的收缩性[20]。细胞膜下方的电子致密体固定在细胞的肌丝上。细胞膜的褶皱以及其形成的小窝可以增加细胞膜的表面积，同时也与肌浆的网状结构发生内折相关，而这些结构在控制细胞内钙离子通道的活动中发挥重要作用。

单个的平滑肌细胞通过特定的连接方式相互紧密连接[21]。这种紧密的相连可能降低电阻，从而使动作电位容易通过细胞合胞体。而平滑肌细胞间也存在其他连接方式：钉状连接、插入式连接以及中间连接[22]。一百多年来，关于输尿管蠕动的自主神经的作用机制一直存在争议。Englemann 等认为，动物的输尿管蠕动是肌源性的，因为动物的平滑肌没有自主神经节[23]。而对于人，输尿管的神经节确实存在，但仅仅存在于带有 Waldeyer's 鞘（Waldeyer's sheath）的外膜[24]。然而，大量的研究结果都证实了Englemann 的假设。首先，与输尿管蠕动相关的动作电位以及其传播速度与神经纤维的传导是不同步的[25]。其次，尽管外膜上存在大量不规则的神经纤维组成的网络，但输尿管肌层中的纤维数量及轴突末端的分布非常缺乏，并且只有非常少的轴突末端包含的突触囊泡可以穿梭于肌纤维束。最后，输尿管的蠕动即使在肾移植后、去神经后、原位局段输尿管反转，及体外局段输尿管等情况下依然存在[26-29]。

从输尿管肌层的内侧到尿路上皮固有层也存在着更为复杂的神经纤维网络。这些神经末梢可能是传入神经或是感觉神经的终端[21]。一些研究人员通过体外生理学研究发现，输尿管的肌层中存在兴奋性 α 肾上腺素受体以及抑制性 β 肾上腺素受体，同时还发现少量的胆碱能受体[30-32]。人们对于这些受体的功能不清楚并且存在争议。

尽管目前认为这些自主的神经系统对于输尿管的收缩不是很重要，但已有研究证实它们对于膀胱的正常生理功能起到了基本的调控作用。

4.4 输尿管的运输机制

一直以来，人们认为输尿管收缩的最初刺激来源于管腔内的尿液，没有尿液的输尿管是静止的[33]。

正常情况下，通过输尿管协调的收缩将尿液从肾运送至膀胱。当肾盂充满尿液时，肾盂内部的压力增高，尿液因受压而被挤入上段输尿管，尿液形成尿液团。在输尿管中的局段被动收缩作用力下，尿液团被输尿管的蠕动波向前推进而进入膀胱[34]。输尿管对尿液团的有效推动力取决于输尿管壁的完全闭合能力。输尿管内的静息压力为 $0 \sim 5\,cm$ 水柱，而在输尿管发生收缩时的叠加压力可达 $20 \sim 80\,cm$ 水柱。正常情况下，输尿管的蠕动波的发生频率为 $2 \sim 6$ 次 / 分钟[35]。

Bozler 等首次阐述了关于输尿管收缩与电活动之间的关系[36]，正常情况下，输尿管每次发生收缩之前都会产生电活动，即：动作电位（action potential）。动作电位就是一种离散的电子活动，是细胞膜上发生的电位再生性去极化和复极化的循环过程。动作电位可以是自发的，也可能是由于外部的刺激而导致的结果。例如：拉伸、合适的电刺激、神经递质或药物等引起受体的刺激，或从已经发生兴奋的细胞传来的临近动作电位。动作电位是一种"全或无"的现象，一旦启动就发生传播并且可以引起相邻的细胞间的同步的电兴奋。其他的组织因素可以影响动作电位的传播速度及幅度，但不会影响输尿管肌肉的同步收缩功能。正常生理情况下，位于肾小盏内的起搏细胞通过自身的缓慢的去极化而触发产生可以扩散的动作电位，这些动作电位最终达到阈值电位。因此，输尿管的蠕动性收缩波起源于上尿路的最近端部分，可能由几个可以产生自发电位的肾盏起搏点之一启动，并且传播至肾盂和输尿管。肾盂-输尿管交界区域似乎发挥"门控作用"，使依赖于肾盂内尿液体积而产生的蠕动波通过肾盂输尿管连接处而进入到输尿管。随着产尿速度的增加，更多的起搏信号会传播到输尿管，这些信号可以保证尿液在高流速下的精确调控。随着来自肾的尿液量增多，蠕动波的数量增多，导致了尿液团体积的增大。当产尿速率高时，会发生尿液团的融合，输尿管壁就不会完全闭合，因此，此时尿液的传送机制取决于肾内部尿液产生的静水压。

梗阻对于输尿管生理的影响很复杂并且与梗阻的程度、持续时间、尿液形成的速率，及感染等因素相关。随着输尿管直径增加而改变的输尿管腔内的压力取决于肾持续产生的尿液量与尿路梗阻程度之间的平衡。输尿管腔内的压力可能随着蠕动波振幅和频率的增加而短暂地增加（即使是短暂地增加）[37]。输尿管腔内的压力随着输尿管直径的增大而下降。由于输尿管直径增大，输尿管壁无法完全闭合，这可能进一步损害了已经受损的尿液传送机制，同时也减少了输尿管纠正自身梗阻的可能性。至此，输尿管肌肉的动态协调功能已经完全消失，输尿管仅仅是一种无功能的排泄管道。此外，这些变化可能会干扰位于肾盏内的起搏器，进一步影响输尿管的蠕动[38]。同时，感染也会对输尿管梗阻产生不利的影响[39]。

梗阻的缓解或者经皮肾造瘘分流尿液有利于输尿管直径的恢复以及管壁的完整闭合，从而有利于输尿管收缩力和蠕动性的恢复。动物实验证明，输尿管梗阻两周后，输尿管平滑肌会发生肥大以及收缩力增强[40-41]。此实验的结果可以部分解释利用肾造瘘术促进输尿管结石或石街排出的原因。然而，肾造瘘术可能对上尿路的生理产生影响，可能因为影响起搏点而导致输尿管蠕动的失调，而输尿管内放入支架则可能导致输尿管功能的瘫痪，直到支架管被移除。

经皮肾造瘘术后，通过造瘘管可以直接将药物注入上尿路里面，可能会增强输尿管的收缩力，从而使结石排出。

4.5　人输尿管肌肉的生理及药理特性

对于不同类型的输尿管平滑肌（ureteric muscle），肌细胞的功能多种多样。同样，不同物种的输尿管的平滑肌的功能也大相径庭。因此，对于不同物种输尿管平滑肌的研究，有必要针对每一种平滑肌类型进行以避免基于动物实验而推测人输尿管功能时产生的错误结论。从根本上讲，试图通过动物模型而推测人输尿管的生理功能是不合理的。

一些研究人员致力于研究可以缓和或抑制输尿管蠕动的药物并尝试将其应用于输尿管绞痛的治疗。他们认为，输尿管绞痛的原因是蠕动过速或"输尿管痉挛"。关于输尿管绞痛及疼痛产生的机制，有很多错误的学说。似乎没有任何实质性的证据显示输尿管绞痛与输尿管蠕动过速或"输尿管痉挛（ureteric spasm）"相关。

在过去 20 多年间，与研究膀胱过度活动症治疗药物的研究相比，关于输尿管生理的研究报道少之又少。前列腺素的作用机制及其合成酶抑制剂治疗输尿管绞痛的机制已经被提及。然而，输尿管肌肉相比逼尿肌而言，其惰性更强。

在一项体外研究中，实验人员通过超微融合技术，能够更好地阐述输尿管的收缩特性[19]。收缩期张力、电刺激张力、因生理干预而减弱的张力以及等容收缩等指标被用作评估输尿管平滑肌收缩性的指标。在一些特定的条件下，比如升高肌细胞表面钾离子的浓度，可观察静息张力的变化。这些收缩被称为"后补反应"。通过这种方式研究多种作用于细胞表面的药物疗效。

一些作用于人输尿管平滑肌收缩性的药物的疗效如表 4.1 所示。

河豚毒素，是一种来自于日本河豚鱼卵巢的强力神经毒素，通过选择性抑制 Na^+ 通道而抑制神经纤维的动作电位，但对平滑肌无效。平滑肌应用河豚毒素处理后，对任何刺激都不再敏感，包括阿托品、酚妥拉明，及心得安，此结果提示动作电位诱发的肌肉收缩是肌肉的直接效应，而不是依赖于定植于肌肉中的稀有的自主神经的反应，这一理论是非常重要的。应用乙酰胆碱、胆碱和异丙肾上腺素无效说明胆碱受体和 β 肾上腺素受体对于输尿管的收缩无调节作用。而去甲肾上腺素的作用可被酚妥拉明阻

表 4.1　输尿管对电刺激的反应。不同药物对电刺激下输尿管平滑肌收缩性的作用效果

无效	部分有效	有效
河豚毒 8×10^{-4} g/L	$[Ca^{2+}]$ $0.45 \sim 15\,\mu M$	消炎痛 $10^{-5} \sim 10^{-4}$ M
阿托品 $1\,\mu M$	去甲肾上腺素 $1 \sim 100\,\mu M$	双氯芬酸 $10^{-5} \sim 5 \times 10^{-5}$ M
酚妥拉明 $30\,\mu M$		PGF_{2a} $10^{-8} \sim 10^{-5}$ M
普萘洛尔 $1\,\mu M$		PGE_2 $10^{-8} \sim 10^{-5}$ M
乙酰胆碱 $1 \sim 100\,\mu M$		$[K^+]$ $8 \sim 128$ mM
卡巴胆碱 $5\,\mu M$		CO_2 $5\% \sim 30\%$
异丙肾上腺素 $0.1 \sim 100$ mM		
胰高血糖素 $0.1 \sim 10$ mM		
甲氧氯普胺 $0.1 \sim 10$ mM		
$[HCO_3^-]$ $6 \sim 48$ mM		

断，此结果表明去甲肾上腺素受体可以对输尿管的收缩起调节作用。但是，其高浓度依赖性使得其生理作用受到质疑。另外，虽然输尿管壁周围存在局部神经网络，但其对输尿管的收缩性影响不大，这与逼尿肌形成了鲜明的对比。

4.6　甲氧氯普胺及胰高血糖素的作用

甲氧氯普胺被证实对于大鼠、狗，及人的输尿管具有显著的剂量依赖性作用[42]，但这些结果尚未在人体试验中得到完全证实。一项研究发现，四名患者给予甲氧氯普胺治疗后，可以观察到输尿管蠕动增强[43]，但这种效果并不是因为药物直接作用于患者的输尿管平滑肌。

同样，体内实验发现胰高血糖素可以完全抑制狗输尿管的蠕动[44]；并且，进一步的研究也证实了这一点[45]。然而，这些研究者也无法证明胰高血糖素对人输尿管的蠕动有任何显著的影响[46]。我们的研究与后者的发现是一致的。这些结论说明，等价替代在不同的物种之间是不可行的。令人感兴趣的是，在一些急诊科中，仍有医生使用解痉药东莨菪碱治疗输尿管绞痛。

4.7　前列腺素合成酶抑制剂的作用

试验结果证实，两种化学性质不同的前列腺素合成酶抑制剂（吲哚美辛和双氯芬酸钠）可以完全消除由电刺激对人输尿管平滑肌引起的收缩反应（图 4.1）。在前列腺素合成酶抑制剂作用的条件下，人输尿管平滑肌的收缩活性可通过前列腺素 E2 或 F2，

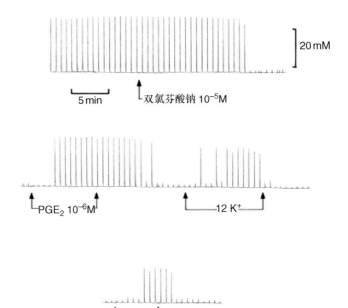

图 4.1　上图：双氯芬酸钠（10^{-5} M）对电刺激引起的人输尿管肌肉收缩性的影响。下图：在双氯芬酸钠存在的条件下，通过 10^{-6} M 的前列腺素 E2、增加外部钾离子浓度到 12 mM 或者增加前列腺素 F2α 的浓度到 10^{-6} M，可以恢复输尿管的收缩性

及增加外部钾离子浓度等途径恢复（图 4.2）。前列腺素可以单独地增加电刺激引起的输尿管收缩。前列腺素是不可存储的，其合成依赖于其前体的持续供给。在山羊体内，应用电子显微镜观察其输尿管平滑肌细胞，可以发现平滑肌细胞附近存在大量的亲脂性颗粒，而这些亲脂性颗粒可以作为前列腺素的前体[47]。人的输尿管有能力合成大量的前列腺素，能够对输尿管的收缩性产生巨大的影响。此外，由膀胱镜对膀胱上皮进行活检发现，膀胱上皮可以产生大量的前列腺素以及一些其他相关物质，而膀胱上皮产生的这些物质在调控膀胱肌肉的收缩方面发挥重要作用[48]。这个研究说明，对患者应用合成酶抑制剂可以对输尿管的功能产生直接的影响，同时可能有助于缓解输尿管绞痛。另外，利用电生理技术以及细胞内微电极，可以直接测量人的单个输尿管平滑肌细胞的静息膜电位[19]，此研究并无文献报道。静息膜电位的大小取决于跨越细胞膜的各种离子的渗透性以及分布。对于分布于细胞膜两侧的具有渗透能力的离子，其产生的静息电位可以用"Nernst"方程来预测。另外，如果将带有导线的微电极插入单个输尿管平滑肌细胞，那么当细胞膜暴露于前列腺素或前列腺素 F2α 时，就可以同步观测并记录膜电位以及等容张力。在这些实验中，由于微电极的操作很简单，因此实验前不需要对平滑肌细胞做电刺激准备。实验中记录的静息膜电位为 − 55 mV，这与之前的动物实验中所测结果很相近[49-51]。这种组织中的静息膜电位值不同于利用"Nernst"方程计算钾离子的平衡电位（− 93 mV，假设细胞内的钾离子浓度为 140 mM）。而细胞膜并不仅仅对钾离子有通透性，其对其他离子也具有一定的通透性，而这些离子也可

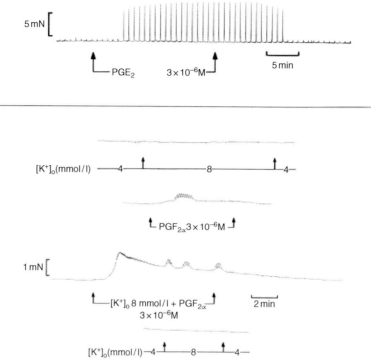

图 4.2 前列腺素 E2 及 F2α 对人输尿管平滑肌收缩性的影响。上图表明由电刺激引起的平滑肌收缩的增加。下图表明由前列腺素 F2α 及外部钾离子浓度的增加引起的紧张性收缩与自发性收缩。实验前未做电刺激准备

以形成独自的平衡电位去参与细胞膜电位的构成。事实证明，钾离子浓度由 4 mM 增加到 48 mM 时，去极化电位仅仅是 25 mV，然而使用 "Nernst" 方程预测的结果应该是 65 mV（图 4.3）。

综上，将钾离子由 4 mM 增加到 48 mM 时，细胞膜电位变化不大。同时，前列腺素 F2α 浓度为 3×10^{-6} M 时，输尿管平滑肌细胞膜的去极化电位很小（图 4.4）。

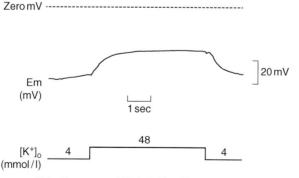

图 4.3 外部钾浓度由 4 mM 增加到 48 mM 对单个人输尿管平滑肌细胞膜电位的影响。本实验中，细胞膜静息电位为 −61 mV，细胞的内部对外部刺激物反应

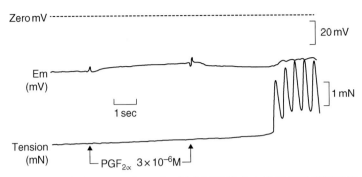

图 4.4 当前列腺素 F2α 浓度为 $3×10^{-6}$ M 时，同步记录单个人输尿管平滑肌细胞的膜电位（Em）以及实验开始时的等容张力。幅度很小的去极化电位（7 mV）被记录。静息张力少量增加。在刺激撤出之后，这种收缩依然存在并最终导致自发性收缩，肌张力进一步显著增加

4.8 酸碱平衡（acid-base changes）对输尿管收缩的影响

输尿管的一个很有趣的生理现象是其收缩性是随着酸碱平衡的变化而改变的[52]。20 世纪早期，动物输尿管体外实验研究证明，溶液中 pH 是影响肌肉收缩的重要因素。事实上，提出输尿管起搏点的 Gruber 曾经指出：猪输尿管的上段和下段对溶液中不同的 pH 具有不同的反应[53]。

人输尿管平滑肌的收缩性对细胞外 pH 的不同反应是非常重要的。首先，正常尿液的 pH 在 4.5 到 8.0 之间波动。同样，CO_2 在输尿管中形成的局部压力（PCO_2）也在一定范围内波动。通常认为，PCO_2 与尿液的 pH 极为相关，在碱性利尿时 PCO_2 水平增高，而大量摄入铵盐后，PCO_2 水平降低[54]。更重要的是，PCO_2 在人体中与尿流的变化相反[55]。在一些患有肾小管疾病的人群中，包括肾小管酸中毒、低 Na 性肾病以及成人 Fanconi 综合征等，其尿液 PCO_2 很低，几乎接近血浆中的 PCO_2[56]。患有慢性单侧肾盂肾炎的患者，其尿液中的 PCO_2 也更低[57]。

虽然尿路中的移行尿路上皮被认为是一种保护性的非渗透性的屏障，但大量的证据证明，CO_2 可以跨越尿路上皮的细胞膜而迅速扩散[58]。另外，还有证据显示，尿路感染、尿路结石等疾病可能损伤尿路上皮，从而使平滑肌细胞直接暴露于尿液[59]。在狗和灵长类的体内实验证实，某些细菌可能对输尿管的动力学具有巨大的影响[60]。同样，在人和动物的输尿管实验中证实，具有活性的病菌及大肠埃希菌所产生的内毒素可以使输尿管的肌肉停止活动，并且具有可逆性及剂量依赖性[61]。导致尿路感染的病原菌，特别是变形杆菌、假单胞菌、克雷伯杆菌和一些葡萄球菌等，其本身可能通过尿素酶而导致尿液的 pH 发生显著的变化。感染已经被用于解释与急性肾盂肾炎相关的上尿路的非梗阻性扩张以及鹿角形结石的形成等[62]。总之，尿液中 pH 以及 PCO_2 在正常生理情况下和各种病理情况下都容易发生变化，特别是尿路阻碍及感染的情况下。这些变化可能对输尿管肌肉产生显著的影响，进而影响输尿管的功能。

这些体内研究发现，等容张力随着细胞内酸中毒而增加[52]。通过增加 CO_2 的压

力，将超滤液的 pH 从 7.8 降至 6.8，此时，输尿管平滑肌对电刺激而引起的收缩也会增加。而通过调节 Ca^{2+}、HCO_3^- 及 Na^+ 而改变滤液的 pH 则对输尿管平滑肌的收缩影响不大。同时调节 HCO_3^- 及 CO_2 分压而维持 pH 的恒定，对输尿管平滑肌收缩性的影响与单独调节 PCO_2 的结果相似。这些研究结果表明，输尿管平滑肌的收缩性随细胞内的 pH 变化而显著变化，但肌细胞膜对 H^+ 和 HCO_3^- 的通透性非常低。因此，尿液中的酸碱度对输尿管收缩性的影响很关键。

可以设想，细胞内 Ca^{2+} 的周期性波动是造成人输尿管平滑肌周期性收缩-舒张的原因。在不同类型的平滑肌之间，细胞内 Ca^{2+} 的来源是不同的。细胞外的 Ca^{2+} 可以通过潜在的依赖性或受体介导的 Ca^{2+} 通道进入细胞内。细胞内的 Ca^{2+} 储存于肌质网内。在人的输尿管肌细胞中，细胞膜电位对肌细胞的收缩力具有显著的影响。虽然细胞外的 Ca^{2+} 是细胞收缩所必需的，但似乎细胞内来源的 Ca^{2+} 才是输尿管细胞收缩启动的原因。在逼尿肌中，来自细胞外的跨膜离子通量似乎对于逼尿肌的收缩至关重要。Fry 等报道，在人和动物的逼尿肌实验中，细胞内酸中毒可以增加肌细胞的收缩力，此结果与本研究一致，而细胞外酸中毒却可以抑制肌细胞的收缩力，这与本研究报道的没有影响是不同的[63]。输尿管平滑肌细胞对细胞内外酸中毒的反应不同，可能是因为输尿管肌肉不如逼尿肌如此依赖细胞外的 Ca^{2+} 相关。另外，人逼尿肌对细胞外的环境变化的敏感性也很高，因此，细胞外 Ca^{2+} 的改变或者 Ca^{2+} 通道抑制剂的存在必然对逼尿肌的收缩产生很大的影响，而人的输尿管对这些变化的敏感性不高。另外，细胞内及细胞外的 pH 对内皮细胞产生细胞因子也有很大的影响，而这些细胞因子对输尿管平滑肌的收缩功能具有显著的影响和调节功能。

有人假设，细胞内或细胞外的酸中毒与心肌收缩力之间的经典关系模式也适用于输尿管平滑肌（图 4.5）。然而，不同类型的平滑肌细胞之间存在不同的反应，这在血管平滑肌中得到最好的验证。大脑血流量的主要调控因素是 CO_2 分压对血管平滑肌细

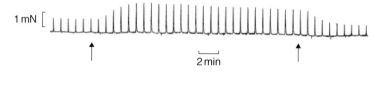

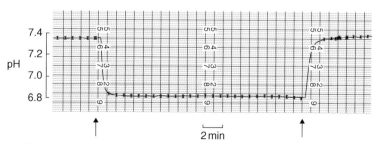

图 4.5 对由 CO_2 分压增高引起的细胞外酸中毒的反应。上图：等容张力；下图：灌注液体的 pH。箭头代表干预结束。平衡的气体混合物中 CO_2 由 5% 增加到 30%。温度为 36℃

胞的直接影响（图 4.6）。细胞内的 pH 下降导致血管舒张以及血流量的增加。同样，当 pH 降低时，动脉导管也发生舒张。相比之下，肺动脉在低氧及酸中毒时则发生收缩。

总之，未来的研究应该集中于 Ca^{2+} 的来源以及 Ca^{2+} 的分布及调节机制，这可能为揭示输尿管的收缩运动提供理论基础。

4.9 输尿管支架（ureteric stents）对输尿管功能的影响

输尿管支架的根本目的是保证上尿路系统引流的通畅。1869 年 8 月 2 日，德国海德堡的外科医生 Gustav Simon 成功完成了世界上第一列肾切除术并且首次在开放膀胱条件下置入了支架支撑输尿管。Yoaquin Albarann 于 1900 年发明了第一个输尿管支架，当时的输尿管支架是由一层涂上清漆的纺织物构成的。1976 年，Gibbons 介绍了应用于临床的输尿管支架的概念[64]。当时的输尿管支架是射线不显影且无组织反应性的，能够显著改善上尿路的引流，特别是在输尿管发生严重梗阻的条件下。输尿管支架可以纠正梗阻，并且可以被移除。从那时起，输尿管支架从一个容易发生移位的直管发展成为一个"双 J 结构"，这种"双 J"的构造可以防止其向上或向下移动[65]。如果硅胶材质的"双 J"支架能够正确放入输尿管，那么其不会发生自发的移位。

20 世纪 80 年代，体外震波碎石术开始发展，自此，输尿管支架的适应证进一步扩大。在进行体外冲击波碎石之前，输尿管支架被置入以减少输尿管发生梗阻的可能，特别是在治疗直径大于 1.5 cm 以上的结石时。这种情况下，输尿管支架发挥"滤器"的作用，可以阻止任何较大的结石进入输尿管而引起梗阻，为后续的肾结石碎片治疗提供条件。然而，输尿管支架也无疑会导致输尿管发生部分梗阻，输尿管支架的存在可以麻痹输尿管的正常蠕动机制而产生排水管效应，并且其存在也可能导致输尿管的

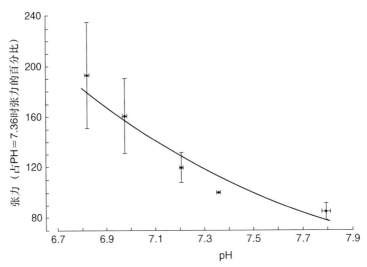

图 4.6 灌注液 pH 与分离的人输尿管平滑肌稳定期张力的关系。肌张力用基于基线的比例表示。灌注液的 pH 由 CO_2 分压而调控。温度：36℃

扩张。当输尿管支架被移除后，对患者是有利的，因为其能够促进结石碎片的自发通过以及避免石街的形成。此外，在输尿管结石引起输尿管梗阻后及时使用输尿管支架可以确保随后的输尿管镜手术更加容易及安全。

毫无疑问，输尿管支架在治疗急性梗阻或感染的肾中发挥重要的作用，但是，我们的经验证实，输尿管支架并不能有效排出脓液，因此，在这种情况需要决定是否将经皮肾造瘘管作为一种更安全有效的替代治疗方案。在某些情况下，输尿管插管引流是适当的，由于可以通过输尿管导管对上尿路进行引流和冲洗，因此 8 ~ 10 Fr 输尿管导管更加适用于引流感染物质。

输尿管支架可以引发严重的炎症反应，这可能导致输尿管壁的厚度以及硬度增加，以至于后续的手术变得非常困难。例如，在肾盂输尿管交界部狭窄重建手术之前留置支架，会明显增加手术的难度。

无论是良性还是恶性的腹膜后纤维化，都可能会导致输尿管梗阻，其引起的梗阻可能比简单的物理性梗阻更加严重。输尿管壁的炎症或恶性肿瘤的浸润都可能会破坏输尿管的正常蠕动。在良性腹膜后疾病中，支架的应用相对简单，因为此时输尿管并没有变窄，并且此时输尿管镜检查也相对容易。虽然输尿管蠕动减弱了，但是输尿管支架的应用貌似还是可以改善梗阻及肾功能。然而，由于恶性组织的浸润、进展性浸润及纤维性收缩，最终会导致输尿管完全闭锁。

总而言之，输尿管支架的应用达到了其最初设计的尿液引流的目的。然而，其应用也有一定的副作用，包括疼痛、膀胱刺激症状、结壳、阻塞以及血尿等方面，还有一些患者完全无法耐受留置输尿管支架。近年来，研究者们已经对输尿管支架做了很大的改进，以减少上述副作用的发生，甚至探索避免输尿管支架使用的方案，尤其在输尿管镜手术中。在治疗结石时，输尿管支架的使用是短暂的。在治疗恶性疾病引起的输尿管狭窄时，通常需要 3 ~ 6 个月定期更换输尿管支架，因为无法控制的肿瘤浸润可能导致支架导管的梗阻及受压。感染，特别是真菌感染对输尿管支架的应用是一个重大的挑战。金属支架在这些疾病的应用方面存在很大的进展，但金属支架的成本及容易移位限制了其使用。一些特殊设计的旁路支架可以帮助少部分特殊临床患者[66]。

参考文献

[1] Cole RS, Palfrey ELH, Smith SE, Shuttleworth KED. Indomethacin as prophylaxis against ureteric colic following extracorporeal shockwave lithotripsy. Journal of Urology 1989;141:9–12.

[2] Chaussy CG, Brendel W, Schmiedt E. Extracorporeally induced destruction of kidney stones by shockwaves. Lancet 1980;2:1265

[3] Pickard P, Starr K, MacLennan G, Lam T, Thomas R, Burr J, McPherson G, McDonald A, Anson K, N'Dow J, Burgess N, Clark T, Kilonzo M, Gillies K, Shearer K, Boachie C, Cameron S, Norrie J, McClinton S. Medical expulsive therapy in adults with ureteric colic: a multicentre, randomised, placebo-controlled trial. www.thelancet.com

2015;386:341–349.

[4] Zargar-Shoshtari K, Sharma P, Zargar H. Experts summary. European Urology 2015;68:910–911.

[5] Cole RS, Fry CH. Can prostaglandins facilitate the passage of ureteric stone streets? In: Lingeman JE, Newman DM, (eds.), Shock Wave Lithotripsy. Plenum Press, New York and London, 1989.

[6] Bultitude M, Rees J. Management of renal colic. British Medical Journal 2012:345:e5499.

[7] Risholm L. Studies on renal colic and its treatment by posterior splanchnic block. Acta Chir Scand, 1954;184:1.

[8] Kiil F. The function of the ureter and renal pelvis. WB Saunders Co., Philadelphia, 1957.

[9] Bretland PM. Acute ureteric obstruction. A clinical and radiological study. London: Butterworths, 1972.

[10] Michaelson G. Percutaneous puncture of the renal pelvis, intrapelvic pressure and the concentrating capacity of the kidney in hydronephrosis. Acta. Med. Scand 1974;(suppl)559:1.

[11] Holmlund D, Sjodin J-G. Treatment of ureteral colic with intravenous indomethacin. Journal of Urology 1978;120:676–677.

[12] Sjodin J-G, Holmlund D. Indomethacin by intravenous infusion in ureteric colic. A multicentre study. Scand. J. Urol Nephrol. 1982;16:221.

[13] Flannigan GM, Clifford RCP, Carver RA, Yule AG, Madden NP, Towler JM. Indomethacin—an alternative to pethidine in ureteric colic. British Journal of Urology 1983;55:6.

[14] Grenabo L, Holmlund DEW. Indomethacin as prophylaxis against recurrent ureteral colic. Scand. J. Urol. Nephrol 1984;18:325.

[15] Moody TE, Vaughan ED, Gillenwater JY. Relationship between renal blood flow and ureteral pressure during18 hours of total unilateral ureteral occlusion. Implications for changing sites of increased renal resistance. Invest. Urol. 1975;13:246.

[16] Allen JT, Vaughan ED, Gillenwater JY. The effect of indomethacin on renal blood flow and ureteral pressure in unilateral obstruction in awake dogs. Invest. Urol. 1978;15:324–328.

[17] Wahlberg J. (1983) The renal response to ureteral obstruction. Scand. J Urol. Nephrol. 1983;(supplement)73:1–30.

[18] Lloyd-Davies RW, Parkhouse H, Gow JD, Davies DR. Color Atlas of Urology, Mosby, 1994, pp 127–156.

[19] Cole RS, Fry CH, Shuttleworth KED. The action of prostaglandins on isolated human ureteric smooth muscle. British Journal of Urology 1988;61:19–26.

[20] Perry SV, Grand RJA. Mechanisms of contraction and the specialised protein components of smooth muscle. British Medical Bulletin 1979;35:219–226.

[21] Notley RG. Ureteral morphology: anatomic and clinical consideration. Urology 1968;XII:8–14.

[22] Gosling JA, Dixon JS, Humpherson JR. Functional anatomy of the urinary tract. Churchill Livingstone. Edinburgh, London, New York, pp 2.2–2.13, 1983.

[23] Englemann TW. Zur Physiologie des ureters. Pflugers Archiv fur die gesamte

Physiologie 1869;2:243–293.

[24] Schulman CC. Electron microscopy of the human ureteric innervations. British Journal of Urology 1974;46:609–623.

[25] Prosser CL, Smith CE, Melton CE. Conduction of action potentials in the ureter of the rat. American Journal of Physiology 1955;181:651–660.

[26] O'Conor VJ, Dawson-Edwards P. (1959) Role of the ureter in renal transplantation. 1. Studies of denervated ureter with particular reference to ureteroureteral anastomosis. Journal of Urology 1959;82:566–572.

[27] Wharton LR. The innervations of the ureter with respect to denervation. Journal of Urology 1932;28:639–673.

[28] Melick WF, Naryka JJ, Schmidt JH. Experimental studies of ureteral peristaltic patterns on the pig. II Myogenic activity of the pig ureter. Journal of Urology 1961;86:46–50.

[29] Malin JM, Deane RF, Boyarsky S. Characterization of adrenergic receptors in human ureter. British Journal of Urology 1970;42:171–174.

[30] Malin J M, Boyarsky S, Labay P, Gerber C. In vitro isometric studies of ureteral smooth muscle. Journal of Urology 1968;99:396–398.

[31] Weiss RM, Bassett AL, Hoffman BF. Adrenergic innervations of the ureter, Investigative Urology 1978;16:123–127.

[32] Weiss RM. Ureteral pharmacology. In: Finkbeiner AE, Barbour GL, Bissada NK. Pharmacology of the urinary tract and the male reproductive system. Appleton-Century-Crofts, New York, pp 137–173, 1982.

[33] Lapides J. The physiology of the intact human ureter. Journal of Urology 1948;59:501–537.

[34] Griffiths DJ, Notschaelen C. The mechanics of urine transport in the upper urinary tract: 1. The dynamics of the isolated bolus. Neurourology and Urodynamics 1983;2:155–166.

[35] Ross JA, Edmond P, Kirkland IS. Behaviour of the human ureter in health and disease. Churchill Livingstone, Edinburgh and London, pp 24–27, 1972.

[36] Bozler E. The activity of the pacemaker previous to the discharge of a muscle impulse. American Journal Physiology 1942;136:543–560.

[37] Rose JG, Gillenwater JY. Effects of obstruction upon ureteral function. Urology 1978;12:139–145.

[38] Djurhuus JC, Constantinou CE. Chronic ureteric obstruction and its impact on the coordinating mechanism of peristatsis (pyeloureteric pacemaker system). Urological Research 1982;10:267–270.

[39] Rose JG, Gillenwater JY. Effects on obstruction upon ureteral function. Urology 1973;12:139–145.

[40] Hausman M, Biancani P, Weiss RM. Obstruction induced changes in longitudinal force-length relations of the rabbit ureter. Investigative Urology 1979;17:223–226.

[41] Biancani P, Hausman M, Weiss RM. Effects of obstruction on ureteral circumferenteral force-length relations. American Journal of Physiology 1982;243:F204–F210.

[42] Berman DJ, Firlit CF. Effect of metoclopramide on ureteral motility. Urology 1984;13:150–156.

[43] Schelin S. Observations on the effect of metoclopramide (primperan) on the human ureter. Scand. J. Urol. Nephrol. 1979;13:79–82.

[44] Boyarsky S, Labay P. Ureteral Dynamics. Baltimore: Williams and Wilkins, pp. 262–266, 1972.

[45] Stower MJ, Wright JW, Hardcastle JD. The action of glucagon and commonly used antispasmodics and analgesics on the canine ureter. British Journal of Surgery 1983;70:89–91.

[46] Stower MJ, Clark AG, Wright JW, Hardcastle JD. Effect of glucagon on ureteric peristalsis in man, pig, rabbit and rat. Journal of Urology 1984;131:822–824.

[47] Al-Ugaily L, Thulesius O, Angelo-Khattar M. New evidence for prostaglandin induced motility of the ureter. Scand. J. Urol. Nephrol., 1986;20:225–229.

[48] Jeremy JY, Tsang V, Mikhailidis DP, Rogers H, Morgan RJ, Dandona P. Eicosanoid synthesis by human urinary bladder mucosa: pathological implications. British Journal of Urology 1987;59:36–39.

[49] Kuriyama T, Osa T, Toida N. Membrane properties of the smooth muscle of guinea pig ureter. Journal of Physiology 1967;191:225–238.

[50] Wooster MJ. Effects of prostaglandin E_1 on dog ureter in vitro. Journal of Physiology 1970;213:51P–53P.

[51] Aickin CC, Brading AF, Burdyga ThV. Evidence for sodium-calcium exchange in the guinea-pig ureter. Journal of Physiology 1984;347:411–430.

[52] Cole RS, Fry CH, Shuttleworth KED. Effects of acid-base changes on human ureteric smooth muscle contractility. British Journal of Urology 1990;66:257–264.

[53] Gruber CM. The peristalsis and antiperistaltic movements in excised ureters as affected by drugs. Journal of Urology 1928;28:27–59.

[54] Hong SK, Boylan JW, Tannenberg AM, Rahn H. Total and partial gas tensions of human bladder urine. Journal of Applied Physiology 1960;15:115–120.

[55] Ryberg C. Some investigations on the carbon dioxide tension of the urine in man. Acta Physiol. Scand. 1948;15:123–139.

[56] Pak Poy RK, Wrong O. The urinary PCO_2 in renal disease. Clinical Science 1960;19:631–639.

[57] Koch B, Zborowski DT, Dossetor JB, Collins WE. Oxygen and carbon dioxide tension of urine. Investigative Urology 1972;9:514–517.

[58] Jacobs MH. The production of intracellular acidity by neutral and alkaline solutions containing carbon dioxide. American Journal of Physiology 1920;53:457–463.

[59] Fussell EW, Roberts JA. Chronic pyelonephritis. Electron microscopic study. III The ureter. Investigative Urology 1979;17:108–119.

[60] Grana L, Donnellan WL, Swenson O. Effects of gram negative bacteria on ureteral structure and function. Journal of Urology 1968;99:539–550.

[61] King WW, Cox CE. Bacterial inhibition of ureteral smooth muscle contractility. 1. The effect of common urinary pathogens and endotoxin in an in vitro system. Journal of Urology 1972;108:700–705.

[62] Kass EJ, Silver TM, Konnak JW, Thornbury JR, Wolfman MG. The urographic findings in acute pyelonephritis: non-obstructive hydronephrosis. Journal of Urology 1976;116:544–546.

[63] Fry CH, Liston TG, Cole RS. The effects of pH on urinary tract smooth muscle

function. Frontiers in Smooth Muscle Research, pp 717–723. Alan R Liss, Inc, 1990.

[64] Gibbons RP, Correa RJ Jr, Cummings KB, Mason JT. Experience with indwelling ureteral stent catheters. Journal of Urology 1976;115(1):22–26.

[65] Finney RP. Experience with new Double J ureteral catheter stent. Journal of Urology 1978;120:678–681.

[66] Minhas S, Irving HC, Lloyd SN, Eardley I, Browning AJ, Joyce AD. Extra-anatomic stents in ureteric obstruction: experience and complications. BJU International. 1999;84(7):762–764.

第五章

输尿管梗阻的病因学

Philip T. Zhao[1], David A. Leavitt[2], Piruz Motamedinia[1], Zeph Okeke[1] and Arthur D. Smith[3]

[1] The Smith Institute for Urology, Hofstra–North Shore–LIJ School of Medicine, New Hyde Park, NY, USA

[2] The Smith Institute for Urology, Hofstra–North Shore–LIJ Health System, New Hyde Park, NY, USA

[3] Professor of Urology, The Smith Institute for Urology, Hofstra North Shore–LIJ School of Medicine, New Hyde Park, NY, USA

译者：王 起 杨晓峰 审校：胡 浩

输尿管梗阻是最常见的泌尿系统问题之一，可能有各种内在和外在原因。梗阻过程本身可以根据持续时间（急性与慢性）、严重程度（部分与完全）、侧别（双侧与单侧），及感染等复杂因素进一步分类[1]。梗阻病因的复杂性对泌尿科医师提出了不同的挑战，并且理解这些病因对于输尿管梗阻的治疗及预后有重要作用。

5.1 先天性原因

5.1.1 输尿管囊肿（ureterocele）和输尿管反流（ureterovesical reflux）

输尿管囊肿是输尿管囊性扩张，常见于女性和儿童。它主要影响完全重复肾盂输尿管的上组部分。输尿管囊肿分为膀胱内型、完全膀胱腔内型和膀胱腔外型，当囊肿部分延伸至尿道或膀胱颈时称为膀胱腔外型。大多数输尿管囊肿在出生前能够获得诊断，尿路感染（urinary tract infection，UTI）伴发热是出生后最常见的临床表现。一旦确诊输尿管囊肿，有必要评估是否存在膀胱输尿管反流（vesicoureteric reflux，VUR）。50% 的膀胱输尿管反流发生在下组重复肾系统，对侧肾的膀胱输尿管反流发生率为

25%[2]。单纯的内镜下穿刺可以有效治疗输尿管囊肿引起的发热和梗阻。内镜治疗后的再手术率为 48% ～ 100%[3]。如果膀胱输尿管反流在手术前不存在，那么在肾上极部分切除后，VUR 再发率为 15% ～ 20%，但如果术前存在膀胱输尿管反流时，术后 VUR 发病率最高可达 50% ～ 100%[4]。因此，在治疗完全膀胱内输尿管囊肿时，内镜下切开是合适的，而对于没有膀胱输尿管反流的异位输尿管囊肿，肾上极部分切除术是可选的治疗方式。

5.1.2　输尿管瓣膜（ureteric valve）

先天性输尿管瓣膜是儿童输尿管梗阻的一个罕见原因，文献中报道的病例少于 100 例[5]。输尿管瓣膜可以行同侧输尿管切除吻合、输尿管肾盂吻合，或瓣膜纵行切开后重建，这些都是有效的治疗方式。

5.1.3　异位和腔静脉后位肾

肾盂输尿管交界处（ureteropelvic junction，UPJ）梗阻常与肾的其他先天性异常有关，包括融合肾、旋转不良、异位肾和重复肾[6]。通常这些解剖变异可以产生占位效应和输尿管外在压力的增加，从而引起输尿管梗阻。治疗取决于变异解剖的位置和程度。

5.1.4　梨状腹综合征（Prune Belly syndrome）

梨状腹综合征是一种罕见的出生缺陷遗传病，涉及腹部肌肉发育不良、隐睾症和尿路异常，在新生儿中发病率约 1/40 000[7]。患儿出现巨输尿管、尿潴留、尿路感染，和膀胱输尿管反流；约 25% 的病例因持续性肾盂肾炎或输尿管梗阻导致肾衰竭[8]。

5.2　代谢性原因

5.2.1　输尿管结石（ureterolithiasis）

尿石症是主要的临床和经济负担，也是输尿管梗阻的主要内在原因之一。流行病学数据表明，近年来结石病的患病率增加了很多，女性和男性的终生发病率分别上升了 7% 和 13%[9-10]。这种发病率的上升是多因素的，可以归因于不良饮食习惯、液体摄入量减少、肥胖水平增加和代谢综合征[11-12]。

梗阻对肾功能的影响受其程度、梗阻持续时间、肾基础状况以及其他缓解因素的影响[13]。单侧输尿管结石通常伴有肾绞痛，但健康个体的总体肾功能一般没有任何变化。然而，少数患有输尿管结石的患者确实发生了肾功能异常，但目前对部分梗阻导致整体肾功能减退的原因还知之甚少。持续的输尿管结石嵌顿（> 2 个月）患者 7 个月后出现输尿管狭窄的发生率约为24%[14]。

在完全性输尿管梗阻中，肾的间质炎症、肾小管细胞损伤，及最终的纤维化都会出现[15]。梗阻时间在肾功能损害和恢复的程度中起着重要的作用。如果梗阻持续超过六周，肾实质的功能会发生显著的不可逆转的丧失[16]。短时间的梗阻也会影响肾功能。虽然肾功能损害与梗阻显著相关，但与实际梗阻的程度无关。

5.3 肿瘤原因

5.3.1 原发性输尿管癌（carcinoma of the ureter）

尿路上皮细胞癌（urothelia cell carcinoma，UCC）是全球第5大常见癌症，排在前列腺癌、乳腺癌、肺癌和结肠直肠癌之后[17]。在尿路上皮癌中，上尿路尿路上皮细胞癌（upper tract urothelial carcinoma，UTUC）少见，占所有尿路上皮细胞癌的5%～10%，美国年发病率为2/10万[18]。上尿路尿路上皮细胞癌在男性中的发生率比女性多两倍，诊断的平均年龄为65岁。肾盂内的发生率比输尿管内发生率多两倍，大约20%的病例伴有膀胱内的尿路上皮癌。上尿路尿路上皮细胞癌容易在膀胱中复发，并通过淋巴系统和血液系统转移到远处器官。

上尿路尿路上皮细胞癌在早期基本没有临床症状，其主要症状是肉眼血尿或镜下血尿，其次是输尿管梗阻引起的侧腹疼痛和腰部肿块。输尿管中的上尿路尿路上皮细胞癌比其他位置的预后更差，因为此处的输尿管肌层更薄，肿瘤可以更迅速地扩散。肾积水也常会伴随发生，但梗阻的程度与肿瘤分级或分期无关[19]。

5.3.2 非泌尿系统的恶性肿瘤

恶性输尿管梗阻通常是非泌尿系统恶性肿瘤的结果，包括但不限于卵巢癌、宫颈癌、结直肠癌、乳腺癌和淋巴瘤[20-21]。这些恶性肿瘤对输尿管形成外在的压迫，或者微转移灶在输尿管内累积而形成梗阻。直接浸润通常由膀胱癌、前列腺癌、子宫颈癌、卵巢癌、子宫内膜癌、直肠癌和乙状结肠癌引起，并且通常侵犯远端输尿管。诊断为恶性输尿管梗阻的患者总体生存率一般都较差。一些研究发现平均和中位生存时间在6到8个月之间，对于风险最高的患者，平均和中位生存时间低至1.7个月[22-23]。同样，发生输尿管梗阻后的预期1年生存率约为50%或更低，而在最高风险患者中低于15%[23]。

5.4 炎症的原因

5.4.1 狭窄（stricture）

输尿管狭窄是一种泌尿外科疾病，定义为输尿管狭窄导致功能性梗阻。如果不及时治疗会导致肾衰竭。良性输尿管狭窄可由先天性或继发性原因引起，继发性因素包括开放或内镜下手术、结石、创伤、放射治疗、子宫内膜异位症、感染、腹主动脉瘤、腹膜后纤维化或特发性狭窄[24]。排除先天性输尿管狭窄（以上讨论），超过 70% 的狭窄是良性的或医源性的[25]，这也包括肾移植和尿流改道（输尿管肠吻合口狭窄）导致的狭窄。另外，20% 的输尿管狭窄以特发性为特征。

医源性输尿管损伤的发生率在 0.3% 和 1.5% 之间波动[26]。一般来说，盆腔手术占所有医源性输尿管损伤的 80% 以上，其中 73% 是妇科手术导致的，14% 是普通外科手术导致的，另外 14% 由泌尿外科手术导致[27-28]。腔内镜手术导致的良性输尿管狭窄的发生率最高（58%）。腹膜后和盆腔淋巴结清扫是输尿管损伤最常见的原因。

具体而言，妇科手术中的输尿管损伤发生率在 0.5% 至 1.5% 之间。经腹子宫切除术中输尿管损伤更常见（2.2%），而腹腔镜和阴式子宫切除术中，输尿管损伤发生率分别为 1.3% 和 0.03%[29-30]。妇科手术过程中输尿管损伤的危险因素包括盆腔恶性肿瘤、手术范围大、放疗史、子宫内膜异位和泌尿道先天性异常。

输尿管镜检查后因检查所致的输尿管损伤罕见，输尿管镜检查后输尿管狭窄的发生率为 1%[31]。约 1/3 的创伤性损伤和大多数泌尿外科手术的损伤发生在远端输尿管。

恶性因素可能源自原发性输尿管病变或输尿管周围肿瘤的外源性压迫。放射治疗盆腔恶性肿瘤可能由于缺血性纤维化导致远端输尿管狭窄。放射治疗导致的输尿管狭窄发生率为 2% 至 3%，在放疗后 25 年或更长时间内每年增加 0.15% 的风险[32]。放射治疗后发现阻塞的最常见原因是潜在的恶性肿瘤。

使用回肠的尿流改道术后输尿管肠道吻合口狭窄发生率在 1.4% 至 15% 之间，而反流吻合术与非反流技术相比，输尿管狭窄发生率更低。由于输尿管在乙状结肠下转位，左输尿管狭窄较右输尿管狭窄更常见，这是因为需要额外分离部分左输尿管，因此增加损伤和缺血的概率[33]。

输尿管狭窄是肾移植术后最常见的泌尿系统并发症。狭窄发生率为 3% ～ 8%[34]。关于狭窄的位置，输尿管远端、中部和近端的发生率分别为 73%、12% 和 15%[35]。

5.4.2　子宫内膜异位和结核病

所有子宫内膜异位症患者中，输尿管子宫内膜异位症约占 1%[36]。不到 10% 的泌尿生殖道结核患者会出现远端输尿管狭窄，尤其是输尿管开口处的狭窄[37]。

5.5　其他原因

5.5.1　腹膜后纤维化

腹膜后纤维化（retroperitoneal fibrosis，RPF）是一种炎症性疾病，涉及腹主动脉、髂血管和输尿管。如果发生在单侧输尿管周围，可能会导致外压性输尿管梗阻；如果发生在两侧，则可能导致肾衰竭。多达60%的特发性腹膜后纤维化患者的抗核抗体阳性，类风湿因子、抗半滑肌抗体、双链DNA、可提取的核抗原和嗜中性粒细胞胞质有时也是阳性的。自身免疫性疾病，如系统性红斑狼疮和桥本甲状腺炎也与腹膜后纤维化相关，但腹膜后纤维化发生的致病机制尚不清楚[38]。

治疗的要点是松解输尿管。主要的手术目标是将狭窄的输尿管与周围纤维组织松解并分离，但即使这样完成手术，60%的病例仍可能再次出现问题[39]。将输尿管与周围组织分开的手术包括腹腔内转位、网膜包裹以及用人造血管移植物包裹输尿管。

5.5.2　妊娠（pregnancy）

肾绞痛在怀孕期间并不常见，但有潜在的风险，可能会导致住院、侵入性检查和进一步治疗，甚至可能对母亲和胎儿产生不利影响。右侧生理性肾积水更为明显，因为扩大的子宫右旋和扩张的子宫静脉压迫右侧输尿管引起外部阻塞[40-41]；相反，左侧输尿管则受乙状结肠的保护。尽管在过去十年中制订了肾结石的标准诊治流程，但如何最好地鉴别妊娠生理性肾积水与肾结石还存在一些不确定性。

在出现肾绞痛的女性中，大多数在第二或第三个妊娠阶段受到关注。虽然在第三个孕期内有更多的绞痛和结石患者，但并没有因为结石显著改变妊娠晚期绞痛病例的比例。妊娠期间输尿管的逐步扩张使既往无症状的肾结石向下移动，到达盆腔边缘时则引起疼痛。

5.6　结论

输尿管梗阻的病因是多样的，也是多学科疾病导致的。对其诊断和制订治疗方案的过程中，梗阻原因应给予高度的重视和考虑。应根据每位患者的情况调整外科手术的干预措施，并尽可能解决阻塞的根本原因。为了制订治疗计划，需要评估梗阻程度和肾功能，有必要对尿路系统进行充分的横断面成像影像评估。

参考文献

[1] Capelouto CC, Saltzman B. The pathophysiology of ureteric obstruction. J Endourol 1993;7(2):93–103.

[2] Caldamone AA, Snyder HM, Duckett JW. Ureteroceles in children: follow up of management with upper tract approach. J Urol 1984; 131:1130–1132.

[3] Merlini E, Lelli Chiesa P. Obstructive ureterocele-an ongoing challenge. World J Urol 2004;22(2):107–114.

[4] Husmann D, Strand B, Ewalt D, Clement M, Kramer S, Allen T. Management of ectopic ureterocele associated with renal duplication: a comparison of partial nephrectomy and endoscopic decompression. J Urol 1999; 162(4):1406–1409.

[5] Rabinowitz R, Kingston TE, Wesselhoeft C, Caldamone AA. Ureteric valves in children. Urology 1998; 51(5A Suppl):7–11.

[6] Das S, Amar AD. Ureteropelvic junction obstruction with associated renal anomalies. J Urol 1984;131(5):872–874.

[7] Baird PA, MacDonald EC. An epidemiologic study of congenital malformations of the anterior abdominal wall in more than half a million consecutive live births. Am J Hum Genet 1981; 33(3):470–478.

[8] Reinberg Y, Manivel JC, Pettinato G, Gonzalez R. Development of renal failure in children with the prune belly syndrome. J Urol 1991;145(5):1017–1019.

[9] Turney BW, Reynard JM, Noble JG, Keoghane SR. Trends in urological stone disease. BJU Int 2012;109:1082–1087.

[10] Wright AE, Rukin NJ, Somani BK. Ureteroscopy and stones: Current status and future expectations. World J Nephrol 2014; 3(4):243–248.

[11] Zaninotto P, Head J, Stamatakis E, Wardle H, Mindell J. Trends in obesity among adults in England from 1993 to 2004 by age and social class and projections of prevalence to 2012. J Epidemiol Community Health 2009; 63:140–146.

[12] Taylor EN, Stampfer MJ, Curhan GC. Obesity, weight gain, and the risk of kidney stones. JAMA 2005; 293:455–462.

[13] Al-Ani A, Al-Jalham K, Ibrahim T, Majzoub A, Al-Rayashi M, Hayati A, Mubarak W, Al-Rayahi J, Khairy AT. Factors determining renal impairment in unilateral ureteric colic secondary to calcular disease: a prospective study. Int Urol Nephrol 2015; 47(7):1085–1090.

[14] WW Roberts, JA Cadeddu, S Micali, et al. Ureteric stricture formation after removal of impacted calculi. J Urol 1998; 159:723–726.

[15] Ucero Alvaro C, Benito-Martin Alberto, Izquierdo Maria C, Sanchez-Nin˜o MD, Sanz AB. Unilateral ureteric obstruction: beyond obstruction. Int Urol Nephrol 2014; 46:765–776.

[16] Klahr S. Pathophysiology of obstructive nephropathy. Kidney Int 1983; 23:414–426.

[17] Siegel R, Ma J, Zou Z, et al. Cancer statistics. CA Cancer J Clin 2014; 64(1):9–29.

[18] Raman JD, Messer J, Sielatycki JA, et al. Incidence and survival of patients with carcinoma of the ureter and renal pelvis in the USA, 1973-2005. BJU Int 2011; 107(7):1059–1064.

[19] Williams SK, Denton KJ, Minervini A, et al. Correlation of upper-tract cytology, retrograde pyelography, ureteroscopic appearance, and ureteroscopic biopsy with histologic examination of upper-tract transitional cell carcinoma. J Endourol 2008; 22(1):71–76.

[20] Ganatra AM, Loughlin KR. The management of malignant ureteric obstruction treated with ureteric stents. J Urol 2005; 174:2125–2128.

[21] Chung SY, Stein RJ, Landsittel D et al. 15-year experience with the management of extrinsic ureteric obstruction with indwelling ureteric stents. J Urol 2004; 172:592–595.

[22] Wong LM, Cleeve LK, Milner AD, Pitman AG. Malignant ureteric obstruction: outcomes after intervention. Have things changed? J Urol 2007; 178:178–183.

[23] Izumi K, Mizokami A, Maeda Y, Koh E, Namiki M. Current outcome of patients with ureteric stents for the management of malignant ureteric obstruction. J Urol 2011; 185:556–561.

[24] Smith's Textbook of Endourology, 2nd ed., London: BC Decker, 2007, 285–290.

[25] JS Wolf Jr., OM Elashry, RV Clayman. Long-term results of endoureterotomy for benign ureteric and ureteroenteric strictures. J Urol 1997; 158:759–764.

[26] Parpala-Sparman T, Paananen I, Santala M, et al. Increasing numbers of ureteric injuries after the introduction of laparoscopic surgery. Scand J Urol Nephrol 2008; 42:422–427.

[27] Liapis A, Bakas P, Giannopoulos V, et al. Ureteric injuries during gynecological surgery. Int Urogynecol J Pelvic Floor Dysfunct 2001; 12:391–393.

[28] Dobrowolski Z, Kusionowicz J, Drewniak T, et al. Renal and ureteric trauma: Diagnosis and management in Poland. BJU Int 2002; 89:748–751.

[29] Vakili B, Chesson RR, Kyle BL, et al. The incidence of urinary tract injury during hysterectomy: A prospective analysis based on universal cystoscopy. Am J Obstet Gynecol 2005;192:1599–1604.

[30] Mathevet P, Valencia P, Cousin C, et al. Operative injuries during vaginal hysterectomy. Eur J Obstet Gynecol Reprod Biol 2001; 97:71–75.

[31] Geavlete P, Georgescu D, Niţa G, et al. Complications of 2735 retrograde semirigid ureteroscopy procedures: A single-center experience. J Endourol 2006; 20:179–185.

[32] Lau KO, Hia TN, Cheng C, et al. Outcome of obstructive uropathy after pelvic irradiation in patients with carcinoma of the uterine cervix. Ann Acad Med Singapore 1998;27:631–635.

[33] Ghoneim MA, Osman Y. Uretero-intestinal anastomosis in low-pressure reservoirs: Refluxing or antirefluxing? BJU Int 2007;100:1229–1233.

[34] Zavos G, Pappas P, Karatzas T, et al. Urological complications: Analysis and management of 1525 consecutive renal transplantations. Transplant Proc 2008; 40:1386–1390.

[35] Jaskowski A, Jones RM, Murie JA, et al. Urological complications in 600 consecutive renal transplants. Br J Surg 1987;74:922–925.

[36] Donnez J, Brosens I. Definition of ureteric endometriosis? Fertil Steril 1997; 68:178–180.

[37] Goel A, Dalela D. Options in the management of tuberculous ureteric stricture. Indian J Urol 2008; 24:376–381.

[38] Vaglio A, Corradi D, Manenti L et al. Evidence of autoimmunity in chronic periaortitis: a prospective study. Am J Med 2003; 114:454–462.

[39] Wagenknecht LV, Hardy JC. Value of various treatments for retroperitoneal fibrosis. Eur Urol 1981; 7:193–200.

[40] Biyani C, Joyce A. Urolithiasis in pregnancy. BJU Int 2002; 89:811–823.

[41] Lewis DF, Robichaux AG, Jaekle RK, et al. Urolithiasis in pregnancy. J Reprod Med 2003; 48:28–32.

第六章

介入放射科医生在处理输尿管梗阻中的作用

Stephen Perrio[1] and Alex Chapman[2]

[1] Ashford and St Peter's Hospitals NHS Foundation Trust, Chertsey, Surrey, UK
[2] Consultant Radiologist, Ashford and St Peter's Hospitals NHS Foundation Trust, Chertsey, Surrey, UK

译者：叶雄俊　　审校：胡　浩

6.1　介绍

　　上尿路梗阻是泌尿外科医生经常要面对的问题。梗阻的原因有良性疾病和恶性疾病，不管哪种情况，首先要考虑的是如何解除肾梗阻。可以即刻行肾造瘘，也可以采取留置输尿管支架。

　　第一次使用输尿管支架要追溯到 18 世纪，当时是在开放膀胱手术过程中使用了输尿管支架。而到了 20 世纪初，随着膀胱镜的使用，腔内放置输尿管支架成为了解除输尿管梗阻的标准方式。Zimskind 于 1967 年首先报道了特制的自留置输尿管支架[1]。紧随其后的 1978—1979 年，有学者报道了首例经皮顺行留置输尿管支架[2-3]。近来随着介入放射学的发展，对于不适合一期行腔内手术的输尿管梗阻患者，越来越多的病例采用经皮顺行放置输尿管支架来解除梗阻。

　　目前顺行放置输尿管支架在解除输尿管梗阻中的地位仍不明确，因此在本章我们回顾了顺行放置输尿管支架处理良性和恶性输尿管梗阻的相关证据，尤其是与逆行放置输尿管支架相比较。顺行放置输尿管支架的大体步骤和患者必要的术前准备也在本章进行阐述。

6.2 顺行放置输尿管支架（antegrade stenting）的适应证

输尿管梗阻是临床中很常见的问题，有很多病因会导致输尿管梗阻，比如盆腔恶性肿瘤压迫、腹膜后纤维化和尿石症梗阻等。在实际工作中，将输尿管梗阻的原因分为良性疾病和恶性疾病，前者最常见的是尿石症梗阻，而后者最常见的是进展期盆腔恶性肿瘤。

在处理盆腔恶性肿瘤压迫引起的输尿管梗阻时，逆行放置输尿管支架的成功率不高。根据 Danilovic 等的报道，逆行放置输尿管支架处理外压性输尿管梗阻的成功率为 52%。在失败的病例中，有 77% 是因为无法找到输尿管开口[4]。目前的文献报道表明在这种情况下顺行放置输尿管支架的成功率显著提高。根据 Chitale 等的报道，对于盆腔恶性肿瘤导致的输尿管梗阻，一期逆行放置输尿管支架的成功率为 21%，而二期顺行放置的成功率为 98%[5]。逆行置管失败最常见的原因为无法进入输尿管开口或无法越过下段输尿管，这两者占所有失败病例的 89%。随后 Uthappa 和 Cowan 等报道初次逆行放置输尿管支架处理盆腔恶性肿瘤所致输尿管梗阻的成功率为 50%，研究病例中引起输尿管梗阻的原发性肿瘤类型不尽相同。最主要失败的原因为肿瘤侵犯了膀胱壁。而初次逆行置管失败的患者又进行了顺行放置输尿管支架，成功率为 98%[6]。因此，对于盆腔输尿管梗阻的患者和影像学检查显示恶性肿瘤广泛浸润膀胱并侵犯输尿管口的患者，推荐将顺行放置输尿管支架作为一线处理方案。

顺行放置输尿管支架在处理良性梗阻中的地位还不甚明确，也没有相关的对比研究。逆行置管已经成为处理良性梗阻的可靠方法，成功率达 90% 以上[4]。Venyo 等进行的较大样本研究结果表明顺行放置支架的成功率为 87%（105/121），其中 30 例为尿石症梗阻，13 例为不同原因导致的输尿管梗阻，3 例为腹膜后纤维化，2 例为良性前列腺增生症，另有子宫肌瘤压迫、子宫内膜异位症、腹主动脉瘤压迫和腹腔镜肾盂成形术后肾盂输尿管梗阻各 1 例[7]。

介于逆行放置输尿管支架的高成功率，顺行置管作为二线处理方案似乎更合理一些，当逆行置管失败或者需要经皮肾造瘘减压引流时，可以选择顺行置管。当然顺行置管的成功率也较高。

6.3 顺行放置输尿管支架的患者准备

6.3.1 术前

顺行放置输尿管支架前，医生团队需要对患者进行术前评估，确定患者适于进行该项操作。术前评估必须包括对抗凝治疗的评估，以降低出血并发症的风险。介入放射学会（the Society of Interventional Radiology，SIR）的专家共识建议术前的 INR 要低于 1.5，同时血小板计数要大于 50×10^9/L。华法林应该于术前 5 天停药，或者应用维生素 K 或新鲜冰冻血浆进行拮抗，术前需再次复查 INR。应用普通肝素的患者需在术前 3 小时停药，而低分子肝素需要术前 24 小时停药。抗血小板药物如阿司匹林和氯吡格雷需要术前 5 天停药[8]。

建议术前对患者呼吸功能和能否承受俯卧位手术进行评估，除非有特殊情况，对于麻醉方面的评估无过高要求。俯卧位手术会加重原先存在的呼吸或通气功能不全，同时也会限制术中的监测。术者在术前应该注意任何异常情况，及早进行充分讨论和完善术前准备[8]。

顺行放置输尿管支架的主要风险是感染，因此建议术前预防性应用抗生素，并遵循当地的抗生素应用指南选择抗生素，常规术前 1 小时口服 500 mg 环丙沙星是安全又经济的用药方案[9]。术前和术中的用药包括抗生素都需要术前开具，确保可以及时用药。

6.3.2　禁忌证

顺行放置输尿管支架的禁忌证主要是和经皮肾穿刺导致出血有关。介入放射学会将无法纠正的严重凝血功能障碍和终末期疾病作为经皮肾造瘘术的相对禁忌证[10]。

目前尚无明确的顺行放置输尿管支架的相对禁忌证，要视情况而定，建议将以下几项作为手术的禁忌证：

- 无法纠正的凝血功能障碍（INR > 1.5，血小板计数 < 50×10^9/L）
- 造影剂过敏
- 近期接受了抗血小板治疗
- 没有呼吸支持的情况下无法俯卧位[8]

6.3.3　术中

顺行放置输尿管支架通常在介入导管室进行，由高年资介入放射科医师完成，局部浸润麻醉辅以轻度清醒镇静可以满足大部分的手术需要。

患者俯卧位，通过超声探头可以观察到扩张的肾盂肾盏系统，并且可以在肾的上极和中部选择合适的穿刺肾盏。如果需要顺行放置输尿管支架，常选择偏下的肾盏，因为这样可以避开迂曲路径，更顺利地进入肾盂和输尿管。在选择的穿刺区域常规消毒铺巾。在整个手术过程中要持续监测患者的脉搏、心率和血压，术者要随时关注患者的生命体征以确保手术安全。

穿刺区域选择局部浸润麻醉，浸润范围为皮肤至肾实质表面，应用 22 G 腰椎穿刺针在超声引导下进行穿刺麻醉。如果患者感觉不适，可以联合应用阿片类镇痛药（芬太尼）和苯二氮䓬类药物（咪达唑仑）进行轻度镇静。更换穿刺针为微创穿刺套装，在 B 超实时监测下穿刺肾盏。见尿液流出后，注入稀释的造影剂，在 X 线下明确肾盏的位置，确保安全和穿刺位置满意后，再置入导丝和外鞘。

将亲水导丝置入输尿管至膀胱。应用 Cobra 血管导管或者胆道导管稳定导丝，同时协助导丝穿过输尿管狭窄段和膀胱壁内段。在 X 线下确定导丝进入膀胱后，通过支撑导丝将剥皮鞘放置到输尿管中段，这可以有助于放置支架和调整支架位置。有时需要预先扩张良性或恶性疾病所致的输尿管狭窄，以便支架可以通过。根据笔者的经验，直径 5 mm 的扩张球囊可以满足需要。双 J 管通过硬质导丝放置入输尿管和膀胱，远端在膀胱盘曲。

当支架远端在膀胱位置满意后，近端在肾盂内形成盘曲，缓慢滴入造影剂，确保造影剂可顺利通过输尿管进入膀胱。必要时留置肾造瘘管。

6.3.4 并发症

顺行放置输尿管支架的并发症主要有与经皮肾穿刺相关的并发症和与放置支架相关的并发症。前者与经皮肾造瘘的并发症类似，是顺行放置输尿管支架所特有的并发症。而后者主要和支架管本身有关，因此与逆行放置输尿管支架的并发症类似，此类并发症为非特异性并发症，与顺行或逆行入路无关。顺行放置输尿管支架的并发症多数和经皮肾穿刺相关，一旦出现这种并发症，需要进一步评估是全身的还是局限的？是轻度并发症还是严重并发症？以便决定下一步处理[10]。

较严重的全身并发症是脓毒症（sepsis），常见的致病菌为大肠埃希菌、肺炎克雷伯菌和变形杆菌属。主要原因为穿刺、注射造影剂和操作导丝会增加感染区域的腔内压力，造成细菌从集合系统移位到全身循环[11]。

经皮肾造瘘术后发热的发生率为 21% ～ 100%[12-13]。但是脓毒症的发生率相对较低，有报道显示在所有接受经皮肾造瘘手术的患者中脓毒症的发生率为 1% ～ 3%，当术前存在肾盂积脓时，脓毒症的发生率会增加到 7% ～ 9%[10]。上述两种情况下脓毒症的标化发病比（SIR）上限为 4% 和 10%[10]。英国 Nephrostomy Audit 报道的脓毒血症发病率较低，在 3263 例操作中脓毒血症的发病率为 0.9%。但是 4 例（0.1%）死亡患者全是由于手术并发的脓毒症[14]。为了减少该并发症风险，注射造影剂时要避免肾盂内压过高。有证据表明常规术前 1 小时口服 500 mg 环丙沙星可显著减少感染相关并发症，并且经济可行[9]。顺行放置输尿管支架术前采用相似的抗生素治疗方案是有效的，但是也要考虑当地的微生物指南。

出血（bleeding）是常见的经皮肾穿刺局部并发症，出血来源于肾实质或者肋间血管（当选择的穿刺位置较高时）。静脉出血常常可以自愈，应用较粗的导管进行压迫会加速止血，很少需要输血[11]。事实上不同程度的静脉出血发生率高达 95%，但极少数情况需要特殊处理，因此是一个轻度并发症。

动脉出血较静脉出血更为严重，出血来源于肾动脉分支或者肋间动脉（当选择的穿刺位置较高时）。根据出血的严重程度，处理方式有输血、栓塞，极少数情况需要开放手术处理。出血风险高低和穿刺通道大小直接相关，应用较小的穿刺鞘出血风险也会降低。动脉损伤的长期并发症包括形成动静脉瘘、肾周／腹膜后血肿和假性动脉瘤。尽管这些长期并发症很少见，但是一旦发生后果较为严重，尤其是对于治疗效果不佳的出血患者，需要提高警惕。总体来看，需要输血或其他治疗的出血并发症发生率为 1% ～ 4%[10]。英国 Nephrostomy Audit 总结了 3262 例接受肾造瘘术患者的临床资料，显示出血并发症发生率为 2%[14]。

胸膜相关的并发症也是经皮肾穿刺局部并发症之一，但比较少见，包括气胸和胸腔积液／积血，发生率分别为 0.06%[14] 和 0.2%[15]。肾穿刺后尿囊肿形成是另一个局部并发症，发生率约为 0.1%[14]。由于穿刺到结肠引起的并发症很少见，但也有报道[16]。

与支架相关的局部并发症和逆行放置输尿管支架类似，包括膀胱刺激症状、疼痛、血尿、感染、支架移位和支架堵塞等。这些并发症并不是顺行放置输尿管支架管的特殊并发症，不在本文详细论述。

总体而言，顺行放置输尿管支架的严重并发症发生率为 2% ～ 6%[17]，英国 Nephrostomy Audit 报道的肾造瘘术后并发症发生率为 6.3%，有 4.1% 需要进一步治疗[14]。而逆行放管的并发症发生率为 5.9%[18]，这些数据表明顺行和逆行放置输尿管支架的并发症发生率类似，因此不必从并发症方面考虑哪种放置输尿管支架的方式更合适（图 6.1 和图 6.2）。

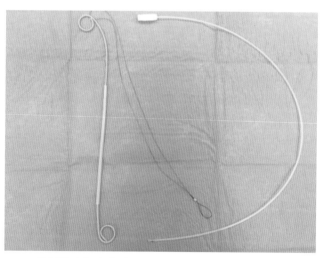

图 6.1 6 F 22 cm Flexima 输尿管支架套装（Boston Scientific，MA，USA）。支架表面覆盖亲水涂层，在使用前需要用蒸馏水或生理盐水浸润激活涂层。放置支架需要 0.038/0.035 in 导丝导引。支架近端的缝线用来回拉支架以将支架放置到合适位置，当调整完位置后需将缝线去除。支架推管末端有不透X线的标记

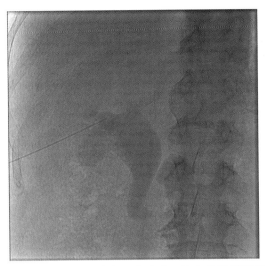

图 6.2 超声引导下应用 21 G 带针芯穿刺针穿刺入肾中盏。注入造影剂明确穿刺位置是否满意。穿刺中盏更有利于放置支架管，因为这样可以提供更好的推力，尤其是当输尿管末段存在狭窄时

6.4 输尿管支架的设计（stent design）

完全理想的支架管不存在的，完全理想的支架管需满足以下条件：可以提供良好的流体动力学、易于放置和取出、没有支架相关并发症、在 X 线下显影良好[19]。目前所使用的支架几乎都是双 J 造型，主要材质为聚合材料。聚合材料支架可以提供高度的生物学惰性，并且通常在支架涂以不同材料以增加亲水性和减少支架表面生物膜形成。聚合材料支架也有其缺点，主要是对抗径向力的力度不够和容易形成感染灶[20]。为了解决上述问题，目前正在研发金属支架和可降解材料支架，前者可以提供更强的径向力，后者则可以减少支架结壳和支架相关感染[21]。目前没有顺行放置可降解支架的临床报道，而且未来应用此类支架的可能性也很小。

就像前面提到过的，顺行放置输尿管支架最佳适应证为盆腔恶性肿瘤外压输尿管造成梗阻[5-6]，在这种情况下顺行放置输尿管支架需要支架具备较强的对抗径向力能力。起初认为金属网状支架管在处理恶性梗阻时有较好的通畅率[22]。近期的研究表明应用这种支架 18 个月后的通畅率为 54%，但是有 21% 的患者没有通过放置金属支架获得足够的肾功能改善以接受化疗，而改善肾功能并进行化疗是放置支架的初衷[23]。尽管上述研究中支架均是在内镜下逆行放置，但是顺行和逆行放置的长期通畅率和肾功能改善情况应该没有显著差异（图 6.3 和图 6.4）。

研究显示顺行放置新型金属覆膜支架取得了较满意的疗效。Chung 等[24] 对比了应用此新型支架和传统双 J 支架处理恶性输尿管梗阻的通畅率，新型金属覆膜支架的通畅率放置 1 个月时为 100%，3 个月时为 94.5%，6 个月时为 74.7%，9 个月时为 70.3%，12 个月、18 个月和 24 个月时均为 65.3%，而传统双 J 管放置 18 个月时通畅率仅为 37.8%。尽管该研究不是随机研究，样本量也不大，但是得出的初步结果很可

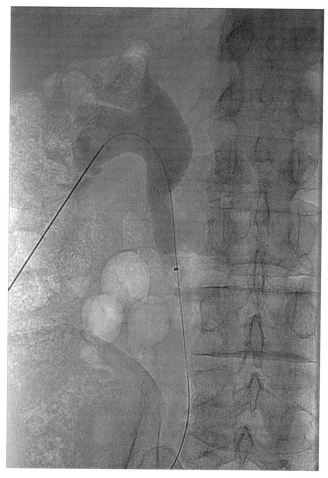

图 6.3　肾下盏穿刺。0.018 in 镍钛合金导丝插入到远端输尿管，与导丝同轴的推进器、扩张器和外鞘沿导丝进而放置入输尿管（外鞘尖端带有不透 X 线的标记，图中该标记位于近端输尿管）。外鞘可以同时容纳 0.018 in 导丝以及 0.035 in 标准导丝，0.035 in 导丝引导导管和支架管通过，而 0.018 in 导丝留在原位作为安全导丝

观，还需要大样本的研究进行验证。

6.5　一期顺行放置输尿管支架

　　顺行放置输尿管支架通常是分期进行，即一期先行肾造瘘解除梗阻，二期顺行放置输尿管支架。由于介入放射学的发展，可以使肾穿刺更精确、支架操作更简易，因而使术后并发症更低。加之对介入泌尿外科医师的需求增加，学界正在研究一期顺行放置输尿管支架的可行性。

　　目前有小样本的研究表明在特定情况下一期顺行放置输尿管支架是安全和经济的。但是当梗阻伴有急性脓毒症或者未经治疗的肾衰竭时，不建议一期放置支架[25]。但

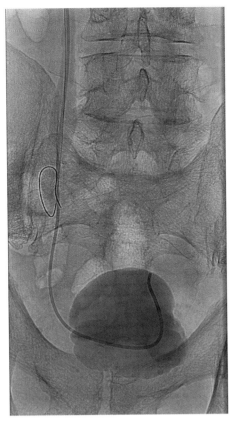

图 6.4 导管在 0.035 in 导丝引导下进入膀胱，通过注射造影剂明确导管在膀胱内位置良好

是，另外的研究表明一期无管化的成功率很低，因此仍需要大样本的研究结果来指导临床实践。

6.6 输尿管会师（the rendezvous procedure）方法放置输尿管支架

当患者的输尿管梗阻情况比较复杂，或者单行顺行或逆行放置输尿管支架未能成功，可以尝试顺行和逆行结合的方法放置输尿管支架。这就是所谓的输尿管会师方法，可以利用双向的牵引力通过狭窄段，但前提是导丝可以通过病变输尿管[26]。一项相关研究表明在处理缺血或放射相关的输尿管中段长段狭窄时，应用输尿管会师方法使顺行置管的成功率由 78.6% 提高到了 88.09%[27]。对于此类患者，目前的共识是一期穿刺中盏或者上盏解除肾盂梗阻，二期放置输尿管支架（图 6.5 和图 6.6）。

根据笔者的经验，满意的麻醉和镇静对于手术的顺利进行非常关键。半俯卧体位可以使患者更舒适。双轨道导丝可以通过剥皮鞘，应用这种导丝可以在处理解剖或狭窄性病变时增加稳定性。在急诊情况下通常会采用一期肾造瘘二期放置支架管的方式

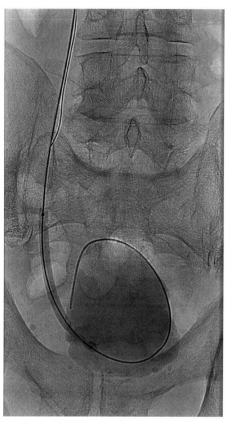

图 6.5 0.035 in 硬质导丝放置入膀胱，应用 5 mm 球囊扩张因肌层浸润性尿路上皮癌造成的输尿管远端狭窄。在输尿管膀胱连接部可以看到球囊远端 1/3 呈现蜂腰征

处理，极少数情况下输尿管支架无法放置的满意位置，应用输尿管会师方法会极大解决这个问题。

6.7 总结

目前的证据表明顺行和逆行放置输尿管支架的安全性相当，但是在处理盆腔恶性肿瘤导致的输尿管狭窄时顺行途径有效率更高，在这类患者中，顺行放置输尿管支架应作为首选处理方式。在处理良性疾病导致的输尿管狭窄时，顺行放置输尿管支架的地位还不明确，缺少大样本的研究证据。目前仅有的小样本研究表明当逆行放置输尿管支架失败后，可以选择顺行途径为二线处理方案。

当输尿管病变复杂，不管是顺行还是逆行途径成功率均不高时，可以尝试顺行逆行输尿管会师方法，但是需要介入放射科医师和泌尿外科医师的密切合作。

一期放置输尿管支架的可行性仍需要进一步的研究证实，但目前的研究表明该方法在处理恶性疾病导致的输尿管梗阻时是安全和经济的，没有增加手术相关脓毒症或

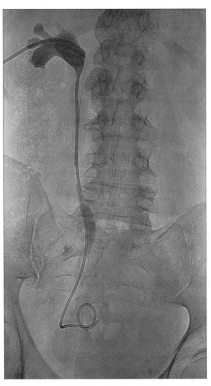

图 6.6 放置输尿管支架至满意位置后，留置肾造瘘管。笔者在拔除肾造瘘管前常规行顺行肾盂造影检查

肾衰竭的发生率。

　　既往的临床经验表明顺行放置金属输尿管支架的效果不确定，但是新型金属覆膜支架在处理恶性疾病导致的输尿管梗阻方面表现出了令人欣喜的效果。可降解输尿管支架仍在研发过程中，目前尚没有应用到临床。

　　输尿管梗阻的最佳治疗方式需要泌尿外科医师和放射科医师的密切配合。虽然目前没有全国性的指南规范，但是建立完备的指南以指导选择最优放置输尿管支架的方式、充分的术前准备、合理地预防性应用抗生素仍是推荐和鼓励的。

参考文献

[1] Zimskind PD, Fetter TR, Willierson JL. 'Clinical use of longterm indwelling silicone rubber ureteral splints inserted cystoscopically.' Journal of Urology, 1967; 97:840–844.

[2] Smith AD, Lange PH, Miller RP *et al*. 'Introduction of the Gibbons ureteral stent facilitated by antecedent percutaneous nephrostomy.' Journal of Urology, 1978; 120(5):543–544.

[3] Mazer MJ, LeVeen RF, Call JE *et al*. 'Permanent percutaneous antegrade ureteral stent placement without transurethral assistance.' Urology 1979; 14(4):413–419.

[4] Danilovic A, Antonopoulus IM, Mesquite JL *et al*. 'Likelihood of retrograde double J

stenting according to ureteral obstructing pathology' International Brazilian Journal of Urology, 2005;31(5):431–436.

[5] Chitale SV, Scott-Barrett S, Ho ETS *et al.* 'The management of ureteric obstruction secondary to malignant pelvic disease.' Clinical radiology, 2002; 57:1118–1121.

[6] Uthappa, M.C. Cowan NC. 'Retrograde or antegrade double-pigtail stent placement for malignant ureteric obstruction.' Clinical radiology, 2005; 60:608–612.

[7] Venyo AK, Hanley T, Barrett M *et al.* 'Ante-grade ureteric stenting, retrospective experience in managing 89 patients: indications, complications and outcome.' Journal of biomedical graphics and computing, 2014; 4(3):47–56.

[8] Dagli M, Ramachandri P. 'Percutaneous nephrostomy: technical aspects and indications.' Seminars in interventional radiology, 2011; 28(4):424–437.

[9] Sutcliffe JA, Briggs JH, Little MW *et al.* 'Antibiotics in interventional radiology.' Clinical Radiology, 2015; 70:223–234.

[10] Ramchandani P, Cardella JF, Grassi CJ *et al.* 'Society of Interventional Radiology Standards of Practice Committee. Quality improvement guidelines for percutaneous nephrostomy.' Journal of Vascular Interventional Radiology, 2003; 14(9 Pt 2):S277–S281.

[11] Hausegger KA, Portugaller HR. 'Percutaneous nephrostomy and antegrade ureteral stenting: technique – indications – complications.' European Radiology, 2006; 16:2016–2030.

[12] Cochran ST, Barbaric ZL, Lee JJ *et al.* 'Percutaneous nephrostomy tube placement: an outpatient procedure?' Radiology, 1991; 179(3):843–847.

[13] Lee WJ, Patel U, Patel S *et al.* 'Emergency percutaneous nephrostomy: results and complications.' Journal of Vascular Interventional Radiology, 1994;5(1):135–139.

[14] Chalmers N, Jones K, Drinkwter K *et al.* 'The UK nephrostomy audit. Can a voluntary registry produce robust performance data?' Clinical Radiology, 2008; 3:888–894.

[15] Farrell TA, Hicks ME. 'A review of radiologically guided percutaneous nephrostomies in 303 patients.' Journal of Vascular Interventional Radiology, 1997; 8:769–774.

[16] Wah TM, Weston MJ, Irving HC. 'Percutaneous nephrostomy insertion: outcome data from a propspective multi-operator study at a UK training centre.' Clinical Radiology, 2004; 59:255–261.

[17] Patel U and Abubacker Z. 'Ureteral stent placement without postprocedural nephrostomy tube: experience in 41 patients.' Radiology, 2004; 230:435–442.

[18] Geavlete P, Georgescu D, NițĂ G *et al.* 'Complications of 2735 retrograde semirigid ureteroscopy procedures: A single center experience.' Journal of Endourology, 2006; 20(3):179–185.

[19] Al-Aown A, Kyriazis I, Kallidonis P *et al.* 'Ureteral stents: new ideas, new designs.' Therapeutic Advances in Urology, 2010; 2(2):85–92.

[20] Venkatesan N, Shroff S, Jayachandran K *et al.* 'Polymers as ureteral stents.' Journal of Endourology, 2010; 24(2):191–198.

[21] Chew BH and Denstedt JD. 'Technology insight: Novel ureteral stent materials and designs.' Nature Clinical Practical Urology, 2004; 1(1):44–48.

[22] Lugmayr H, Pauer W. 'Self-expanding metal stents for palliative treatment of malignant ureteral obstruction.' American Journal of Roentgenology, 1992; 159(5):1091–1094.

[23] Lang EK, Winer AG, Abbey-Mensah G *et al.* 'Long-term results of metallic stents for malignant ureteral obstruction in advanced cervical carcinoma.' Journal of Endourology, 2013; 27(5):646–651.

[24] Chung HH, Kim MD, Won JY *et al.* 'Multicenter Experience of the Newly Designed Covered Metallic Ureteral Stent for Malignant Ureteral Occlusion: Comparison with Double J Stent Insertion.' CardioVascular and Interventional Radiology, 2014; 37(2):463–470.

[25] Chitale S, Raja V, Hussain N *et al.* 'One-stage tubeless antegrade ureteric stenting: a safe and cost-effective option?' Annals of the Royal College of Surgeons of England, 2010; 92(3):218–224.

[26] Watson JM, Dawkins GPC, Whitfield HN *et al.* 'The rendezvous procedure to cross complicated ureteric strictures.' British Journal of Urology, 2002; 89:317–319.

[27] Macrì A, Magnoa C, Certob A *et al.* 'Combined antegrade and retrograde ureteral stenting: the rendezvous technique.' Clinical Radiology, 2005; 60:257–260.

第七章
输尿管梗阻的急诊处理

Steeve Doizi[1] and Margaret S. Pearle[2]

[1] Research Fellow，Endourology and Stone Disease，Department of Urology，University of Texas Southwestern Medical Center，Dallas，Texas，USA

[2] Professor of Urology and Internal Medicine，University of Texas Southwestern Medical Center，Dallas，Texas，USA

译者：叶雄俊　　审校：胡　浩

7.1　引言

在过去 30 年里，尿石症的发病率持续升高，目前发病率接近美国成年人口总数的 9%，同时其他发达国家的患病率也同比增加[1-10]。因此，与尿石症相关的一些并发疾病近年来也相应增加。发生在输尿管梗阻近端的尿路感染，即梗阻性肾盂肾炎，是泌尿系急症，需要及时引流，以防止发生威胁生命的脓毒血症。根据全美住院患者抽样调查的数据显示，1999—2009 年，因肾或输尿管结石导致尿路感染/肾盂肾炎的住院患者增加了 96%。考虑到人口增长，这意味着在每 10 万美国成年人中结石相关的尿路感染增加了 12%[11]。值得注意的是，尽管男性的尿石症发病率高于女性，但女性罹患感染性结石的发病率是男性的两倍（女性为 22.3/10 万，男性为 10.2/10 万）。

对于梗阻性肾盂肾炎患者，目前还没有比较手术减压与保守治疗效果的随机对照试验。只有一项较早的回顾性研究评估了 14 例患有输尿管结石的发热患者在初始通过补液和抗生素进行保守治疗后的结局[12]。所有患者的发热症状均消退，其中 11 位患者不需要进一步治疗。然而，考虑到梗阻性肾盂肾炎最令人担忧的是发生肾盂积脓，往往具有高死亡率和肾功能丧失的风险，因此大多数临床医生建议在梗阻或感染的情况下立即引流集合系统。事实上，2007—2009 年的全美住院患者抽样调查数据显示，输尿管结石发生脓毒血症后接受保守治疗患者的死亡率高于接受手术减压患者（19.2%

比 8.8%，$P < 0.001$）[13]。此外，由于选择偏倚，这种死亡率的差距可能会被低估，因为只有病症相对较轻的患者才可能选择保守治疗。

7.2 梗阻性肾盂肾炎（obstructive pyelonephritis）患者的诊断

目前还没有梗阻性肾盂肾炎的精确诊断标准。虽然异常参数的准确界值并未完全界定，但白细胞计数升高、发热和菌尿是诊断肾盂肾炎普遍认可的指标。全身炎症反应综合征的指标（systemic inflammatory response syndrome，SIRS，定义为满足以下两项或两项以上指标：体温 > 38℃ 或 < 36℃；心率 > 90 次 / 分；呼吸频率 > 20 次 / 分钟或 CO_2 分压 < 32 mmHg；白细胞计数 > 12 000/mm³ 或 < 4000/mm³ 或 > 10% 未成熟中性粒细胞）提供了一种更客观的方法来确定哪些患者出现脓毒血症的风险更高，这些患者在梗阻发生时应该立即行上尿路引流。Yoshimura 及其同事回顾性分析了 53 例接受过 59 次急诊引流手术的患者，发现在因结石引起梗阻的患者中，多因素分析显示患者年龄（≥ 75 岁对比 ≤ 74 岁，OR 2.1，95% CI 1.1 ～ 4.0）、性别（女性对比男性，OR 1.8,95% CI 1.0 ～ 3.2）和身体状态（≤ 70% 对比 ≥ 80%,OR 2.9,95% CI 1.5 ～ 5.6）是脓毒血症的独立危险因素[14]。

7.3 引流方式（drainage modality）的结果

集合系统的有效引流可以通过逆行支架置入（stent placement）或经皮肾造瘘术（percutaneous nephrostomy，PN）来完成，这两种方法在大多数医疗中心都可以完成。然而，在梗阻或者感染情况下最佳的引流方式存在争议（表 7.1）。肾造瘘的支持者认为其优点有：避免了输尿管和结石的操作，以防发生尿外渗和脓毒血症；可以应用较粗的肾造口管从而直接监测引流情况；操作可以在静脉镇静下完成。另一方面，支持置入支架的学者认为支架置入的严重并发症发生率低，内引流让患者感觉更舒适，并且所有泌尿科医生均可完成此项操作。

很多研究对 PN 和逆行支架置入的成功率进行了调查，但是对于输尿管梗阻引起感染患者引流后的结果大多数研究并没有阐明。逆行支架置入必须由泌尿外科医生完成，大多数情况需要在全身麻醉下于手术室中在透视引导下进行。Yossepowitch 及其同事对 92 例输尿管梗阻患者进行了前瞻性研究，61 名患者为内源性梗阻（输尿管结石 52 例、肾盂输尿管连接部狭窄 5 例、输尿管狭窄 4 例）[15]。94% 的内源性梗阻患者和 73% 的外压性梗阻患者的支架置入成功。单因素分析显示，梗阻原因、梗阻部位和肾盂积水程度是支架管能否成功置入的预测指标。

逆行支架置入的早期并发症包括脓毒血症、支架移位和支架堵塞。在非结石患者

表 7.1　输尿管支架与经皮肾造瘘术对引流肾梗阻的优缺点

输尿管支架		经皮肾造口术	
优点	缺点	优点	缺点
泌尿科医师完成	支架相关症状发生率高	可以监测尿液引流情况	需要体外引流和收集装置
无须体外引流装置	外压性梗阻置管失败率高	堵塞时可以冲洗或者更换	出血风险更高
损伤风险低	无法监测单侧引流情况	可以用较粗的引流管	周围器官损伤风险
未纠正的凝血障碍不是禁忌证	无法冲洗堵塞的支架	局部麻醉 / 静脉镇静	放射科医师完成
处置妥当后安全性高	需要进行输尿管操作	避免输尿管操作	未纠正的凝血障碍是禁忌证
	影响梗阻侧肾或输尿管的影像学检查	没有膀胱刺激症状	
		可以顺行造影以确定治疗计划	

中，与支架置入相关的脓毒血症发生率尚未得到很好评估。3% ～ 10% 的患者可发生支架管向上或向下的移位。支架堵塞或引流失败随着支架置入时间的延长而增加，但在肾盂积脓或梗阻性肾盂肾炎患者中即刻的支架引流失败尚未见诸报道。

PN 通常由介入放射科医生在有局部麻醉的清醒镇静下进行，可以使用超声和（或）透视引导进行。PN 的成功率在 92% ～ 100%[16-21]。Lee 及其同事研究表明，一旦术者每年做至少 10 例 PN 操作，成功率就不受操作者经验的影响[22]。

PN 的主要并发症发生率为 4% ～ 7%，包括需要输血的出血、败血症、胸膜损伤（气胸、脓胸、胸腔积液或积血）以及邻近器官损伤[23-26]。在一些报道中，与肾造瘘相关的输血发生率高达 3.2%[27]。在 92 例接受 PN 治疗的肾积脓患者中，Ng 及其同事报道死亡率为 2%，总并发症发生率为 14%[28]。同样，Watson 及其同事报道 315 例因肾积脓接受肾造瘘引流治疗患者的严重并发症的发生率为 9.2%，包括 2.2% 的显著出血、2.2% 的尿性囊肿、0.6% 的肾周脓肿、0.3% 的气胸和 0.3% 的肾周血肿[29]。

7.4　有效性比较

很少有研究比较逆行支架置入和 PN 对于引流梗阻 / 感染肾的疗效。仅有一项随机临床试验（RCT）比较逆行支架置入和 PN 治疗因结石导致的感染和输尿管梗阻的效果，Pearle 及其同事在 2 年时间里招募了 42 例符合入组标准的患者［输尿管结石患者、体温 > 38℃和（或）白细胞计数（WBC）> 17 000/mm³］[30]。主要评价参数是白细胞计数和体温恢复到正常的时间。两组患者的术前情况和结石特征具有可比性。

在随机接受 PN 治疗的 21 例患者中，90% 的患者入 8 Fr 肾造瘘管，5% 患者置入 10 Fr 管，还有 5% 患者置入 12 Fr 管。在随机接受支架置入的 21 例患者中，81% 的患者置入 7 Fr 双猪尾支架，19% 患者置入 6 Fr 支架。在支架组中，71.4% 的患者留置了 Foley 尿管引流膀胱，在 PN 组中则为 33.3%。只有一例接受 PN 患者造瘘失败，随后成功进行了挽救性的支架置入。支架组与 PN 组相比，手术操作时间和透视时间分别显著缩短 16.5 分钟和 2.6 分钟（$P < 0.05$）。然而，两组之间在引流成功率（支架组为 100%，PN 组为 95%）、参数正常化时间（支架组 WBC 和体温恢复至正常的时间分别为 2.6 和 1.7 天，PN 组分别为 2.3 天和 2.0 天）和引流后住院时间（支架组为 3.2 天，PN 组为 4.5 天）等方面没有明显差异。使用视觉模拟疼痛量表，PN 组的腰部疼痛症状比支架组更明显，相较于支架组患者，更多 PN 组患者需要使用静脉麻醉剂（38% 比 4.8%）。支架置入的成本比 PN 组高两倍以上（分别为 2401 美元和 1137 美元），最可能的原因是手术室成本高。由于这两种方式的疗效没有差异，作者认为引流方式的选择应该让治疗医生审慎决定，需要根据结石的大小、位置、随后治疗计划、手术室时间和能否获得介入放射医生帮助来综合考虑。

Mokhmalji 及其同事对 40 例因结石导致的梗阻性肾积水患者进行了另一项 RCT 研究来比较支架置入（$n = 20$）和 PN（$n = 20$）的效果，在该试验中只有 65% 的支架组患者和 55% 的 PN 组患者有感染征象[31]。此项研究的主要结果参数包括引流成功率、伴随症状缓解情况、引流持续时间以及对生活质量的影响。两种操作均在局部麻醉或清醒镇静下进行。所有 PN 患者均成功引流，20% 的支架置入组患者手术失败。失败原因包括因前列腺增生影响支架管进入输尿管口以及因支架置入过程中的不适而终止手术。在支架置入组中，引流管留置时间超过 4 周的患者比例大于 PN 组（分别为 56% 和 20%，$P = 0.043$），但是在本研究中引流管的拔除指征并未明确。与 PN 组相比，支架组的抗生素使用时间略长，但差异未达到统计学意义。梗阻性肾盂肾炎患者的亚组分析显示，与 PN 组患者相比，支架组患者静脉注射抗生素的时间更长（分别为 6.6 天和 4.3 天），但差异无统计学意义。抗生素停止治疗时间也不明确。两组之间的疼痛缓解程度和生活质量影响没有显著差异。由于引流持续时间短、抗生素治疗时间相对短，因此对于结石引起的梗阻性肾积水患者作者更倾向于选择 PN 而非支架置入。

Sammon 及其同事在全美住院患者数据库（1999—2009）中选取了 113 439 例因结石导致感染和梗阻后需要引流肾的患者，其中 87.7% 的患者接受支架置入，12.3% 的患者接受 PN。使用倾向性评分对患者和医院进行匹配，发现 PN 组患者相比较于支架置入组患者脓毒血症（OR 1.63，95% CI 1.52 ～ 1.74）和严重败血症（OR 2.28，95%CI 2.06 ～ 2.52）发生率更高，住院时间更长（OR 3.18，95% CI 3.01 ～ 3.32），院内死亡率更高（OR 3.14，95% CI 2.13 ～ 4.63）[11]。

在 Goldsmith 的一项回顾性研究中，130 例因肾或输尿管结石导致梗阻和 SIRS 的患者接受了经皮肾造瘘术或逆行输尿管支架置入术引流肾，有三例患者治疗失败（两例支架置入和一例 PN），三例患者都采用其他引流方式成功地进行了挽救性手术[32]。两组患者在结石大小（PN 组比支架组大，10 mm *vs* 7 mm，$P = 0.031$）、疾病严重程度（PN 组比支架组 APACHE 评分更高，15 *vs* 11，$P = 0.003$）并无可比性。在单变量分析中，PN 组与支架置入组相比，住院时间明显延长（分别为 7.6 与 4.2 天，$P = 0.001$）和入住 ICU 的可能性更高（分别为 42% 与 20%，$P = 0.006$）。在多变量 logistic 回归分析中，在对年龄、APACHE 评分和 Charlson 合并症指数评分校正后，PN 是住院时间延长（$β = 0.47$，95% CI $0.2 \sim 0.74$，$P = 0.001$）以及入住 ICU（OR 3.23，95% CI $1.24 \sim 8.41$，$P = 0.016$）的独立危险因素。然而，在这两项研究中，选择偏倚可能会混淆结果，因为考虑到 PN 的安全性和有效性，病情更严重的患者往往都接受肾造瘘术引流而不是支架置入。

7.5 生活质量（quality of life，QOL）

很少有研究评估在输尿管梗阻的情况下患者选择引流方式的偏好。Joshi 及其同事使用经过验证的健康指数（EuroQol EQ-5D）和特异性干预问卷调查评估 PN 引流 12 天和支架引流 28 天后患者的疼痛、尿路症状和日常问题等情况[33]。支架组患者尿路刺激症状更明显，并且随着置管时间延长会有更多不适，比 PN 组患者需要更多的镇痛治疗。然而，与支架组患者相比，PN 组患者在肾造口日常护理方面需要更多帮助。

7.6 结论

输尿管梗阻导致的尿路感染可能会产生危及生命的后果。在某些病例中，即使感染可能也不会被随后证实，但在这种情况下，及时的尿路系统引流被认为是很有必要的。在引流方式上，选择经皮肾造口术还是输尿管支架置入存在一定争议，但是目前尚没有明确的证据表明一种方式相较于另一种方式在临床数据上有优越性。因此，引流方式的选择取决于临床医生的判断，同时应考虑患者的偏好、手术室条件、介入放射科医生的协助、结石的大小和位置以及随后的外科治疗计划。

参考文献

[1] Scales CD Jr, Smith AC, Hanley JM, Saigal CS. Urologic Diseases in America Project. Prevalence of kidney stones in the United States. Eur Urol. 2012; 62(1):160–165.

[2] Romero V, Akpinar H, Assimos DG. Kidney stones: a global picture of prevalence, incidence, and associated risk factors. Rev Urol. 2010;12(2-3):e86–e96.

[3] Trinchieri A, Coppi F, Montanari E, Del Nero A, Zanetti G, Pisani E. Increase in the prevalence of symptomatic upper urinary tract stones during the last ten years. Eur Urol. 2000;37(1):23–25.

[4] Amato M, Lusini ML, Nelli F. Epidemiology of nephrolithiasis today. Urol Int. 2004;72 Suppl 1:1–5.

[5] Serio A, Fraioli A. Epidemiology of nephrolithiasis. Nephron. 1999;81 Suppl 1:26–30.

[6] Daudon M, Traxer O, Lechevallier E, Saussine C. Épidémiologie des lithiases urinaires. Prog Urol. 2008;18(12):802–814.

[7] Hesse A, Brändle E, Wilbert D, Köhrmann KU, Alken P. Study on the prevalence and incidence of urolithiasis in Germany comparing the years 1979 vs. 2000. Eur Urol. 2003;44(6):709–713.

[8] Sánchez-Martín FM, Millán Rodríguez F, Esquena Fernández S, Segarra Tomás J, Rousaud Barón F, Martínez-Rodríguez R, Villavicencio Mavrich H. Incidence and prevalence of published studies about urolithiasis in Spain. A review. Actas Urol Esp. 2007;31(5):511–520.

[9] Akinci M, Esen T, Tellaloğlu S. Urinary stone disease in Turkey: an updated epidemiological study. Eur Urol. 1991;20(3):200–203.

[10] Pinduli I, Spivacow R, del Valle E, Vidal S, Negri AL, Previgliano H, Farías Edos R, Andrade JH, Negri GM, Boffi-Boggero HJ. Prevalence of urolithiasis in the autonomous city of Buenos Aires, Argentina. Urol Res. 2006;34(1):8–11.

[11] Sammon JD, Ghani KR, Karakiewicz PI, Bhojani N, Ravi P, Sun M, Sukumar S, Trinh VQ, Kowalczyk KJ, Kim SP, Peabody JO, Menon M, Trinh QD. Temporal trends, practice patterns, and treatment outcomes for infected upper urinary tract stones in the United States. Eur Urol. 2013; 64(1):85–92.

[12] Klein LA, Koyle M, Berg S. The emergency management of patients with ureteral calculi and fever. J Urol. 1983;129(5):938–940.

[13] Borofsky MS, Walter D, Shah O, Goldfarb DS, Mues AC, Makarov DV. Surgical decompression is associated with decreased mortality in patients with sepsis and ureteral calculi. J Urol. 2013;189(3):946–951.

[14] Yoshimura K, Utsunomiya N, Ichioka K, Ueda N, Matsui Y, Terai A. Emergency drainage for urosepsis associated with upper urinary tract calculi. J Urol. 2005;173(2):458–462.

[15] Yossepowitch O, Lifshitz DA, Dekel Y, Gross M, Keidar DM, Neuman M, Livne PM, Baniel J. Predicting the success of retrograde stenting for managing ureteral obstruction. J Urol. 2001;166(5):1746–1749.

[16] Lee WJ, Patel U, Patel S, Pillari GP. Emergency percutaneous nephrostomy: results and complications. J Vasc Interv Radiol. 1994;5(1):135–139.

[17] Farrell TA, Hicks ME. A review of radiologically guided percutaneous nephrostomies in 303 patients. J Vasc Interv Radiol. 1997;8(5):769–774.

[18] Sim LS, Tan BS, Yip SK, Ng CK, Lo RH, Yeong KY, Htoo MM, Cheng CW. Single centre review of radiologically-guided percutaneous nephrostomies: a report of 273 procedures. Ann Acad Med Singapore. 2002;31(1):76–80.

[19] Mahaffey KG, Bolton DM, Stoller ML. Urologist directed percutaneous nephrostomy tube placement. J Urol. 1994;152(6 Pt 1):1973–1976.

[20] von der Recke P, Nielsen MB, Pedersen JF. Complications of ultrasound-guided nephrostomy. A 5-year experience. Acta Radiol. 1994;35(5):452–454.

[21] Kehinde EO, Newland CJ, Terry TR, Watkin EM, Butt Z. Percutaneous nephrostomies. Br J Urol. 1993;71(6):664–666.

[22] Lee WJ, Mond DJ, Patel M, Pillari GP. Emergency percutaneous nephrostomy: technical success based on level of operator experience. J Vasc Interv Radiol. 1994;5(2):327–330.

[23] Lewis S, Patel U. Major complications after percutaneous nephrostomy-lessons from a

department audit. Clin Radiol. 2004;59(2):171–179.

[24] Wah TM, Weston MJ, Irving HC. Percutaneous nephrostomy insertion: outcome data from a prospective multi-operator study at a UK training centre. Clin Radiol. 2004;59(3):255–261.

[25] Ramchandani P, Cardella JF, Grassi CJ, Roberts AC, Sacks D, Schwartzberg MS, Lewis CA; SCVIR Standards of Practice Committee. Quality improvement guidelines for percutaneous nephrostomy. J Vasc Interv Radiol. 2001;12(11):1247–1251.

[26] Hausegger KA, Portugaller HR. Percutaneous nephrostomy and antegrade ureteral stenting: technique-indications-complications. Eur Radiol. 2006;16(9):2016–2030.

[27] Mendez-Probst, CE, Ravzi, H, Denstedt, JD: Fundamentals of instrumentation and urinary tract drainage. In: Wein A, Kavoussi L, Novick A, Partin A, Peters C (eds) in *Campbell-Walsh Urology, Tenth Edition*. Philadelphia: Elsevier Saunders, pp 177–191.

[28] Ng CK, Yip SK, Sim LS, Tan BH, Wong MY, Tan BS, Htoo A. Outcome of percutaneous nephrostomy for the management of pyonephrosis. Asian J Surg. 2002;25(3):215–219.

[29] Watson RA, Esposito M, Richter F, Irwin RJ Jr, Lang EK. Percutaneous nephrostomy as adjunct management in advanced upper urinary tract infection. Urology. 1999;54(2):234–239.

[30] Pearle MS, Pierce HL, Miller GL, Summa JA, Mutz JM, Petty BA, Roehrborn CG, Kryger JV, Nakada SY. Optimal method of urgent decompression of the collecting system for obstruction and infection due to ureteral calculi. J Urol. 1998;160(4):1260–1264.

[31] Mokhmalji H, Braun PM, Martinez Portillo FJ, Siegsmund M, Alken P, Köhrmann KU. Percutaneous nephrostomy versus ureteral stents for diversion of hydronephrosis caused by stones: a prospective, randomized clinical trial. J Urol. 2001;165(4):1088–1092.

[32] Goldsmith ZG, Oredein-McCoy O, Gerber L, Bañez LL, Sopko DR, Miller MJ, Preminger GM, Lipkin ME. Emergent ureteric stent vs percutaneous nephrostomy for obstructive urolithiasis with sepsis: patterns of use and outcomes from a 15-year experience. BJU Int. 2013; 112(2):E122–E128.

[33] Joshi HB, Adams S, Obadeyi OO, Rao PN. Nephrostomy tube or 'JJ' ureteric stent in ureteric obstruction: assessment of patient perspectives using quality-of-life survey and utility analysis. Eur Urol. 2001;39(6):695–701.

第八章
输尿管支架的历史和演变

Husain Alenezi[1] and John D. Denstedt[2]

[1] Endourology Fellow, Division of Urology, Department of Surgery, Schulich School of Medicine & Dentistry–Western University, London, Ontario, Canada

[2] Professor of Urology, Division of Urology, Department of Surgery, Schulich School of Medicine & Dentistry–Western University, London, Ontario, Canada

译者：张晓威　　审校：胡　浩

8.1　引言

　　输尿管支架是现代泌尿外科不可分割的基础技术之一。几乎所有的输尿管手术和许多肾手术术后都需要置入输尿管支架[1]。输尿管支架可以通过管腔内外的引流保证由肾到膀胱的尿路通畅，进而减轻梗阻以及梗阻相关的疼痛和感染。尽管输尿管支架可以带来诸多好处，其使用也会造成一些并发症，例如：感染、输尿管移位、输尿管穿孔以及结石形成[2]。另外，值得注意的是，80% 的患者都会经历和支架相关的症状，例如腰痛、血尿以及下尿路症状[3]。因此现在研究的方向主要集中在开发可以更好引流、更简单置入和取出，更少的感染以及其他并发症的新式输尿管支架。近期统计表明，在过去的二十年中，关于新式输尿管支架的专利申请数量有了巨大的提升，仅仅在 2005 年就有 62 项新发明被批准，达到了历史新高（图 8.1）。尽管自 2005 年以来相关的专利申请数量有了一定的下降，但原有技术的改进将为未来研发性能更加卓越的输尿管支架带来新的希望。

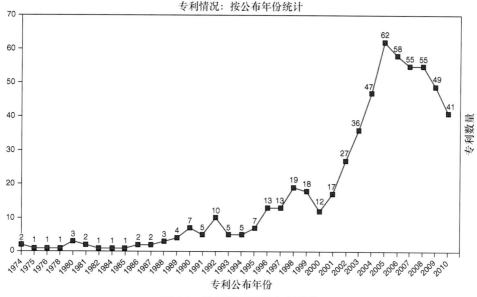

图 8.1　输尿管支架的专利变化

8.2　输尿管支架的历史沿革和命名变迁（evolution）

在 20 世纪 70 年代之前，文献中并没有将输尿管内的空心引流管称为"支架"，而是更多地称为管子、导管、风笛管和支撑物等[4]。支架（stent）一词最初出现于英国牙科学家 Charles T.Stent 所使用的牙科塑性器械而得名，其后该种支架由其后人继续在家生产。在第一次世界大战期间，来自荷兰的整形外科医师 Esser 应用"stent"固定皮瓣，并将该项技术用于尿道下裂修补[5]。正因如此，在医学辞典中"stent"一词有两个解释：①一种在皮瓣移植过程中保持人体腔隙的装置；②可放入如血管等管状结构内腔的细长的线、棒或管状物，用于吻合术中或术后的支持[6]。在 1972 年，Goodwin 表达了对于泌尿科医生混用支架、导管、支撑物等名词的担忧[7]。在其发表的评论员文章中，Goodwin 总结道："泌尿科医生放置到尿道或输尿管中的管子可以被称为支架，但是任何时候都不应被称为支撑物或风笛管"[7]。在此之后，支架一词被泌尿专业的文献广泛接受，用以描述可以对空腔进行结构性支撑的用品[4]。

8.3　古代历史（ancient history）

最早将空腔管状物插入泌尿系统的记录可追溯到古埃及[8]。使用空腔型植物如稻草、芦苇、卷起的棕榈叶等进行膀胱插管常常用来缓解尿潴留所导致的疼痛[9]。在古代中国，有文献记载，人们使用葱叶来引流尿潴留[9]。但是由于上述的植物性尿路插管有诸多问题，由于管子的材质不够坚固，常常会有管子在泌尿系统管腔内断裂或不能够顺利完成插管。因此，有人使用一些质硬的材料如金、铜、青铜和锡铁制作导尿管[8-9]。Galen 在导尿管的进步中也做出了巨大的贡献，他发明了著名的金属 S 形导尿管。Avicenna 在此基础上发明了可塑性更强的导尿管[9-10]。在 1844 年，Goodyear 发明了革命性的橡胶硫化技术，使得橡胶的成型成为了可能[8-9]。正因如此，来自巴黎的 Auguste Nelaton 发明了橡胶制导尿管，在兼顾硬度的同时减少了插管时的创伤[8-9]。在此以后，自留置尿管也得到了实现，这其中最有名的便是气囊自留置尿管（Foley 尿管）。

在 19 世纪发明膀胱镜前，输尿管支架的作用并没有能够被人们意识到[9]。德国外科医生 Gustav Simon 在历史上首先在开放膀胱造口术中进行了输尿管插管[9-11]。来自奥地利的外科医生 Alexander Brenner 在 1887 年第一次进行了女性患者的内镜下输尿管插管，约翰霍普金斯的医生在 1893 年也第一次在男性患者上完成了这一操作[12]。不过这些支架并不是专门为输尿管设计的，其在 X 线片上不可见且没有刻度标尺[9]。另一位因为发明了众多泌尿科器材的医生 Joaquin ALbarran 第一个发明了输尿管支架的原型[9]。

8.4　近代历史（recent history）

输尿管支架的技术发展主要集中在 20 世纪。在 1940 年，例如聚乙烯和聚氯乙烯等塑料材料的使用使得输尿管支架可以在保持弹性的同时可以进一步加强硬度，这样在置入支架的时候会相对容易。在 1949 年，牛津大学的 J.P.Herdman 在动物模型上试验使用聚乙烯材料的支架桥接输尿管切口[13]。Herdman 发现在留置过程中，导管周围形成的结石对同侧肾有着致命性的影响[13]。来自爱丁堡的 W.S.Tulloch 在类似的聚乙烯支架的帮助下得以修复一名因子宫切除术而发生双侧输尿管损伤的女性患者的双侧输尿管[14]，术后 Tulloch 发现聚乙烯支架在置入 9 天后仍然能够"如同新的时候一样光滑洁净"。在 20 世纪中叶，使用硅胶来制作输尿管支架，在一定程度上也改善了结石形成以及感染的问题[15]，由此硅胶成为了输尿管支架的标准材料。在 1960 年，Blum 在狗的输尿管中置入硅胶材料的输尿管支架，并且发现数个月后该支架仍然未形成结石。这一发现启发了 Paul D. Zimskind 于 1967 年第一次在膀胱镜下的人体内置入了硅胶材料的输尿管支架（图 8.2）[16]。此后他又使用类似的方法治疗了 13 位患者，这些患者分别患有晚期输尿管癌、输尿管阴道瘘以及输尿管狭窄，最长留置时间达 19 个月[16]。在 1970 年，Marmar 生产了一种近端闭合的硅胶支架，使得在膀

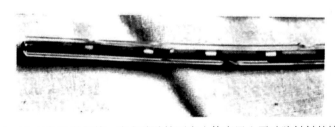

图 8.2　Zimskind 于 1967 年第一次在膀胱镜下在人体内置入了硅胶材料的输尿管支架

胱镜下使用导丝放置输尿管支架成为可能。同样的，日本的 Orikasa 等进一步改进了
Marmar 的支架，并使用一个硬质复合物导管作为推管[18]。在置入过程中，推管在撤
导丝时保持支架的位置（图 8.3）。至此为止，由于没有自固定机制，导管的近端和远
端移位是输尿管支架最大的问题，这会导致患者不适以及梗阻的反复。因此，输尿管
支架的进一步改进方向主要集中在如何使其保持在合适的位置。第一种成功预防输尿
管下移的支架被称为 Gibbons 支架（图 8.4），这种支架在 1974 年投入市场[19]。这种

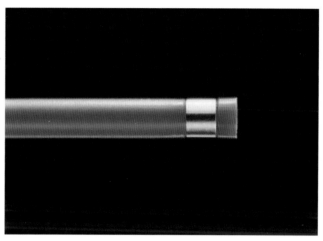

图 8.3　带有放射标记的支架推管

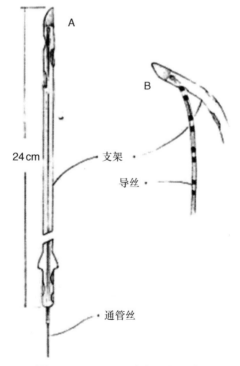

图 8.4　"Gibbon's 支架"的示意图

硅胶的支架管在管壁外壁上有多个倒钩，预防导管向远端移动；并且在远端还有膨大，防止向近端移动。尽管该支架可以提供足够的引流并且理论上能够有效地防止向近端脱位，但是正是因为加入了倒刺，使得管的直径从 7 Fr 增粗到 11 Fr。在置入过程中会造成手术困难，反而不能很好地引流和防止近端脱位。在 1978 年，Hepperlan 等发明了一种带有单侧猪尾的新式的聚乙烯输尿管支架，可以有效防止导管向远端脱出，而且这种支架直径较小（6 Fr），放置过程会比较容易[20]。Happerlan 等使用了一种新的方式来放置输尿管支架：首先先经内镜放置 Teflon 包覆的导丝至肾盂中，再放置输尿管支架。这也是现代泌尿学放置输尿管支架技术的基石[20]。一直到 1978 年，仍没有有效防止输尿管支架近端移位的技术发明；直到 Roy Finney 第一次报道了双 J 输尿管支架的使用才解决了这一问题[21]。双 J 输尿管支架既可以经内镜放置也可以经开放方式放置。两个 J 形末端分别朝向不同的方向（图 8.5），近端末端固定在肾盂内，远端在膀胱内盘曲。除了可以减少近端移位，远端 J 末端也可以减少尖端对于高度敏感的膀胱三角区的刺激进而减轻患者的不适感[21]。在同年，双 J 输尿管支架进入了市场，并且在短时间内为世界上各个国家的泌尿科医生所认可。为了避免和 Surgitek 公司的知识产权纠纷，现在绝大多数输尿管支架都是以双猪尾作为自固定装置（self-retaining mechanism）（图 8.6）

8.5 展望未来

尽管双 J 管是泌尿科重要的发明之一，但是其仍然会继发感染和结石，所以不能

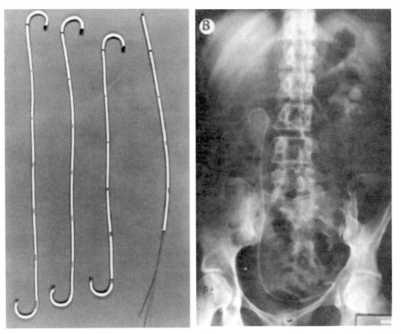

图 8.5 由 Finney 设计的最早的"双 J"输尿管支架。最右边的支架是由于导丝的原因变直

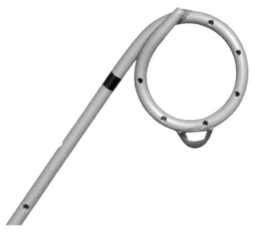

图 8.6　保持猪尾状的螺旋尾端

称之为理想的输尿管支架。所以，未来的研究方向主要着力于生产在充分引流上尿路的同时低摩擦系数以便置入取出，高度生物相容性以减少对于尿路的刺激且能很好地耐受泌尿道复杂的环境，也可以在 X 线片上轻松识别的支架[22]。为了研究输尿管支架对患者的健康状况的影响，人们发明了输尿管支架症状问卷（USSQ）来进行定量的评估[23]。

多种新技术得到了应用，以期解决现有支架的问题。新式的生物材料涂层的应用日新月异，可以在一定程度上解决生物膜形成、继发结石，及减少放置过程中的创伤[22,24-25]。硅胶和其他合成物，例如聚乙烯和聚脲乙烯是最早用于输尿管支架的材料，现有的一些改进可以使这些老材料容光焕发[22,24-25]。一些新材料的代表如 C-Flex，Silitek，Percuflex 和 Sof-Flex 也被开发出来。另外，还有一些新的涂层，如水性凝胶、肝素、玻璃酸和其他一些材料也是很有希望大幅改进功能的。药物洗脱支架也很可能在泌尿医生的广泛推广下在未来扮演重要的角色[25]。这些进展将会在其他章节进行详细阐述。

支架形状的设计也是需要改进的主要方向之一[24]。双硬度、网状和有尾等设计是为了减轻患者的不适，另有其他一些设计意在移除输尿管支架时免除膀胱镜操作。这就包括了一些带有远端固定线和磁性材料末端的输尿管支架[24]。其他一些设计的改进包括肾造瘘支架、金属支架、瘘道支架，及皮下肾盂膀胱分流支架等。

未来的技术进步包括药物洗脱及组织工程学，可以进一步提升输尿管支架的设计效果并部分或完全解决现有的问题。

参考文献

[1] Chew BH, Knudsen BE, Denstedt JD. The use of stents in contemporary urology. Curr Opin Urol. 2004;14:111–115.

[2] Mohan-Pillai K, Keeley FX, Moussa S A., Smith G, Tolley D A. Endourological

Management of Severely Encrusted Ureteral Stents. J Endourol. 1999;13(5):377–379.

[3] Joshi HB, Okeke A., Newns N, Keeley FX, Timoney A. G. Characterization of urinary symptoms in patients with ureteral stents. Urology. 2002;59(4):511–516.

[4] Bloom D A., Clayman R V., McDougal E. Stents and related terms: A brief history. Urology. 1999;54(4):767–771.

[5] Esser JF. Studies in Plastic Surgery of the Face: I. Use of Skin From the Neck To Replace Face Defects. II. Plastic Operations About the Mouth. III. the Epidermic Inlay. Ann Surg. 1917;65(3):297–315.

[6] Stent. Dictionary.com. *The American Heritage® Stedman's Medical Dictionary.* Houghton Mifflin Company. http://dictionary.reference.com/browse/stent [accessed June 10, 2015].

[7] Goodwin WE. Splint, Stent, Stint. Urol Dig. 1972;11:13–14.

[8] Nacey J, Delahunt B. The Evolution and Development of the Urinary Catheter. Aust NZ J Surg. 1993;63:815–819.

[9] Herman JR. Urology: A view through the retrospectroscope. 1973:35–36.

[10] Kardeh S, Choopani R, Mahmoudi Nezhad GS, Zargaran A. The Urinary Catheter and Its Significant Applications Described by Avicenna (980–1037 AD) in the Canon of Medicine. Urology. 2014;84(5):993–996.

[11] Moll F, Rathert P. The surgeon and his intention: Gustav Simon (1824–1876), his first planned nephrectomy and further contributions to urology. World J Urol. 1999;17(3):162–167.

[12] Arcadi J A. Dr. James Brown and catheterization of the male ureter: June 9, 1893. Urology. 1999;54(1):188–192.

[13] Herdman JP. Polythene tubing in the experimental surgery of the ureter. Br J Surg. 1949;37:105–106.

[14] Tulloch WS. Restoration of the continuity of the ureter by means of polythene tubing. Br J Urol. 1952;24:42–45.

[15] Blum J, Skemp C, Reiser M. SILICONE RUBBER URETERAL PROSTHESIS. J Urol. 1963;90:276–280.

[16] Zimskind PD, Fetter TR, Wilkerson JL. Clinical use of long-term indwelling silicone rubber ureteral splints inserted cystoscopically. J Urol. 1967;97:840–844.

[17] Marmar JL. The management of ureteral obstruction with silicone rubber splint catheters. J Urol. 1970;104(3):386–389.

[18] Orikasa S, Tsuji I, Siba T, Ohashi N. A new technique for transurethral insertion of a silicone rubber tube into an obstructed ureter. J Urol. 1973;110:184–187.

[19] Gibbons RP, Mason JT, Correa RJJ. Experience with indwelling silicone rubber ureteral catheters. J Urol. 1974;111:594–599.

[20] Hepperlen TW, Mardis HK, Kammandel H. Self-retained internal ureteral stents: a new approach. J Urol. 1978;119:731–734.

[21] Finney RP. Experience with new double J ureteral catheter stent. J Urol. 1978;120:678–681.

[22] Venkatesan N, Shroff S, Jayachandran K, Doble M. Polymers as ureteral stents. J Endourol. 2010;24(2):191–198.

[23] Joshi HB, Newns N, Stainthorpe A, MacDonagh RP, Keeley FX, Timoney A G. Ureteral stent symptom questionnaire: development and validation of a

multidimensional quality of life measure. J Urol. 2003;169(3):1060–1064.

[24] Beiko DT, Knudsen BE, Denstedt JD. Advances in ureteral stent design. J Endourol. 2003;17(4):195–199.

[25] Mendez-Probst CE, Fernandez A, Denstedt JD. Current status of ureteral stent technologies: Comfort and antimicrobial resistance. Curr Urol Rep. 2010;11(2):67–70.

第九章

输尿管支架的材料：过去、现在和将来

Andrew M. Todd[1] and Bodo E. Knudsen[2]

[1] Department of Urology, The Ohio State University Wexner Medical Center, Ohio, USA
[2] Interim Chair, Program Director, Associate Professor and Henry A. Wise II Professorship in Urology, Department of Urology, The Ohio State University Wexner Medical Center, USA

译者：殷华奇   审校：胡   浩

9.1 引言

长期以来，不同类型的非生物材料被放入人泌尿生殖道，用于仪器检查和引流。用于尿路系统内材料的记载历史可以追溯到公元前 3 世纪，当时，希腊的生理学及解剖学家 Erasistratus 使用金属管作为治疗尿潴留的"导尿管"[1]。第一次将器械应用于尿道可以追溯到古埃及，据报道，那里曾使用草纸和铅作为导尿管[2]。公元前 1000 年前，印度的早期外科书籍——*Sushruta Samhita* 也描述了导尿管的使用。据报道，当时人们将"酥油"涂抹于黄金、白银、铁及木质材料上用于解决泌尿系统的引流和治疗尿道狭窄[3]。使用金属材料用于治疗泌尿系统的疾病延续到公元后的前几个世纪。随后，公元后 4 世纪，当时罗马的医生 Oribasius 曾使用特殊处理的纸质材料为皇帝进行导尿[5-7]。此后不久，拜占庭医生 Paul 于公元 7 世纪开始使用毛织材料作为导尿管[4]。

撒拉森科学家和哲学家 Avicenna 首先描述了使用软或柔性材料制成的导尿管。Avicenna 认为，最好的导尿管应该是由软质的材料（比如海洋动物的皮肤）制成，而不是由金、银、铅等硬质材料制成[8-10]。尽管有了这个概念的创新，由金属材料制成的硬质导尿管直到 18 世纪依然被广泛使用。在那个时期，Fabricius 描述了一种布质导管，那种导管通过浸蜡，再以银质探子为模成形而制成。另外，维尔茨堡的 Pickel

医生研发了一种由编织丝制成的导尿管。19 世纪初，Michele Troia 开始使用天然橡胶制造导尿管。然而，由于天然橡胶容易因温度升高而变软的特点，其用于导尿管的发展受到了限制。19 世纪 40 年代，Charles Goodyear 通过用铅处理天然橡胶而研发了一种硫化橡胶导管。此材质的导尿管降低了开发成本，也促进了其广泛使用，Charles Goodyear 本人也因此于 1851 年获得相关专利。然而，时至今日依然在使用的红色橡胶导尿管，其根源可以追溯到 Auguste Nélaton 于 1860 年开发的导尿管模型。

在 20 世纪，许多聚合物材料的诞生促进多种新型的尿道导管、支架、肾造瘘管，及其他应用于泌尿道的材料的发展（表 9.1）。一些材料得到很大的发展，其中包括：依然被使用的乳胶橡胶（聚异戊二烯）、聚乙烯、聚氯乙烯、聚氨酯、硅胶和各种专有聚合物[11]。

当前，很多正在使用的材料虽然发生了更迭，但许多依然来源于当时的原始材料。这些材料将在随后的内容部分相继列出，而本章主要关注输尿管支架的材料。这些材料主要包括：聚氨酯、硅胶、聚酯、水凝胶/聚氨酯/硅胶混合物、聚异丁烯、聚苯乙烯、聚乙醇酸、聚甲基丙烯酸酯和金属支架等。此外，本章的最后对目前材料面临的挑战和缺陷进行了探讨。

如果一篇综述没有提及输尿管支架的材料发展史（parcel with indwelling ureteral stents）、面临的挑战及留置后的并发症，那么这样的综述是不完整的。留置输尿管支架后并发症的出现影响了对输尿管支架材料的选择，而这些探索性选择不断地推进了支架设计及制作技术的进步。留置支架后可能引起的并发症包括：刺激性下尿路症状、结壳、细菌定植、脓尿、血尿、尿路感染、支架移位、输尿管侵蚀、形成瘘管和断裂等等。在后续的介绍中，我们将进一步介绍每种材料的优点和缺点。

表 9.1　生物材料的优点及缺点

材料	产品	优点	缺点
硅胶	Silitek	兼容性好	引流效率不高
		降低磷酸铵镁和 Cap 结石的形成	容易形成 CaCarb 及 CaOx 结石
		抵抗外在压力	细菌黏附
改良型的聚氨酯	Tecoflex	软化快-容易插入	容易形成严重的 COM 及 UA 结石壳
	Percuflex	软而光滑	容易压缩
	Sof-Flex	摩擦小	容易形成 CaCarb 及 CaOx 结石
	Inlay/Optima	硬壳形成率是其他产品的 66%～79%	
	C-Flex	高抗外压	容易细菌黏附
金属合金	Resonance	抗外压能力强	硬结壳不易发现
可降解的生物材料	TUDS	15 天可降解	少量破损及碎片
	Uriprene	无残留的碎片	降解需要 4 周

9.2　材料

9.2.1　硅胶（silicone and silitek）

20世纪60年代，硅胶被首次报道，由硅及氧原子交替构成。硅胶是一种生物材料，因其无毒性和惰性而被认为是组织相容性材料的"金标准"[12]。尽管具有很好的组织相容性，但硅胶相对于其他材料的引流效率不高[13]。硅胶表面光滑而均匀，这减少了细菌的黏附和结石的形成。在结石壳形成方面，硅胶比聚氨酯材料的碳酸铵镁和磷酸钙结石发生率低。然而，硅胶容易形成碳酸钙和草酸钙结石壳[14-15]。在细菌黏附和置入方面，疏水性肠球菌的发生率高于大肠埃希菌。总体来讲，这种材料的细菌黏附率高于聚氨酯材料。同时，由于硅胶材料的摩擦较大，单纯的硅胶并不被用作支架。卵磷脂、柠檬酸盐以及液体硅混合，其摩擦力显著减小，因此这些材料混合而成的材料横空出世，例如：Silitek（ACMI/Olympus，Southborough，MA）就是一种聚酯共聚物，它很坚固并且能够抵抗外部的压力。但是，其细菌黏附率却很高[16]。

9.2.2　聚氨酯

聚氨酯来源于一类浓缩聚合物。相比于其他许多支架材料，聚氨酯价格便宜且功能多样。聚氨酯于20世纪80年代取代聚乙烯成为第三代聚合物而被广泛应用。聚乙烯被取代是因为其不稳定而且容易在尿液环境中发生断裂。聚氨酯由多元醇和二异氰酸酯反应而成。与有机硅相比，聚氨酯更容易形成结石壳，而这些结石壳主要为草酸钙、磷酸铵镁，及羟基磷灰石[14,17]。在细菌黏附方面，与硅胶相比，肠球菌更加常见，而大肠埃希菌更加少见。与没有结石病的患者相比，应用此材料，结石易复发患者的支架结石壳形成时间更短，发生率更高[17-18]。其结痂留置时间明显高于没有尿路结石患者[17-18]。在机械性能方面，此材料在排水孔处容易发生裂隙。另外，实验已经证实，尿液排出时主要是通过这类支架的周围引流，而不是通过支架中间的腔道[19]。

纯聚氨酯所带来的一系列问题阻碍了其在现实中的应用。研究证实，其可导致尿路上皮的长期变化，包括已经报道的尿路上皮的溃疡和糜烂[20-21]。同时，结石壳的形成以及细菌黏附也是不容忽略的，这对肾功能可以形成一定的损害。尽管纯聚氨酯具有良好的机械性能、组织相容性及较低的移动率或裂隙发生率，但其本身依然存在很多缺点。因此，聚合物的混合使用及特殊涂料的应用依然有待继续探索。

9.2.3　改良型聚氨酯及特殊材料

Tecoflex是一种脂肪族聚氨酯，在X线下显影很好，其插入后不久软化的特性使其得以使用。然而，Tecoflex很容易形成由草酸钙、蛋白及尿酸构成的结壳。Quadra-Coil Multi-Length输尿管支架（Olympus）是使用这种材料的代表性产品，其表面覆盖一层亲水性的涂层。

其他的改良型聚氨酯包括 Chronoflex 和 Hydrothane。目前，这两种聚氨酯材料都没有进行商业化生产。20 世纪 90 年代后期，另外一种实验性的材料由亲水性聚合物和氨基甲酸酯 / 硅氧烷 / 聚氯乙烯混合而成。Gorman 等描述，这种材料在水中时容易软化，而干燥时则更加坚固。一个长达 24 周的模拟尿流的研究表明，此种材料合成的支架具有良好的抗结壳及抗腔内阻塞的能力，然而，此研究是利用人的尿液在体外进行的，而不是在人体内研究中得出的[22]。Percuflex 是一种烯烃族高分子聚合物（Boston Scientific，Natick，MA，USA），其在室温条件下容易软化而柔韧[28]。研究表明，尽管这种材料的物理特性得到了改善，但在结壳率和细菌黏附方面，其与聚氨酯类材料很相似[28]。

许多产品是使用聚氨酯材料进行制造的，其中一些产品具有亲水性涂层、不同硬度、膀胱环和较软的膀胱内螺旋。如今，输尿管支架的应用市场已经随着改良型聚氨酯及其专用材料的混合物的使用而变得饱和，这些混合物通常只是某些制造商的专用材料。当前使用的另一种改良型聚氨酯聚合物是 Sof-Flex（Cook Medical，Bloomington，IN，USA）。这种特殊的聚合物的优点是其表面摩擦力低，但是很容易发生碳酸钙和草酸盐结壳[28]。

Cook Medical 在支架生产中使用的另一种聚合物是 C-flex。这是一个由苯乙烯 / 乙烯 / 丁烯 / 苯乙烯共聚而成的聚合物。其优势在于能够抵抗外部高度的压力，但其优势仅仅局限于在不含蛋白质的条件下[23-24]。因此，有人建议进一步对其进行改进以适应尿液中的蛋白质环境。

另外一个将改良型聚氨酯和特殊材料混合用于支架的例子是聚四氟乙烯和特殊材料的混合物 Inlay® 和 InlayOptima® 支架（Bard Medical，Covington，GA，USA）。这种材料混合而成的支架与其他产品相比，其结壳发生率减低了 66% ～ 79%。这种支架也使用了特殊的涂层以便于安装和减少盐的沉积。伦敦大学的 Whitfield 等通过体外研究证实，与其他四种材料相比，这种材料合成的支架具有很少的钙盐沉积率[39]。2005 年，Lee 等通过临床试验对 Inlay Optima® 支架进行了评估。共 44 名（73%）患者完成了关于该支架的调查问卷。Inlay 支架相比 Vertex、Contour、Endo-Sof，及 Classic 支架，在使用后的第三天，泌尿系统的症状评分显著降低（$P = 0.01$，$P = 0.05$，$P = 0.03$，$P = 0.02$）。然而，在疼痛、总体症状评分，及麻醉剂使用方面，几种支架无明显的差异[35]。

一些其他的聚合物也被研究过，例如聚己酸内酯和聚乙烯吡咯烷酮的混合物、乙烯聚合物如聚甲基丙烯酸甲酯等。然而，这些材料并没有用于当前的输尿管支架的合成，大概是因为它们不良的物理特性[36]。

9.2.4　金属支架（metallic stents）

用于输尿管的金属支架，主要包括自膨胀的聚四氟乙烯覆盖的镍钛支架，遇热膨胀支架和球囊膨胀镍钛合金支架。金属支架所面临的主要挑战之一是其涂层无法固定而导致高的移动率。一种用于商业化生产的金属支架是镍-钴-铬-钼合金支架

（Resonance，Cook Medical），这种支架可做磁共振检查，对于发生严重梗阻且需要影像检查的患者具有很大的益处。与高分子聚合材料支架相比，这种金属支架更难于放置和更换，研究表明，该金属支架的抗压能力显著大于 Silhouette®，Sof-Curl®，Percuflex® 和 PolarisUltra® 支架[25]。上市以来，这种金属支架能够允许最长的体内留置时间达一年，但期间必须对其进行影像监控以观察其结壳的发生。一项多中心的研究表明，由于该金属支架对射线不具有穿透性，因此很难监测其结壳的发生。因此，如果临床上怀疑该支架发生了结壳（包括一些复发性 UTIs、支架症状的增加以及恶化的肾盂积水），那么，可以使用膀胱镜检查来评估该支架的结壳程度。在一些临床实践中，有一些患者的支架因为结壳而需要手术移除支架。在 76 个患者中，3 名患者需要接受经皮肾镜取石术或者膀胱镜碎石术[37]。

9.2.5　支架涂料（coatings）

为了减少结壳和细菌黏附的发生，多种化合物被尝试应用于输尿管支架的涂层。每种涂料都具有各自的优缺点。第一种涂料是透明质酸，它是一种黏多糖，同时也是一种生长、成核，及盐聚集的天然抑制剂。透明质酸能够通过等离子体激活的方式改变支架表面的特性，因而被应用于聚氨酯支架的涂层。体外研究表明，与有机硅涂层相比，这种涂层的结壳率和细菌黏附率明显降低[26-27]。然而，由于缺乏体内研究，该涂层尚未应用临床上使用的输尿管支架[28]。另一种实验性的涂料是水凝胶，水凝胶是一种亲水性聚合物，能够将水分子锚定到支架的表面。带有水凝胶涂层的支架具有良好的生物组织相容性、亲水性和润滑性[29]。同时，水凝胶涂层支架由于可以浸入各种抗生素溶液而具备良好的抗菌性能[30]。其他使用的涂料包括肝素、银、聚乙烯吡咯烷酮（PVP）和类金刚石碳（DLC）等。这些涂料的目的是增加支架的润滑性，减少生物膜的形成和结壳的发生。然而，迄今为止，关于输尿管支架涂层在体内应用的报道很少[28]。

9.2.6　未来的方向：生物降解材料（biodegradable material）及设计的改进

输尿管支架的研究前沿是生物可降解材料及聚合物。其中，最值得一提的是 TUDS，PGA 和 PLA。TUDS，或临时输尿管引流支架（Boston Scientific）是由特殊聚合物材料组成的。这种临时支架被应用于输尿管镜术后 48 小时，以便于输尿管通畅的引流，并且这种支架无须进行移除。在一项 Ⅱ 期临床试验中，Lingeman 等报道，患者对此支架的满意度达到 89%，而整体支架有效率达 78%。但是，80 名患者中，有 3 名患者需要体外冲击波碎石或膀胱镜碎石术来去除残存的材料，而从体内完全移除输尿管支架的中位时间为 15 天[34]。另一个需要关注的问题是，一些输尿管支架不能完全溶解于小部分患者的体内，而目前这样的支架已经不再应用临床。

另一种可生物降解的支架 Uriprene™ 已经被研发。类似于可吸收缝线，这种涂层由 L- 羟基乙酸、聚乙二醇和硫酸钡组成。该涂层包括两层：能够快速降解的外部疏水层以及内部不容易降解的结构层。在一项对猪的研究中，4 周内，10 个中的 9 个支架已经完全溶解，最后一个支架仅仅存留一部分在猪的膀胱内（＜ 1.5 cm）[38]。

另一种可降解生物材料是聚乳酸（PLA）。聚乳酸是一种脂肪族聚酯，一项研究已经评估了该材料在生物降解过程中对狗的肾功能的影响。同时，聚乙醇酸（PGA）也是一种线性的具有热塑性的聚合物。虽然聚乙醇酸材料的结壳率和组织相容性没有被考证，但其较差的机械性能限制了其使用。这些支架尚未经过人体测试，因此也尚未商业化生产[31]。

9.2.7　自体组织及工程材料（autologous and engineered tissue）

近年来，小肠替代输尿管的研究已经在猪的体内进行过研究。由于研究结果的复杂性，这依然是一项纯粹的探索性研究，并没有得到充实的结论[32]。组织工程支架也被相关人员研究过。两篇文献报道，由聚乙醇酸联接的牛肩软骨细胞而合成的支架具有高度承压性能[33]。这为输尿管支架的研发指明了一个方向。

总之，输尿管支架的研发有着丰富的历史经验并且多年来一直在改进和创新。然而，一些支架相关并发症的发生依然存在[32]，例如，输尿管绞痛、结壳、及细菌黏附等问题。目前，最普遍使用的支架是由改良型聚氨酯混合而成的。虽然金属支架也具有其本身的缺点，但其确实为外源性压迫的患者提供了另外一种选择。可降解的生物材料可能在未来适用于需要短期放入支架的患者，但其容易发生残留的问题值得关注。新材料和涂料的持续研发可能在未来的几十年内为患者提供新的产品选择。

参考文献

[1] Mardis HK, Kroeger RM, Morton JJ, Donovan JM. Comparative evaluation of materials used for internal ureteral stents. J Endourol. 1993; 7:105.

[2] Galen C. Opera Omnia. Editionem Curavit C. G. Kuhn. Lipsiae: C. Cnobloch, vol. 14, p. 751, 1821–1833.

[3] Bitschay J, Brodny ML. A History of Urology in Egypt. New York: Riverside Press, p. 56, 1956.

[4] Das S. Shusruta of India, the pioneer in the treatment of urethral stricture. Surg Gynecol Obstet 1983; 157:581.

[5] Bloom DA, McGuire EJ, Lapides J. A brief history of urethral catheterization. J Urol 1994; 151:317.

[6] Celsus AC. De Medicina. Birmingham: Classics of Medicine Library, pp. 569–570, 1989.

[7] Denos E. From the Renaissance to the nineteenth century. In: The History of Urology. Edited by LJT Murphy. Springfield: Charles C. Thomas, ch. 4, pp. 70–72, 1972.

[8] Adams F. The Seven Books of Paulus Aegineta. London: Sydenham Society, 1846.

[9] Wershub LP. Urologic surgery from antiquity to the 20th century, part III. In: Urology: From Antiquity to the 20th century. St. Louis: Warren H. Greene, Inc., ch. 16, pp. 253–255, 1970.

[10] Marino RA, Mooppan UM, Kim H. History of urethral catheters and their balloons: drainage, anchorage, dilation, and hemostasis. J Endourol 1993;7:89.

[11] Beiko DT, Knudsen BE, Watterson JD, Cadieux PA, Reid G, Denstedt JD. J Urol. 2004; 171(6 Pt 1):2438–2444. Review.

[12] Denstedt JD, Wollin TA, Reid G. Biomaterials used in urology: Current issues of biocompatibility, infection, and encrustation. J Endourol 1998; 12:493.

[13] Hofmann R, Hartung R. Ureteral stents—materials and newforms. World J Urol 1989; ·7:154–157.

[14] Tunney MM, Keane PF, Gorman SP. Assessment of urinary tract biomaterial encrustation using a modified Robbins device continuous flow model. J Biomed Mater Res 1997; 38:87–93.

[15] Reid G, Tieszer C, Denstedt J, Kingston D. Examination of bacterial and encrustation deposition on ureteral stents of differing surface properties, after indwelling in humans. Colloids and Surfaces B: Biointerfaces 1995; 5:171–179.

[16] Tunney MM, Keane PF, Gorman SP. Bacterial adherence to ureteralstent biomaterials. Eur J Pharmaceut Sci 1996; 4:177–177.

[17] Tunney MM, Keane PF, Gorman SP. Encrustation assessment using the Modified Robbins device. Eur J Pharmaceut Sci 1996;4:177–177.

[18] Robert M, Boularan AM, Sandid ME, Grasset D. Double-J ureteric stent encrustations: Clinical study on crystal formation on polyurethane stents. Urol Int 1997;58:100–104.

[19] Gorman SP, Jones DS, Bonner MC, et al. Mechanical performance of polyurethane ureteral stents in vitro and ex vivo. Biomaterials 1997; 18:1379–1383.

[20] Cormio L. Ureteric injuries: Clinical and experimental studies. Scan J Urol Nephrol 1995;171(suppl):1–66.

[21] Marx M, Bettmann MA, Bridge S, Brodsky G, Boxt LM, Richie JP. The effects of various indwelling ureteral catheter materials on the normal canine ureter. J Urol 1988; 139:180.

[22] Gorman SP, Tunney MM, Keane PF, et al. Characterization and assessment of a novel poly(ethylene oxide) = polyurethane composite hydrogel (Aquavene) as a ureteral stent biomaterial. J Biomed Mater Res 1998; 39:642–649.

[23] Hendlin K, Vedula K, Horn C, Monga M. In vitro evaluationof ureteral stent compression. Urology 2006; 67:679–682.

[24] Miyaoka R, Monga M. Ureteral stent discomfort: Etiology and management. Indian Journal of Urology: IJU: Journal of the Urological Society of India 2009;25(4):455–460. doi:10.4103/0970-1591.57910.

[25] Christman MS, L'Esperance JO, Choe CH, et al. Analysis of ureteral stent compression force and its role in malignant obstruction. J Urol 2009; 181:392–396.

[26] Kitamura T, Zerwekh JE, Pak CY. Partial biochemical and physicochemical characterization of organic macromolecules in urine from patients with renal stones and control subjects. Kidney Int 1982; 21:379–386.

[27] Robertson WG, Peacock M, Nordin B. Inhibitors of the growth and aggregation of calcium oxalate crystals in vitro. Clin Chim Acta 1973; 43:31–37.

[28] Venkatesan N, Shroff S, Jayachandran K, Doble M. Polymers as ureteral stents. J Endourol 2010;24(2):191–198. doi: 10.1089/end.2009.0516.

[29] Chew BH, Denstedt JD. Technology insight: novel ureteral stent materials and designs. Nat Clin Pract Urol 2004; 1:44–48.

[30] John T, Rajpurkar A, Smith G, Fairfax M, Triest J. Antibiotic pretreatment of hydrogel ureteral stent. J Endourol 2007; 21:1211–1216.

[31] Pe´tas A, Vuopio-Varkila J, Siitonen A, *et al.* Bacterial adherence to self-reinforced polyglycolic acid and self-reinforced polylactic acid 96 urological spiral stents in vitro. Biomaterials 1998; 19:677–681.

[32] Sofer M, Rowe E, Forder DM, Denstedt JD. Ureteral segmental replacement using multilayer porcine smallintestinal submucosa. J Endourol 2002; 16:27.

[33] Amiel GE, Yoo JJ, Kim B-S, Atala A. Tissue engineered stents created from chondrocytes. J Urol, 165: 2091, 2001.

[34] Lingeman JE, Preminger GM, Berger Y, *et al.* Use of a temporary ureteral drainage stent after uncomplicated ureteroscopy: Results from a phase II clinical trial. J Urol 2003; 169:1682–1688.

[35] Lee C, Kuskowski M, Premoli J, Skemp N, Monga M. Randomized Evaluation of Ureteral Stents Using Validated Symptom Questionnaire. Journal of Endourology 2005;19(8):990–993. doi:10.1089/end.2005.19.990.

[36] Jones DS, Djokic J, McCoy CP, Gorman SP. Poly(e-caprolactone) and poly(e-caprolactone)-polyvinylpyrrolidoneiodine blends as ureteral biomaterials: Characterisation of mechanical and surface properties, degradation and resistance to encrustation in vitro. Biomaterials 2002; 23:4449–4458.

[37] Modi AP, Ritch CR, Arend D, Walsh RM, Ordonez M, Landman J, Gupta M, Knudsen BE. Multicenter experience with metallic ureteral stents for malignant and chronic benign ureteral obstruction. J Endourol. 2010; 24(7):1189–1193. doi: 10.1089/end.2010.0121.

[38] Chew BH, Paterson RF, Clinkscales KW, Levine BS, Shalaby SW, Lange D. In vivo evaluation of the third generation biodegradable stent: a novel approach to avoiding the forgotten stent syndrome. J Urol. 2013;189(2):719–725. doi: 10.1016/j.juro.2012.08.202. Epub 2012 Oct 8.

[39] Choong SKS, Wood S, Whitfield HN. A model to quantify encrustation on ureteric stents, urethral catheters, and polymers intended for urologic use. BJU International 2000;86:414–421.

第十章
支架的物理学特性

Chad M. Gridley[1] and Bodo E. Knudsen[2]

[1] Department of Urology, The Ohio State University Wexner Medical Center, Ohio, USA
[2] Interim Chair, Program Director, Associate Professor and Henry A. Wise II Professorship in Urology, Department of Urology, The Ohio State University Wexner Medical Center, USA

译者：杜依青　审校：胡　浩

10.1　引言

在泌尿外科医生的临床工作中，输尿管支架是应用最广泛的工具之一。输尿管支架的物理特性对其性能至关重要，随着时代的发展，研究者们在物理学特性方面对输尿管支架做了许多改进，因此现在应用的输尿管支架已与最早应用的输尿管支架有很大不同。

10.2　历史

支架的英文单词"stent"得名于一位 19 世纪中期的英国牙科医生 Charles T. Stent，Bloom 等将支架定义为"可以保持管腔或吻合处通畅并进行引流的圆柱形装置"[1]。现在的支架与最初诞生时已有很大区别，其漫长的改进过程可追溯至古埃及时期[2]。关于输尿管支架的最早报道是在 19 世纪，Gustav Simon 在行膀胱切开手术时做了第一例输尿管支架植入术[3]。20 世纪初 Joaquin Albarrano 首次发明了专用于输尿管的支架[3]。接着在 20 世纪 50 年代，由于塑料工艺的改进，Tulloch 开始将高分子聚乙烯材质的输尿管支架应用于输尿管及瘘管修复手术中[4]。1967 年出现了可开口的硅胶支架[5]。人们还通过凸起和倒刺设计以帮助支架更好的固定[6]。随着不断的改进，1978

年 Finney 设计出了双 J 管，一直沿用至今[7]。Finney 所描述的"理想支架"所需特征一直影响着当今的输尿管支架设计，包括了如下特征：柔软，可防止结壳形成，不透射线，直径均匀，表面光滑以利于通过输尿管，在开放手术或内镜手术下均可使用，不易移位[7]。

10.3　支架标准（stent standard）

双 J 管或"双猪尾管"对于临床泌尿外科医生的临床工作帮助很大，其可用于引流由于肾结石、肾盂输尿管连接部梗阻、外部压迫（良性或恶性）或狭窄等原因导致的梗阻性肾积水，还可在输尿管损伤或输尿管吻合口的愈合过程中提供支撑。

在作者所在的医疗中心，两种最常应用的输尿管支架是 Percuflex（Boston Scientific，Marlborough，MA，USA）和 Inlay（Bard Medical，Covington，GA，USA，美国）。公司网站介绍这些输尿管支架均具有以下优点：表面光滑且尖端为梭形以利于置入，具有彩色和透视下标记以利于准确放置到所需位置，支架材料在人体温度条件下保持柔软，具有双猪尾防止移位。两种支架都有不同的直径可供选择，Inlay 支架为 4.7 ～ 8 Fr，Percuflex 为 4.8 ～ 8 Fr。以笔者经验来讲，6 Fr 支架适合用于良性疾病，7 Fr 支架适合用于恶性疾病。尽管研究结果显示 Percuflex 6 Fr 和 8 Fr 支架对抗外部压迫能力没有统计学差异[8]，但直径较大的支架由于其硬度较大在置入时不易发生折叠，有利于支架通过较紧的狭窄部。这两种双猪尾输尿管支架还具有其他一些共同点：两者都具有一个短小的透明塑料鞘，可将弯曲的支架变直以利于支架管通过导丝置入；在支架的远端连接着一根长尼龙线可从尿道穿出，患者可在家自行拔除输尿管支架而无须借助膀胱镜。但在本中心我们常规在置入支架前将尾部尼龙线剪去，以防止患者不慎拔出。以往有报道患者将尾部尼龙线拔出，但支架仍留在体内，导致后续结壳形成需要手术处理[9]，故如果需要患者自行拔除支架则应提前向患者展示和介绍输尿管支架的外形和构成。

10.4　长期留置（long-term use）（金属材质）

当需要长期留置输尿管支架时，由于高分子聚合物支架的结壳效应，故需要每 3 ～ 6 个月更换一次支架，而金属材质的输尿管支架，由于其抵抗外部压力的能力较强，可以维持更长时间留置。恶性疾病所致梗阻患者在治疗过程中常常需要长期留置输尿管支架，故这类支架在这种情况下更具优势。

Resonance 金属输尿管支架是一种研究较为成熟的金属支架（图 10.1），制造厂推荐体内留置时间为 12 个月，但截止本章书完成时尚无关于该支架留置时间的安全性或预后的人体研究数据。一些研究显示该支架可作为治疗慢性输尿管梗阻的安全、可行

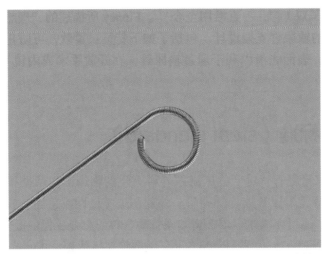

图 10.1 Resonance 金属输尿管支架。已获得 Cook 公司授权

的选择[10-12]。Liatsikos 报道在恶性疾病引起梗阻患者中该支架的通畅率为 100%，但在良性疾病引起的梗阻患者中通畅率仅为 44%[12]。Kadlec 等报道了其 5 年使用经验，共纳入了 47 例患者，结果显示金属支架的失败率为 28%[11]，与高分子聚合物支架的失败率相仿[13]。金属支架失败常发生于置入的最初数周至数月[11-12]。单中心的费用分析结果显示，虽然在首次放置时 Resonance 支架的费用高于高分子聚合物支架，但当考虑到高分子支架需要频繁更换的因素后，Resonance 支架可节省 47% ~ 74% 的年度花费[14]。但 Resonance 支架仍然有许多缺点：其不适合用于儿童，据报道金属支架在儿童中的失败发生明显早于成人[15]；在有放疗史的患者中其通畅率明显低于无放疗史的患者[10]；而且金属支架依然存在形成结壳的可能性，据 Liatsikos 等报道 54 例金属支架管置入病例中有 12 例出现了结壳的症状[12]。

Modi 等回顾性总结了多中心 Cook Resonance 支架的使用经验，发现在塑料材质支架置入失败的输尿管梗阻患者中，Cook Resonance 支架的失败率为 38%，失败发生的平均时间为 2.2 个月。上述结果提示置入金属支架的患者不可仅在术后 12 个月返回医院进行支架的更换，还需要进行早期随访。虽然仍无最佳的随访方案，但该研究的作者推荐在置入术后 4 周进行超声或 CT 检查以评估肾积水是否存在。此外，41% 的患者在 4.75 个月时由于支架症状、感染、梗阻或移位等原因而移除了金属支架。在这些研究中，泌尿系平片（图 10.2）可准确诊断支架移位，但对于支架结壳形成诊断准确率较低，这可能是由于金属支架具有不透射线的特性导致其周围形成的结壳不易发现[16]。

在支架不断改进的过程中，还进行了一些其他方面的设计改进，包括与支架固定、患者舒适性、易于置入、对抗梗阻的能力和结壳发生率相关的改进。尽管现在双 J 输尿管支架应用广泛且便利，但研究者们依然在不同的方面对其进行不断的改进。现在仍有大量关于改进输尿管支架的研究报道，主要涉及预防感染、提高患者舒适性、增强引流性能和留置时间等方面。

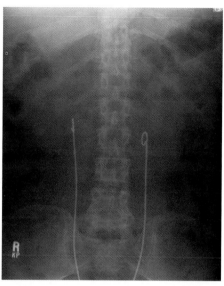

图 10.2 Resonance 金属输尿管支架置入后的腹部 X 线片。已获哥伦布 Bodo Knudsen 博士授权

10.5 舒适性 / 便利性（comfort/convenience）

双猪尾输尿管支架可引起一些不适症状。Joshi 等纳入了 85 例留置输尿管支架的患者进行研究，发现 80% 的患者诉疼痛不适[17-18]。研究显示以下因素对患者的不适症状存在负性影响，包括留置期间尿培养阳性、支架近端在肾盏中发生卷曲、支架远端卷曲位于膀胱对侧、较长的留置时间[19]。

支架材料的改进是提高患者舒适度的方法之一。一项研究比较了同一公司生产的设计相似的两种输尿管支架的舒适性，结果显示较硬的支架（Percuflex，波士顿科学公司）和较柔软的支架（Contour，波士顿科学公司）在患者舒适度方面没有显著差异[20]。

理论上减少膀胱中存在的外源性材料可以减少患者的不适症状，基于这种理论研究者们设计了一种环形线圈支架，在远端 J 型卷曲的部位连接一个纤细的环形线圈。研究者比较了两种不同长度的环形线圈支架和两种标准输尿管支架（Polaris™ 和 Percuflex Plus® 支架）的舒适性[21]，采用输尿管支架症状问卷（Ureteric Stent Symptoms Questionnaire，USSQ）评估患者的症状[17-18]。该项研究终止较早，其中期分析结果显示 4 种支架的舒适性并无显著差异。在该研究中作者并未讨论环形线圈支架管移除的问题，但在本中心的经验中直径较小的环形支架在膀胱镜下移除时难度较大。

研究者们还设计了双硬度支架，该支架远端较为柔软以增加患者的舒适性，近端较为坚硬以利于置管至合适位置。一项前瞻性随机研究对置入普通支架（巴德公司的 Inlay 支架，图 10.3）或双硬度支架管（波士顿科学公司的 Polaris 支架管，图 10.4）患者进行比较研究，纳入患者均完成了 USSQ 评估，分析结果显示两组间患者疼痛或泌尿系症状无明显差异[22]。

波士顿科学公司的 Tail 支架与标准的 7 Fr 猪尾管设计相似，但尾端逐渐变细为 3 Fr，这一设计旨在减少刺激性排尿症状。Dunn 等纳入 60 例患者比较 Tail 支架管和 Percuflex 双猪尾支架的舒适性，结果显示 Tail 支架可减少 20% 的刺激性排尿症状，主要使尿频和尿失禁的发生率减低[23]。但至今为止该支架尚未投入市场使用。

也有一些研究旨在减少支架取出过程的不适症状。Taylor 等报道借助磁铁取出支架，从而避免使用膀胱镜，结果 30 例患者中 29 例可成功取出支架管，但仍需经尿道操作[24]，而这正是患者最为恐惧的步骤。虽然现在磁性支架仍未被广泛应用，但在市场上可以获得。

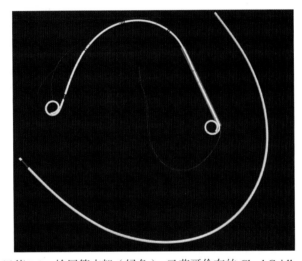

图 10.3 巴德 Inlay 输尿管支架（绿色）。已获哥伦布的 Chad Gridley 博士授权

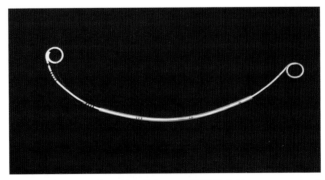

图 10.4 波士顿科学公司的双硬度支架。已获哥伦布的 Chad Gridley 博士授权

10.6　可降解支架（dissolvable stents）

既往有无数输尿管支架置入术后患者失访而忘记取出支架的报道，这些支架留在体内会逐渐结壳，最终需要较为复杂的操作才可移除，可降解支架的研究旨在减少这一并发症的发生。Lingeman 等研制出了暂时性输尿管引流支架 TUDS[25-26]，Ⅰ期临床试验结果显示该支架具有较好的安全性，且在 48 小时内可保证输尿管充分引流[25]，Ⅱ期临床试验结果显示 78% 的病例中支架在 48 小时内可保证充分引流和满意的位置，但 3 例患者在术后 3 个月体内支架仍未完全降解，需要通过体外冲击波碎石仪或输尿管镜将残余支架取出[26]。TUDS 支架尚未投入市场使用。

另一种可生物降解的支架 Uriprene 也在研究中，已有数项动物模型试验对其进行了评价[27-29]，Chew 等研究结果显示与普通高分子聚合物支架相比，Uriprene 支架具有较高的生物相容性，不易引起肾盂积水[28-29]。该支架的Ⅰ期临床试验将于近期完成。

10.7　引流（drainage）

在一些恶性疾病导致输尿管外部受压梗阻的病例中，需要在一侧输尿管中置入两根输尿管支架以保证引流，双腔支架的研制旨在解决这一问题。比较研究结果显示，双腔支架比单腔支架引流更加充分[30]，两个独立分隔的管腔可以实现更佳的引流效果。

一项头对头动物模型研究结果显示，普通 7 Fr 猪尾管、14/7 Fr 腔内支架和 7/3 Fr Tail 支架在引流速率方面无统计学差异[31]，但这三种支架的引流效果均优于对照组，其中螺旋形支架引流效果更佳。

就抵抗外部压力的能力而言，金属材质支架一般比塑料材质支架具有更强的对抗拉伸和挤压的能力。Chrisman 等研究结果显示，Resonance 金属支架（美国库克）和线圈加强型聚合物双猪尾 Silhouette 支架（美国 Applied Medical）对抗挤压的能力均强于塑料支架[8]。Resonance 支架可以抵抗来自输尿管长轴方向 31 磅的外部挤压力，不同直径的 Silhouette 支架抗压能力不同，但总的来说可以抵抗 10 ～ 17 磅的外部挤压力，而传统的普通塑料材质支架在 5 磅以上的挤压力下即会塌陷[8]。

10.8　抗反流（anti-reflux）

输尿管开口的解剖结构能够起到抗反流的效果，但支架穿过了输尿管开口，打破了这种天然的抗反流机制，理论上会增加尿路刺激症状、肾损伤和尿路感染的发生风险。Battaglia 等纳入了 44 例肾移植患者，随机分组后置入抗反流支架或普通支架[32]，研究结果显示两组间膀胱输尿管反流、泌尿系感染发生率或移植预后方面无显著差异。

Soria 等进行研究比较了一种可自我固定、抗反流的输尿管支架和普通支架的效果，这种抗反流支架置入输尿管内但不跨过输尿管膀胱连接处，置入术后 3 周和 6 周的超声检查显示，与普通支架管相比，置入抗反流支架管的动物肾扩张程度较重，但在术后 5 个月移除支架管后这一差异便消失了[33]。此外，这种抗反流支架需要经输尿管内操作方可移除，相比于膀胱镜移除普通支架管而言操作更为复杂。

10.9　自膨胀（self-expanding）

Wallstent（美国波士顿科学公司）内支架是一种由钽构成核心，周围包绕超级合金丝的圆柱形支架，在外鞘取出后可自膨胀展开[34]，早期时候，这种支架存在因组织内生而致支架梗阻的问题[34]。该支架在欧洲已经应用于临床，但一直未在北美地区被广泛使用。一项荷兰地区的大规模研究结果显示，Wallstent 支架首次通畅率为 41%，平均持续时间为 37 个月[35]。Allium 支架（以色列 Allium LTD 公司）由镍钛材质的自膨胀支架外面包裹生物相容性高分子材料构成，Moskovitz 等报道了该支架管的使用经验，在其纳入的 40 例患者共 49 根输尿管中，98% 的输尿管成功开通，在平均 21 个月的随访过程中，仅 1 例在术后 11 个月时出现了管腔闭塞，7 例患者发生了支架管移位，术后 11 个月移除支架管（计划内）的 8 例患者在后续随访的 6～45 个月中输尿管一直保持通畅[36]。

10.10　热膨胀（thermo-expanding）

Memokath 051 输尿管支架（丹麦 PNN 医学公司）是镍钛材质的螺旋型热膨胀式支架，这种热膨胀特性使得该支架管在 10 摄氏度条件下保持柔软状态，而在接近 50 摄氏度的条件下则可恢复工作形状[37]，因此该支架管易于置入，且螺旋形设计可以减少组织的内生[37]。Klarskov 等研究结果显示该支架管在处理可愈性输尿管梗阻时具有较高的安全性[38]。Agrawal 等分析了其随访 11 年的结果，认为对于需要长期留置支架管的输尿管梗阻患者，Memokath 051 支架管是一个合适的选择；在恶性梗阻患者中，在置入术后 16 个月时有 89% 的患者仍可维持上尿路通畅的效果；但 18% 的患者平均术后 7 个月就发生了支架的移位而需要再次置入[39]。

10.11　螺旋支架（spiral stents）

随着体位改变输尿管支架管在体内会明显移动[40]，有观点认为置入输尿管支架管的患者腹股沟区不适症状可能与材质过硬的支架移动有关，基于此，研究者设计了带有螺旋形凹槽的双 J 支架 Percuflex Helical（美国波士顿科学公司）。Mucksavage 等进行的动物实验结果显示，该支架与普通双 J 支架的效果相似[41]，其舒适性尚待临床试验证实。目前该支架尚未投入市场使用。

此外，研究者还就螺旋形凹槽是否可以增加引流性能进行了评估，Stoller 等采用输尿管模型进行试验，发现与管壁光滑的双 J 支架相比，带有螺旋形凹槽的双 J 支架 Spirastent（美国 Urosurge 公司）可获得更佳的引流效能，流速相对更快[42]。在增加 ESWL 术后结石清除率方面该支架管是否也具有优势呢？ Gerber 等比较了在 EWSL 术后置入 Spirastent 支架或普通双 J 支架 Percuflex Plus 时结石碎片排出的速度，结果显示两组间无明显差异[43]。但螺旋形支架管的置入更为困难且更易移位。

10.12　膜固定支架（film-anchoring stents）

理论上，支架越少占据输尿管管腔空间则越有利于结石通过，3 Fr Microstent 支架（美国 Perc Sys 公司）则是基于这一理论设计的。该支架近端采用专利膜固定技术处理，远端由一个 3 Fr 卷曲固定在膀胱中。Lange 等采用模拟泌尿系模型和猪泌尿系动物模型比较了 3 Fr Microstent 支架与 4.7 Fr 双 J 支架的效果，结果显示两者在流速方面的表现无明显差异[44]，但该新型支架管的人体耐受度仍需人体试验进行验证。

10.12.1 感染 / 生物膜

关于如何减少支架表面生物膜形成，进而减少泌尿系感染发生的相关改进将在其他章节中描述。

10.13　展望

新科技创新可能有利于新一代输尿管支架的革新，组织工程的发展是十分值得关注的领域。Amiel 等将牛软骨细胞种植在分子圆柱形网管上成功制造出了组织工程输尿管支架[45]，今后需继续评估其在体内环境下的功能。

借鉴心内科支架的制造工艺而开发的药物洗脱型输尿管支架也是新的开放领域之一，Krambeck 等的研究评估了酮咯酸的有效性，研究终点包括非计划内的内科处理、止痛药更换、早期移除支架和药物治疗[46]，结果显示酮咯酸组和对照组间上述指标未见明显差异。也许今后新的设计能够制造出舒适性更好的支架。

总之，尽管现在的输尿管支架已经具有较好的功能性和耐受性，但仍有进步的空间。尽管研究者们在支架设计的许多方面进行了改进，但至今仍无一种设计被证明是既有效又舒适的。今后研究者们需继续将新工艺和新设计相结合以期开发出一种"理想的"输尿管支架，既能有效的实现集合系统的引流，又能消除患者的不适。

参考文献

[1] Bloom DA, *et al*. Stents and related terms: a brief history. Urology. 1999;54(4):767–771.

[2] Bitschay J, Brodny ML. A History of Urology in Egypt. New York: Riverside Press, 1956, 76.

[3] Herman JR. Urology: A View Through the Retrospectroscope. Hagerstown, Maryland, Harper & Row, 1973.

[4] Tulloch WS. Restoration of continuity of the ureter by means of polyethylene tubing. Br J Urol. 1952;24(1):42–45.

[5] Zimskind PD, Kelter TR, Wilkerson SL. Clinical use of long-term indwelling silicone rubber ureteral splints inserted cystoscopically. J Urol 1967;97(5):840–844.

[6] Gibbons RP, Mason JT, Correa RJ Jr. Experience with indwelling silicone rubber ureteral catheters. J Urol 1974;111(5):594–599.

[7] Finney RP. Experience with new double J ureteral catheter stent. J Urol 1978;120(6):678–681.

[8] Christman MS, L'esperance JO, Choe CH, Stroup SP, Auge BK. Analysis of ureteral stent compression force and its role in malignant obstruction. J Urol 2009;181:392–396.

[9] van Diepen S, Grantmyre J. Broken retrieval string leads to failed self-removal of a double-J ureteral stent. Can J Urol. 2004;11(1):2139–2140.

[10] Wang HJ, Lee TY, Luo HL, Chen CH, Shen YC, Chuang YC, *et al*. Application of resonance metallic stents for ureteral obstruction. BJU Int 2011;108:428–432.

[11] Kadlec AO, Ellimoottil CS, Greco KA. Five-year experience with metallic stents for chronic ureteral obstruction. J Urol 2013;190:937–941.

[12] Liatsikos E, Kallidonis P, Kyriazis I, Constantinidis C, Hendlin K, Stolzenburg JU, *et al*. Ureteral obstruction: Is the full metallic double-pigtail stent the way to go? Eur Urol 2010;57:480–486.

[13] Chung SY, Stein RJ, Landsittel D, Davies BJ, Cuellar DC, Hrebinko RL, *et al*. 15-year experience with the management of extrinsic ureteral obstruction with indwelling ureteral stents. J Urol 2004;172:592–595.

[14] Taylor ER, Benson AD, Schwartz BF. Cost analysis of metallic ureteral stents with 12 months of follow-up. J Endourol 2012;26:917–921.

[15] Gayed BA, Mally AD, Riley J, Ost MC. Resonance metallic stents do not effectively relieve extrinsic ureteral compression in pediatric patients. J Endourol 2013;27:154–157.

[16] Modi AP, Ritch CR, Arend D, *et al*. Multicenter experience with metallic ureteral stents for malignant and chronic benign ureteral obstruction. J Endourol 2010;24:1189–1193.

[17] Joshi HB, Newns N, Stainthorpe A, MacDonagh RP, Keeley FX, Jr, Timoney AG. Ureteral stent symptom questionnaire: development and validation of a

multidimensional quality of life measure. J Urol 2003a;169:1060.

[18] Joshi HB, Stainthorpe A, MacDonagh RP, Keeley FX, Jr, Timoney AG, Barry MJ. Indwelling ureteral stents: evaluation of symptoms, quality of life and utility. J Urol 2003b;169:1065–1069.

[19] El-Nahas A, El-Assmy A, Shoma A, Eraky I, El-Kenawy M, El-Kappany H. Self-retaining ureteral stents: analysis of factors responsible for patients' discomfort. J Endourol 2006;20(1):33–37.

[20] Joshi HB, Chitale SV, Nagarajan M, *et al*. A prospective randomized single-blind comparison of ureteral stents composed of firm and soft polymer. J Urol 2005;174(6):2303–2306.

[21] Lingeman JE, Preminger GM, Goldfischer ER, *et al*. Assessing the Impact of Ureteral Stent Design on Patient Comfort. J Urol 2009;181(6):2581–2587.

[22] Davenport K, Kumar V, Collins J, Melotti R, Timoney AG, Keeley FX, Jr. New ureteral stent design does not improve patient quality of life: a randomized, controlled trial. J Urol 2011;185:175–178.

[23] Dunn MD, Portis AJ, Kahn SA, *et al*. Clinical effectiveness of new stent design: randomized single-blind comparison of tail and double-pigtail stents. J Endourol 2000;14:195.

[24] Taylor WN, McDougall IT. Minimally invasive ureteral stent retrieval. J Urol. 2002;168(5):2020–2023.

[25] Lingeman JE, Schulsinger DA, Kuo RL. Phase I trial of a temporary ureteral drainage stent. J Endourol 2003a;17(3):169–171.

[26] Lingeman JE, Preminger GM, Berger Y, Denstedt JD, Goldstone L, Segura JW, *et al*. Use of a temporary ureteral drainage stent after uncomplicated ureteroscopy: results from a phase II clinical trial. J Urol 2003b;169(5):1682–1688.

[27] Hadaschik BA, Paterson RF, Fazli L, Clinkscales KW, Shalaby SW, Chew BH. Investigation of a novel degradable ureteral stent in a porcine model. J Urol. 2008;180(3):1161–1166.

[28] Chew BH, Lange D, Paterson RF, *et al*. Next generation biodegradable ureteral stent in a Yucatan pig model. J Urol 2010;183(2):765–771.

[29] Chew BH, Paterson RF, Clinkscales KW, Levine BS, Shalaby SW, Lange D. In vivo evaluation of the third generation biodegradable stent: a novel approach to avoiding the forgotten stent syndrome. J Urol 2013;189(2):719–725.

[30] Hafron J, Ost MC, Tan BJ, Fogarty JD, Hoenig DM, Lee BR, *et al*. Novel dual-lumen ureteral stents provide better ureteral flow than single ureteral stent in ex vivo porcine kidney model of extrinsic ureteral obstruction. Urology 2006;68(4):911–915.

[31] Olweny EO, Portis AJ, Afane JS, *et al*. Flow characteristics of 3 unique ureteral stents: investigation of a Poiseuille flow pattern. Journal of Urology. 2000;164(6):2099–2103.

[32] Battaglia M, Ditonno P, Selvaggio O, Palazzo S, Bettocchi C, Peschechera R, *et al*. Double J stent with antireflux device in the prevention of short-term urological complications after cadaveric kidney transplantation: single-center prospective randomized study. Transplantation Proceedings 2005;37(6):2525–2526.

[33] Soria F, Morcillo E, Serrano A, *et al*. Preliminary Assessment of a New Antireflux Ureteral Stent Design in Swine Model. Urology 2015;86(2):417–422.

[34] Pollak JS, Rosenblatt MM, Egglin TK, Dickey KW, Glickman M. Treatment of ureteral

obstruction with the Wallstent endoprosthesis: Preliminary results. J Vasc Interv Radiol 1995;6:417–425.

[35] Campschroer T, Lock MT, Lo RT, Bosch JL. The Wallstent: long-term follow-up of metal stent placement for the treatment of benign ureteroileal anastomotic strictures after Bricker urinary diversion. BJU Int. 2014;114(6):910–915.

[36] Moskovitz B, Halachmi S, Nativ O. A new self-expanding, large-caliber ureteral stent: results of a multicenter experience. J Endourol 2012;26(11):1523–1527.

[37] Staios D, Shergill I, Thwaini A, Junaid I, Buchholz NP. The Memokath stent. Expert Review of Medical Devices 2007;4(2):99–101.

[38] Klarskov P, Nordling J, Nielsen JB. Experience with Memokath 051 ureteral stent. Scandinavian Journal of Urology and Nephrology 2005;39(2):169–172.

[39] Agrawal S, Brown CT, Bellamy EA, Kulkarni R. The thermo-expandable metallic ureteric stent: an 11-year follow-up. BJU International 2009;103(3):372–376.

[40] Chew BH, Knudsen BE, Nott L, Pautler SE, Razvi H, Amann J, *et al.* Pilot Study of Ureteral Movement in Stented Patients: First Step in Understanding Dynamic Ureteral Anatomy to Improve Stent Discomfort. J Endourol 2007;21:1069–1075.

[41] Mucksavage P, Pick D, Haydel D, *et al.* An in vivo evaluation of a novel spiral cut flexible ureteral stent. Urology 2012;79:733–737.

[42] Stoller ML, Schwartz BF, Frigstad JR, Norris L, Park JB, *et al.* An in vitro assessment of the flow characteristics of spiral-ridged and smooth-walled JJ ureteric stents. BJU Int 2000;85(6):628–631.

[43] Gerber R, Nitz C, Studer UE, Danuser H. Spiral stent versus standard stent in patients with midsize renal stones treated with extracorporeal shock wave lithotripsy: which stent works better? A prospective randomized trial. J Urol 2004;172(3):965–966.

[44] Lange D, Hoag NA, Poh BK, *et al.* Drainage characteristics of the 3 F MicroStent using a novel film occlusion anchoring mechanism. J Endourol 2011;25:1051–1056.

[45] Amiel GE, Yoo JJ, Kim BS, Atala A. Tissue engineered stents created from chondrocytes. J Urol 2001;165:2091–2095.

[46] Krambeck AE, Walsh RS, Denstedt JD, Preminger GM, Li J, Evans JC, et al. A novel drug eluting ureteral stent: a prospective, randomized, multicenter clinical trial to evaluate the safety and effectiveness of a ketorolac loaded ureteral stent. J Urol 2010;183:1037–1042.

第十一章
涂层和药物洗脱支架

Thomas O. Tailly[1] and John D. Denstedt[2]

[1] Division of Urology, Department of Surgery, Ghent University Hospitals, Ghent, Belgium
[2] Professor of Urology Division of Urology, Department of Surgery, Schulich School of Medicine & Dentistry–Western University, London, Ontario, Canada

译者：王　强　审校：胡　浩

11.1　引言

　　由 Finney 发明的双 J 支架极大地扩展了腔镜泌尿外科手术的可能性[1]。遗憾的是，类似于其他异物，由于缺乏生物相容性，留置的双 J 支架会带来一系列并发症，诸如疼痛、血尿、结石成壳、泌尿系感染等，极大地影响了患者的生活质量[2]。结石成壳是一类特别常见的并发症，有 9%～27% 的患者在支架置入手术后的 6 周内会出现不同程度的结石成壳，并且随着留置时间的延长其发生率也相应增加（图 11.1）[3-4]。尽管输尿管再植术后 3 周内留置双 J 管的患儿通常会同时预防性加用抗生素，但仍有将近一半的支架在取出时已经发生了不同程度的细菌定植（bacterial colonization）[5]。Riedl 等证实对于体内长期留置双 J 管的患者，几乎所有的支架管表面都会出现细菌定植[6]。尽管 α 受体阻滞剂能够缓解双 J 管置入所带来的身体不适，但它仍然不能够完全消除支架管所带来的并发症[7]。

　　目前很多研究团队致力于设计新的输尿管支架，改用其他生物材料以及涂层从而增加支架的生物相容性，减少其带来的不适症状及相关并发症[8]。本章将会对目前已研究开发出的不同种类的支架涂层诸如润滑类、抗菌类、防污类（防止异物成分沉积），及药物涂层类支架等做一个简要综述。

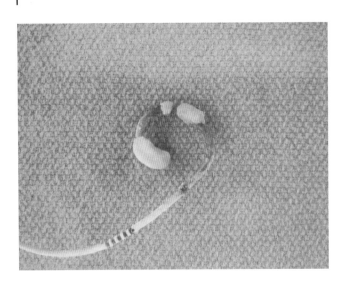

图 11.1 输尿管支架远端弯曲处包有结石外壳

11.2 支架涂层（stent coatings）

11.2.1 亲水性涂层

亲水性涂层主要是由能够吸收水分的亲水性聚合物制成，它能够增加支架管表面弹性的同时减小摩擦力。从理论上来讲这种亲水性涂层支架更容易置入体内，并且具有更好的生物相容性。尽管这种设想听起来颇具前景，但体外研究发现亲水性涂层的效果并不理想。相比未经涂层的支架，仍然伴有不同程度的生物膜以及结石外壳形成[9-11]。

John 等在体外证实了经抗生素浸渍的亲水涂层支架的具体效果[12]。将亲水涂层以及未做任何涂层的两种支架浸渍于环丙沙星、庆大霉素、头孢唑林中，对比两种支架的抑菌效果，发现亲水涂层支架具有更持久的抗菌活性[12]。

聚乙烯吡咯烷酮（PVP）涂层支架是 Bard 公司生产的一种涂层支架。Tunney 和 Gorman 证实这种亲水性涂层支架相比未涂层的普通硅胶及聚氨酯支架具有更好的润滑效果[13]。另外，相比硅胶支架，PVP 涂层支架能够降低大肠埃希菌的黏附力，而相比聚氨酯支架，其同样可以降低粪肠球菌的黏附力[13]。这些具有一定研究前景的初步结果进一步被 Khandwekar 证实：他进一步将 Tecoflex 支架表面进行了 PVP-I 涂层[14]，通过体外研究发现这类涂层支架相比普通的 Tecoflex 支架具有更强的润滑效果，并且结壳概率以及细菌黏附能力（诸如铜绿假单胞菌，金黄色葡萄球菌）都大大下降[14]。

11.2.2 磷脂酰胆碱涂层

磷脂酰胆碱（PC）通常位于红细胞膜的外层[15]。利用这个特性，我们推测利用 PC 做支架管表面涂层能够增加它的生物相容性。Stickler 等对 44 例既往行 PC 涂层支架置入术的患者进行了将近 12 周的随访，结果发现相比该组 28 例既往行普通支架置入术的患者，支架取出后对比可见，PC 涂层支架结壳形成率以及细菌黏附水平大大下降[16]。

11.2.3　类金刚石涂层

既往被广泛应用于血管外科、整形外科或其他置入领域的能够提高生物相容性的物质是一种被称为类金刚石（diamond-like carbon，DLC）的涂层材料[17]。在普通聚氨酯支架表面做 100 ~ 200 nm 厚的 DLC 涂层能够大大减少支架表面的摩擦力，从而明显降低结石形成以及细菌黏附水平[18]。Laube 等将 DLC 涂层支架置入 10 例既往容易发生支架结壳的患者体内，结果发现相比之前使用的普通支架，换用 DLC 涂层支架后发生结壳以及生物膜黏附的概率大大降低[19]，这也证实了患者对于 DLC 涂层支架具有更好的耐受性。

11.2.3.1　产甲酸草酸杆菌来源的降解酶涂层

既往研究已经证实产甲酸草酸杆菌与草酸钙结石形成之间具有密切的联系。例如肠道内缺乏产甲酸草酸杆菌定植容易增加草酸钙结石疾病的患病风险[20]。这一现象为 Watterson 带来灵感，他将产甲酸草酸杆菌来源的降解酶做成了支架涂层[21]。尽管家兔模型研究发现相比未涂层支架，降解酶涂层支架形成结石的概率有一定降低，但两者之间并不具有统计学差异[21]。

11.2.4　黏多糖涂层

黏多糖（glycosaminoglycans，GAGs）目前已被证实能够抑制草酸钙结晶生长，而肝素钠（黏多糖是其主要成分）尽管通常并不存在于人的尿液中，但它仍然是强有效的草酸钙结晶抑制剂[22]。

尽管肝素钠涂层已经被证实能够抑制结石沉积，但体外模型研究结果发现相比于普通支架，该涂层支架在降低细菌黏附力等方面并没有太多优势[23-24]。

目前少数体内研究进一步证实了上述结论，即相比于未经涂层的普通支架，肝素钠涂层支架确实能够降低钙盐等结石沉积，即便留置时间长达 12 个月之久[25-26]。也正是因为此类涂层支架具有其他支架并不具备的体内长期置入的优势，Tenke 和他的同事倡导使用肝素钠支架，尽管价格上会比普通支架贵一些，但它仍然具有较高的性价比[27]。

多硫戊聚糖（pentosan polysulphate，PPS），一种半合成黏多糖，已被体内外研究证实具有抑制草酸钙结晶形成的功能[28-29]。Zupkas 将 PPS 涂层以及未做涂层处理的圆盘放置于家兔膀胱内，持续约 50 天后发现 PPS 涂层圆盘的表面形成结石的概率要远低于未涂层的圆盘[30]。

11.2.5 抗生素涂层

直到最近，抗生素涂层支架仍然处于初期实验阶段。一个来自意大利的研究团队已经证实若在患者已置入抗生素涂层支架的基础上给予全身抗生素治疗，那么其抑制生物膜形成的能力将远远优于单独使用其中任何一种治疗[31-32]。克拉霉素涂层支架联合全身阿米卡星抗生素治疗能够抑制铜绿假单胞菌黏附；而家兔模型研究发现，在使用利福平涂层支架的基础上给予全身替加环素治疗能够降低粪肠球菌的黏附能力[31-32]。第一项关于抗生素涂层支架（磺胺嘧啶银盐）的人体随机对照研究已经被注册（http：//www.clinicaltrials.gov NCT02266368），目前正在招募参与者。尽管该类涂层在许多体内留置导管中被普遍使用，但在输尿管支架管领域中仅被第二次报道。Multanen 首次介绍了该方法，他证实硝酸银以及氧氟沙星涂层能够抑制支架管表面的结石沉积，同时可以加速聚左旋乳酸支架的生物降解[33]。

11.2.6 MPEG-DOPA

Ko 等受海洋动物的启发，测试了一种新的共聚物 mPEG-DOPA，这种共聚物通过名为 3,4—苯丙氨酸的贻贝黏着蛋白，促进防污剂聚乙二醇附着于支架表面[34]。在 Ko 颇具前景的体外研究基础上，Pechey 进一步在家兔体内模型中证实经过交联的 DOPA 靶定的共聚物能够抑制大肠埃希菌及生物膜形成，而且其效果比未涂层或者未交联的 mPEG-DOPA 涂层支架好很多[35]。目前相关研究仍在进行中。

11.3 药物洗脱支架（drug-eluting stents）

11.3.1 三氯生

三氯生通常用于除臭剂、肥皂，及许多其他的消费产品制作当中，具有较强的抗细菌及真菌的能力。相比其他未涂层的支架（例如 Percuflex®），三氯生涂层支架（Triumph®）已经被体内外研究证实能够降低支架管表面附着力，同时抑制多种泌尿系病原菌的生长[36-37]。进一步临床研究发现三氯生涂层支架能够减轻患者尿路感染症状。对于需要长期使用支架管的患者而言，它能够不同程度地降低抗生素的使用率[38]。此外，该类支架在不影响生物膜形成、结石沉积以及感染风险的基础上，能够明显缓解短期支架置入术后患者所伴随的疼痛以及下尿路不适等症状[39]。

11.3.2 酮咯酸涂层

一项前瞻性的随机双盲研究发现，酮咯酸涂层支架（Lexington）能够降低患者止痛药的使用率，而疼痛是 45 岁以下的男性患者最显著的术后并发症[40]。然而，相对于对照组支架（Percuflex Plus® 双 J 管），疼痛干预的主要结局指标在两组中并没有显著的统计学差异[40]。

11.3.3　双氯苯双胍己烷涂层

近来有报道发现一种最新的支架涂层，该涂层是一种能够持续释放含有双氯苯双胍己烷（CHX-SVR）的涂层。体外研究发现，将支架表面给予 2% 的 CHX 涂层能够取得不错的效果；之后进一步构建狗模型，体内研究发现 CHX-SVR 涂层支架能够抑制细菌生长，同时抑制生物膜产生[41-42]。Phuengkam 利用富含 CHX 的纳米球设计出一种新的 CHX 涂层[43]，这种被称为 CHX 纳米微粒涂层的支架已被证实能够持续释放CHX 达 15 天，同时体外研究证实这种涂层支架对多种常见的泌尿系病原菌均有不错的抑菌效果[43]。

11.3.4　金属药物洗脱支架

由于支架的留置时间较长，金属网状支架通常会带来一系列并发症，诸如移位，结壳，甚至因组织增生而将支架包裹等问题[44-46]。根据既往血管内支架的经验，一种紫杉醇洗脱的金属网状输尿管支架应运而生。体内猪模型研究发现，相比单纯的金属支架（bare metal stent，BMS），紫杉醇药物涂层支架能够降低炎症反应，同时缓解周围组织增生[47]。类似的动物研究结果发现相比单纯的金属支架，佐他莫司涂层支架在不影响炎症反应的基础上也大大降低了组织不良增生的概率[48]。

11.4　结论

现阶段药物治疗并不能完全消除支架置入术后所带来的结石成壳、继发感染，及其他相关并发症。目前已经开发出一系列涂层支架，并且在体外研究中取得了不错的成果，然而仅有一小部分涂层支架被进一步用于动物以及人体试验中。因此，未来仍然需要针对目前已开发出的涂层支架开展更多的体内试验。当然，我们的最终目标是研制出同时具备生物相容性好、抗结石形成、抗感染能力强、尽可能少地引发支架相关不良并发症，及易于置入等优点的理想支架。

参考文献

[1] Finney RP. Experience with new double J ureteral catheter stent. J Urol 1978;120:678–81.

[2] Joshi HB, Stainthorpe A, MacDonagh RP, Keeley FX, Timoney AG, Barry MJ. Indwelling ureteral stents: evaluation of symptoms, quality of life and utility. J Urol 2003;169:1065–1069.

[3] el-Faqih SR, Shamsuddin AB, Chakrabarti A, Atassi R, Kardar AH, Osman MK, et al.

Polyurethane internal ureteral stents in treatment of stone patients: morbidity related to indwelling times. J Urol 1991;146:1487–1491.

[4] Kawahara T, Ito H, Terao H, Yoshida M, Matsuzaki J. Ureteral stent encrustation, incrustation, and coloring: morbidity related to indwelling times. J Endourol 2012;26:178–182.

[5] Uvin P, Van Baelen A, Verhaegen J, Bogaert G. Ureteral stents do not cause bacterial infections in children after ureteral reimplantation. Urology 2011;78:154–158.

[6] Riedl CR, Plas E, Hübner WA, Zimmerl H, Ulrich W, Pflüger H. Bacterial colonization of ureteral stents. Eur Urol 1999;36:53–59.

[7] Lamb AD, Vowler SL, Johnston R, Dunn N, Wiseman OJ. Meta-analysis showing the beneficial effect of α-blockers on ureteric stent discomfort. BJU Int 2011;108:1894–1902.

[8] Lange D, Bidnur S, Hoag N, Chew BH. Ureteral stent-associated complications-where we are and where we are going. Nat Rev Urol 2015;12:17–25.

[9] Gorman SP, Tunney MM, Keane PF, Van Bladel K, Bley B. Characterization and assessment of a novel poly(ethylene oxide)/polyurethane composite hydrogel (Aquavene) as a ureteral stent biomaterial. J Biomed Mater Res 1998;39:642–649.

[10] Tunney MM, Keane PF, Jones DS, Gorman SP. Comparative assessment of ureteral stent biomaterial encrustation. Biomaterials 1996;17:1541–1546.

[11] Desgrandchamps F, Moulinier F, Daudon M, Teillac P, Le Duc A. An in vitro comparison of urease-induced encrustation of JJ stents in human urine. Br J Urol 1997;79:24–27.

[12] John T, Rajpurkar A, Smith G, Fairfax M, Triest J. Antibiotic pretreatment of hydrogel ureteral stent. J Endourol 2007;21:1211–1216.

[13] Tunney MM, Gorman SP. Evaluation of a poly(vinyl pyrollidone)-coated biomaterial for urological use. Biomaterials 2002;23:4601–4608.

[14] Khandwekar AP, Doble M. Physicochemical characterisation and biological evaluation of polyvinylpyrrolidone-iodine engineered polyurethane (Tecoflex(®)). J Mater Sci Mater Med 2011;22:1231–1246.

[15] Chen H, Yuan L, Song W, Wu Z, Li D. Biocompatible polymer materials: Role of protein–surface interactions. Prog Polym Sci 2008;33:1059–1087.

[16] Stickler DJ, Evans A, Morris N, Hughes G. Strategies for the control of catheter encrustation. Int J Antimicrob Agents 2002;19:499–506.

[17] Roy RK, Lee K-R. Biomedical applications of diamond-like carbon coatings: a review. J Biomed Mater Res B Appl Biomater 2007;83:72–84.

[18] Jones DS, Garvin CP, Dowling D, Donnelly K, Gorman SP. Examination of surface properties and in vitro biological performance of amorphous diamond-like carbon-coated polyurethane. J Biomed Mater Res B Appl Biomater 2006;78:230–236.

[19] Laube N, Kleinen L, Bradenahl J, Meissner A. Diamond-like carbon coatings on ureteral stents--a new strategy for decreasing the formation of crystalline bacterial biofilms? J Urol 2007;177:1923–1927.

[20] Knight J, Deora R, Assimos DG, Holmes RP. The genetic composition of Oxalobacter formigenes and its relationship to colonization and calcium oxalate stone disease. Urolithiasis 2013;41:187–196.

[21] Watterson JD, Cadieux PA, Beiko DT, Cook AJ, Burton JP, Harbottle RR, et al.

Oxalate-degrading enzymes from Oxalobacter formigenes: a novel device coating to reduce urinary tract biomaterial-related encrustation. J Endourol 2003;17:269–274.

[22] Angell AH, Resnick MI. Surface interaction between glycosaminoglycans and calcium oxalate. J Urol 1989;141:1255–8.

[23] Lange D, Elwood CN, Choi K, Hendlin K, Monga M, Chew BH. Uropathogen interaction with the surface of urological stents using different surface properties. J Urol 2009;182:1194–1200.

[24] Hildebrandt P, Sayyad M, Rzany A, Schaldach M, Seiter H. Prevention of surface encrustation of urological implants by coating with inhibitors. Biomaterials 2001;22:503–507.

[25] Riedl CR, Witkowski M, Plas E, Pflueger H. Heparin coating reduces encrustation of ureteral stents: a preliminary report. Int J Antimicrob Agents 2002;19:507–510.

[26] Cauda F, Cauda V, Fiori C, Onida B, Garrone E. Heparin coating on ureteral Double J stents prevents encrustations: an in vivo case study. J Endourol 2008;22:465–472.

[27] Tenke P, Riedl CR, Jones GL, Williams GJ, Stickler D, Nagy E. Bacterial biofilm formation on urologic devices and heparin coating as preventive strategy. Int J Antimicrob Agents 2004;23 Suppl 1:S67–S74.

[28] Martin X, Werness PG, Bergert JH, Smith LH. Pentosan polysulfate as an inhibitor of calcium oxalate crystal growth. J Urol 1984;132:786–788.

[29] Norman RW, Scurr DS, Robertson WG, Peacock M. Inhibition of calcium oxalate crystallisation by pentosan polysulphate in control subjects and stone formers. Br J Urol 1984;56:594–598.

[30] Zupkas P, Parsons CL, Percival C, Monga M. Pentosanpolysulfate coating of silicone reduces encrustation. J Endourol 2000;14:483–488.

[31] Minardi D, Cirioni O, Ghiselli R, Silvestri C, Mocchegiani F, Gabrielli E, et al. Efficacy of tigecycline and rifampin alone and in combination against Enterococcus faecalis biofilm infection in a rat model of ureteral stent. J Surg Res 2012;176:1–6.

[32] Cirioni O, Ghiselli R, Silvestri C, Minardi D, Gabrielli E, Orlando F, et al. Effect of the combination of clarithromycin and amikacin on Pseudomonas aeruginosa biofilm in an animal model of ureteral stent infection. J Antimicrob Chemother 2011;66:1318–1323.

[33] Multanen M, Tammela TLJ, Laurila M, Seppälä J, Välimaa T, Törmälä P, et al. Biocompatibility, encrustation and biodegradation of ofloxacine and silver nitrate coated poly-L-lactic acid stents in rabbit urethra. Urol Res 2002;30:227–232.

[34] Ko R, Cadieux PA, Dalsin JL, Lee BP, Elwood CN, Razvi H. First prize: Novel uropathogen-resistant coatings inspired by marine mussels. J Endourol 2008;22:1153–1160.

[35] Pechey A, Elwood CN, Wignall GR, Dalsin JL, Lee BP, Vanjecek M, et al. Anti-adhesive coating and clearance of device associated uropathogenic Escherichia coli cystitis. J Urol 2009;182:1628–1636.

[36] Cadieux PA, Chew BH, Knudsen BE, DeJong K, Rowe E, Reid G, et al. Triclosan Loaded Ureteral Stents Decrease Proteus Mirabilis 296 Infection in a Rabbit Urinary Tract Infection Model. J Urol 2006;175:2331–2335.

[37] Chew BH, Cadieux PA, Reid G, Denstedt JD. In-vitro activity of triclosan-eluting

ureteral stents against common bacterial uropathogens. J Endourol 2006;20:949–958.

[38] Cadieux P a, Chew BH, Nott L, Seney S, Elwood CN, Wignall GR, et al. Use of triclosan-eluting ureteral stents in patients with long-term stents. J Endourol 2009;23:1187–1194.

[39] Mendez-Probst CE, Goneau LW, MacDonald KW, Nott L, Seney S, Elwood CN, et al. The use of triclosan eluting stents effectively reduces ureteral stent symptoms: a prospective randomized trial. BJU Int 2012;110:749–754.

[40] Krambeck AE, Walsh RS, Denstedt JD, Preminger GM, Li J, Evans JC, et al. A novel drug eluting ureteral stent: a prospective, randomized, multicenter clinical trial to evaluate the safety and effectiveness of a ketorolac loaded ureteral stent. J Urol 2010;183:1037–1042.

[41] Zelichenko G, Steinberg D, Lorber G, Friedman M, Zaks B, Lavy E, et al. Prevention of initial biofilm formation on ureteral stents using a sustained releasing varnish containing chlorhexidine: in vitro study. J Endourol 2013;27:333–337.

[42] Segev G, Bankirer T, Steinberg D, Duvdevani M, Shapur NK, Friedman M, et al. Evaluation of urinary catheters coated with sustained-release varnish of chlorhexidine in mitigating biofilm formation on urinary catheters in dogs. J Vet Intern Med 2013;27:39–46.

[43] Phuengkham H, Nasongkla N. Development of antibacterial coating on silicone surface via chlorhexidine-loaded nanospheres. J Mater Sci Med 2015;26:5418.

[44] Chung KJ, Park BH, Park B, Lee JH, Kim WJ, Baek M, et al. Efficacy and safety of a novel, double-layered, coated, self-expandable metallic mesh stent (Uventa^{TM}) in malignant ureteral obstructions. J Endourol 2013;27:930–935.

[45] Liatsikos E, Kallidonis P, Kyriazis I, Constantinidis C, Hendlin K, Stolzenburg J-U, et al. Ureteral Obstruction: Is the Full Metallic Double-Pigtail Stent the Way to Go? Eur Urol 2010;57:480–487.

[46] Agrawal S, Brown CT, Bellamy EA, Kulkarni R. The thermo-expandable metallic ureteric stent: an 11-year follow-up. BJU Int 2009;103:372–376.

[47] Liatsikos EN, Karnabatidis D, Kagadis GC, Rokkas K, Constantinides C, Christeas N, et al. Application of paclitaxel-eluting metal mesh stents within the pig ureter: an experimental study. Eur Urol 2007;51:217–223.

[48] Kallidonis P, Kitrou P, Karnabatidis D, Kyriazis I, Kalogeropoulou C, Tsamandas A, et al. Evaluation of zotarolimus-eluting metal stent in animal ureters. J Endourol 2011;25:1661–1667.

第十二章
覆膜和药物洗脱输尿管支架

Panagiotis Kallidonis[1]，Wissam Kamal[2]，Vasilis Panagopoulos[2]
and Evangelos Liatsikos[3]

[1] Urology Specialist，Department of Urology，University Hospital of Patras，Patras，Greece
[2] Department of Urology，University Hospital of Patras，Patras，Greece
[3] Professor of Urology，Department of Urology，University Hospital of Patras，Patras，Greece

译者：杨　健　　审校：胡　浩

12.1　引言

在经皮腔内血管成形术（PTA）中，传统的裸金属支架（metal stents，MSs）已成为介入心脏病学和放射学的重要工具[1-2]。MSs是一种小型的、管状的、金属丝网状支架，压缩于球囊导管中。术中将支架和导管沿导丝置入血管病变部位，球囊膨胀后扩张狭窄的部位，然后在血管壁上释放支架。支架释放后，作为一个机械支撑物，可防止血管壁的弹性回缩，保持血管的通畅性。在一段时间的上皮化后，支架最终与血管壁相融合[3]。在泌尿外科，MSs也可长期留置于输尿管和尿道[4-5]。

输尿管MSs可显著缓解恶性肿瘤所致的输尿管梗阻[6]。尽管如此，仍有许多并发症，包括感染、输尿管尿路上皮增生引起的再狭窄、支架移位、结壳以及支架移除困难[5-7]。因此，关于长期留置输尿管支架的通畅性问题，一直是有争议的[7-8]。输尿管MSs再狭窄最常见的原因是输尿管尿路上皮增生反应。后来的研究也发现了在血管系统中使用MSs相似的并发症。为了克服这一问题，在介入心脏病学和放射学中，引入和应用了药物洗脱支架（drug eluting stents，DESs）[1,6]。在泌尿外科中，DESs的概念与心血管系统中的使用是相似的，旨在消除MSs引起的输尿管增生反应。此外，泌尿外科领域也提出了覆膜金属支架（coated metallic stents，CMSs）的概念，旨在避免增生组织的长入而堵塞支架。CMSs通常采用聚四氟乙烯（polytetrafluroethylene，PTFE）

覆盖，它阻止了增生中的组织生长进入支架，并保持支架的通畅性。Chung 等将 MSs 与 PTFE-CMSs 进行比较，发现 MSs 支架引起的增生反应会导致输尿管阻塞，而在 CMSs 中没有发现这种现象[9]。

12.2 药物洗脱金属支架（drug-eluting metal stents）

12.2.1 药物洗脱支架的概念

DESs 在血管中使用时，可最大程度地减少增生反应，并降低再狭窄的发生率[1]。DESs 在血管内可缓慢释放涂层中的抗细胞增殖药物。这些药物可抑制平滑肌细胞（smooth muscle cell，SMCs）增殖，从而减少增生反应[10-11]。输尿管壁的 SMCs 可以合成胶原蛋白，直接导致了 MSs 的再狭窄。DESs 可减少输尿管壁的增生反应，最终可降低再狭窄的发生率[6,12]。

12.2.2 药物洗脱支架的设计和结构

DESs 由三部分组成：支架、涂层和药物活性成分。在新一代 DES 中，支架结构、聚合物涂层和药物活性成分都有了重大改良，降低了并发症发生率，并延长了使用时间[3]。

支架结构的合理设计是非常重要的，这样可以确保最佳的几何形状、最小形变基础上的最大的径向支撑力，以及合理的径向回弹力。支架的框架通常可用生物惰性材料，如不锈钢、镍钛和钴铬。

DESs 支架上覆盖的聚合物涂层，可以控制药物的释放。聚合物材料只引起最小的周围组织反应，并且具有非血栓、非炎性、非毒性以及血液相容性的特点（针对血管支架）。这些特性有助于预防血栓栓塞事件和促进支架的上皮化过程。DESs 有多种聚合物涂层[1,3]。

12.3 药物活性成分（pharmaceutical substances）

对于 DES 来说，需要根据支架的用途选择最合适的药物。DESs 的药物可以抑制一个或多个与增生反应和血小板聚集有关的生化途径，并最终防止腔内再狭窄。在 DESs 中使用的药物有多种作用机制，主要作用是抑制免疫反应（他克莫司）、抗炎症反应（西罗莫司、biolimus A9、地塞米松）、抗增殖反应（西罗莫司、依维莫司、他克莫司、佐他莫司、pimercolimus、biolimus A9、紫杉醇、放线菌素 D）、抗菌作用（三氯生）、抗血栓形成（抗血小板 GP Ⅱ b/ Ⅱ a 抗体）[6]。

12.4 泌尿外科专用药物洗脱支架（drug-eluting stents in urology）

为了应对上述并发症，在许多实验中对DESs进行了研究。Liatsikos等[13]在猪输尿管中使用了紫杉醇洗脱支架（TAXUS, Boston Scientific, Natick, MA, USA），在每只猪的一侧输尿管中插入DES，另一侧插入MS（R-支架, Orbus Medical Technologies, Hoevelaken, 荷兰），在21天的随访期间，大部分的MSs被阻塞，并且其余的MS支架均因增生反应发生狭窄；而DESs在随访期间均保持通畅。作者总结道，与传统的MSs相比，DESs可引起较少的炎症反应和输尿管组织增生（导致输尿管阻塞）。Kallidonis等人[14]也报道了类似的结果，评价了在猪和兔的输尿管中应用佐他莫司洗脱支架（Endeavor, Medtronics, USA）的效果，在同一动物的一侧输尿管中放置MS（R支架, Orbus Medical Technologies, Hoevelaken, 荷兰），另一侧放置DES，猪和兔子的随访时间分别为4周和8周，MSs和DESs的CT或IVP均显示存在增生反应，使用MSs的7个猪输尿管完全闭塞，而DES支架中，虽然有输尿管壁增生反应，但DESs没有发生阻塞，使用MS的2个兔输尿管发生阻塞，而DES的输尿管没有堵塞，对肾功能（MAG3扫描）的评价显示，有7个猪肾单位和1个输尿管存在梗阻的兔肾单位明显受损，光学相干断层成像（图12.1）和组织学（图12.2）显示，与DESs相比，MSs的增生反应更多。

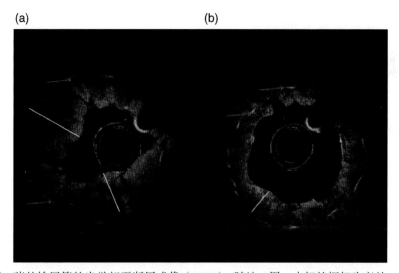

图12.1 同一猪的输尿管的光学相干断层成像（OCT）。随访4周。支架的框架为亮处，后面有阴影（红色箭头）。框架标记为猪或兔子输尿管的尿道上皮与肌层之间的边界。**a**）置入传统MS的图像，在支架与输尿管腔之间，可观察到尿道上皮的广泛增生反应，延伸到输尿管腔内，并对通畅性（白线）造成影响。**b**）置入药物支架（DES）的图像。与传统的MS（白线）比较，可以观察到更少的增生反应。

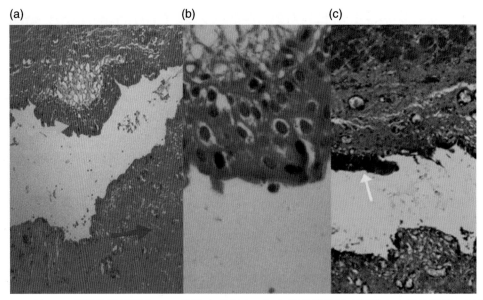

图 12.2 经 DEB 扩张的输尿管和 24 h 后取出的标本。（**a**）蓝色箭头显示尿路上皮层的重建。红色箭头为明显减少的急性炎症和肉芽组织。H&E，200×。（**b**）尿道上皮细胞的重建和较少的炎症反应（红色箭头）。H&E，400×。c）紫杉醇和链霉素的免疫组化。过氧化物酶染色显示紫杉醇位于上皮细胞（黄色箭头）和固有层肌肉（红色箭头）。200×

12.5 覆膜金属支架（coated metallic stents）

12.5.1 覆膜金属支架的概念

另一种减少增生反应和再狭窄率的方法是 CMSs。CMSs 支架上覆盖的材料可阻止增生组织穿过支架突出到腔内，从而降低再狭窄的发生率[15]。

12.5.2 泌尿外科应用的覆膜金属支架

在尿路中使用 CMSs 的移位率较高[7,16-17]。最近引入了专门为泌尿系统设计的 CMSs，如 Allium（Allium Medical Solutions Ltd,Caesarea,Israel）和 UVENTA（Taewoong Medical Co.，Ltd，Gyeonggi-do，South Korea）[18-19]。上述支架都有超弹性镍钛合金的支架框架，具有生物相容性、很高的抗压性及弹性。此外，聚四氟乙烯（PTFE）覆膜可抑制组织向支架腔内生长[20]。

Allium 支架长度分为 10 cm 和 12 cm 两种，直径分 24 F 和 30 F，由镍钛诺和聚四氟乙烯（PTFE）组成，能够避免组织向腔内生长以和早期结壳，膀胱内锚可以防止移位，移位是早期血管 CMSs 容易发生的一个问题[16-17]。Moskovitz 等在有恶性肿瘤病史的 49 例患者输尿管中置入了 Allium 支架，没有围术期并发症发生，在 21 个月的平均随访时间内（1 ～ 63 个月），支架移位率为 14.2%，只有一例发生支架闭塞[18]。

Leonardo 等治疗了 12 例良性输尿管梗阻患者，在 10 个月的平均随访期间，所有输尿管均通畅，术中及随访期间未出现并发症[21]。应该注意的是，即使患者在随访过程中出现了并发症，也可以很容易地取出 Allium 支架[18,21]。

UVENTA 支架是一个由 PTFE 薄膜覆盖的金属网，用来避免组织向腔内生长，从而避免阻塞。此外，支架的设计目的在于防止支架移位[19]。它的长度在 6 ～ 12 cm，直径分为 7 mm、8 mm 和 10 mm。Kim 等使用 UVENTA 支架治疗 18 例恶性肿瘤患者（20 例输尿管）。在平均随访 7.3 个月（范围 3 ～ 15 个月）期间，没有发生支架阻塞。此外，未观察到增生反应、移位或结壳。Chung 等研究了由 UVENTA 治疗的 71 例恶性肿瘤所致的输尿管梗阻。在 308 天（35 ～ 802 天）的中位随访期间，整体成功率为 81.7%。失败的原因包括支架段以外的肿瘤进展、增生反应、膀胱侵犯和支架管相关疼痛[22]。一项研究比较了 UVENTA 和热膨胀金属合金螺旋支架（Memokath 051，PNN，Copenhagen，丹麦）的疗效，对于良性和恶性的输尿管阻塞，UVENTA 的临床成功率更高，两种支架的并发症发生率相似[23]。一项多中心研究比较了 UVENTA 和双 J 管置入治疗 42 例恶性输尿管梗阻的疗效。研究表明，在成功率和通畅性方面，UVENTA 优于双 J 支架管[24]。对 CMSs 的经验总结如表 12.1 所示。

12.6 结论

在尿路中使用 DES 和 CMSs，目的在于减少输尿管壁组织增生和腔内再狭窄。目前的经验仅限于在动物体内实验中评估 DESs。有必要进行进一步的研究，才能得出安

表 12.1 涂层金属支架临床经验总结

研究	支架	输尿管数目	梗阻原因	狭窄长度	随访时间	通畅率	并发症
Moskovitz et al.[18]	Allium	49	恶性	未报道	平均 21（1 ～ 63）个月	98%	● 一年后支架梗阻（2%） ● 支架迁移（14.2%）
Leonardo et al.[21]	Allium	12	良性	未报道	平均 10 个月	100%	● 无并发症
Chung et al.[22]	UVENTA	71	恶性	平均 11.8±6.4 cm	平均 308（35 ～ 802）天	64%- 初级 81.7%-整体	● 持续疼痛（15.5%） ● 下尿路刺激症状（7%） ● 急性肾盂肾炎（2.8%） ● 持续血尿（2.8%）
Kim et al.[19]	UVENTA	20	恶性	平均 10.6 cm（范围 2 ～ 20 cm）	平均 7.3（3 ～ 15）个月	100%	● 下尿路刺激症状 ● 腹痛 ● 一过性肉眼血尿

全的结论，并验证其有效性、安全性和潜在的临床使用价值。在尿路中使用血管 CMSs 的初步临床经验是不理想的，最近为泌尿系统设计的 CMSs 显示有较好的结果。需要长期随访的大型前瞻性试验以促进 CMSs 在泌尿外科的应用。

参考文献

[1] Kukreja N, Onuma Y, Daemen J, Serruys PW. The future of drug-eluting stents. Pharmacological research: the official journal of the Italian Pharmacological Society 2008;57(3):171–180.

[2] Macdonald S. Carotid artery stenting trials: conduct, results, critique, and current recommendations. Cardiovascular and Interventional Radiology 2012;35(1):15–29.

[3] Khan W, Farah S, Domb AJ. Drug eluting stents: developments and current status. Journal of controlled release: official journal of the Controlled Release Society 2012;161(2):703–712.

[4] Liatsikos E, Kallidonis P, Stolzenburg J-U, Karnabatidis D. Ureteral stents: past, present and future. Expert review of medical devices 2009;6(3):313–324.

[5] Oosterlinck W. Treatment of bulbar urethral strictures a review, with personal critical remarks. The Scientific World Journal 2003;3:443–454.

[6] Kallidonis PS, Georgiopoulos IS, Kyriazis ID, Al-Aown AM, Liatsikos EN. Drug-eluting metallic stents in urology. Indian journal of urology: IJU: journal of the Urological Society of India 2014;30(1):8–12.

[7] Liatsikos EN, Karnabatidis D, Katsanos K, Kallidonis P, Katsakiori P, Kagadis GC, et al. Ureteral metal stents: 10-year experience with malignant ureteral obstruction treatment. The Journal of Urology 2009;182(6):2613–2617.

[8] Agrawal S, Brown CT, Bellamy EA, Kulkarni R. The thermo-expandable metallic ureteric stent: an 11-year follow-up. BJU International 2009;103(3):372–376.

[9] Chung HH, Lee SH, Cho SB, Park HS, Kim YS, Kang BC, et al. Comparison of a new polytetrafluoroethylene-covered metallic stent to a noncovered stent in canine ureters. Cardiovascular and Interventional Radiology 2008;31(3):619–628. PubMed PMID: 18214599. Epub 2008/01/25. eng.

[10] Alahmar AE, Grayson AD, Andron M, Egred M, Roberts ED, Patel B, et al. Reduction in mortality and target-lesion revascularisation at 2 years: a comparison between drug-eluting stents and conventional bare-metal stents in the "real world". International journal of cardiology 2009;132(3):398–404.

[11] McGinty S, McKee S, Wadsworth RM, McCormick C. Modelling drug-eluting stents. Mathematical medicine and biology: a journal of the IMA 2011;28(1):1–29.

[12] Liourdi D, Kallidonis P, Kyriazis I, Tsamandas A, Karnabatidis D, Kitrou P, et al. Evaluation of the distribution of Paclitaxel by immunohistochemistry and nuclear magnetic resonance spectroscopy after the application of a drug-eluting balloon in the porcine ureter. J Endourol 2015;29(5):580–589. PubMed PMID: 25441059. Epub 2014/12/03. eng.

[13] Liatsikos EN, Karnabatidis D, Kagadis GC, Rokkas K, Constantinides C, Christeas N, et al. Application of paclitaxel-eluting metal mesh stents within the pig ureter: an

experimental study. Eur Urol 2007;51(1):217–223. PubMed PMID: 16814926. Epub 2006/07/04. eng.

[14] Kallidonis P, Kitrou P, Karnabatidis D, Kyriazis I, Kalogeropoulou C, Tsamandas A, *et al*. Evaluation of zotarolimus-eluting metal stent in animal ureters. Journal of endourology/Endourological Society 2011;25(10):1661–1667.

[15] Liatsikos EN, Siablis D, Kalogeropoulou C, Karnabatidis D, Triadopoulos A, Varaki L, *et al*. Coated v noncoated ureteral metal stents: an experimental model. J Endourol. 2001;15(7):747–751. PubMed PMID: 11697409. Epub 2001/11/08. eng.

[16] Barbalias GA, Liatsikos EN, Kalogeropoulou C, Karnabatidis D, Zabakis P, Athanasopoulos A, *et al*. Externally coated ureteral metallic stents: an unfavorable clinical experience. Eur Urol 2002;42(3):276–280. PubMed PMID: 12234513. Epub 2002/09/18. eng.

[17] Liatsikos EN, Kagadis GC, Barbalias GA, Siablis D. Ureteral metal stents: a tale or a tool? J Endourol 2005;19(8):934–939. PubMed PMID: 16253054. Epub 2005/10/29. eng.

[18] Moskovitz B, Halachmi S, Nativ O. A new self-expanding, large-caliber ureteral stent: results of a multicenter experience. J Endourol 2012;26(11):1523–1527. PubMed PMID: 22697886. Epub 2012/06/16. eng.

[19] Kim JH, Song K, Jo MK, Park JW. Palliative care of malignant ureteral obstruction with polytetrafluoroethylene membrane-covered self-expandable metallic stents: initial experience. Korean journal of urology 2012;53(9):625–631. PubMed PMID: 23061000. Pubmed Central PMCID: PMC3460005. Epub 2012/10/13. eng.

[20] Kulkarni R. Metallic stents in the management of ureteric strictures. Indian J Urol 2014;30(1):65–72. PubMed PMID: 24497686. Pubmed Central PMCID: PMC3897057. Epub 2014/02/06. eng.

[21] Leonardo C, Salvitti M, Franco G, De Nunzio C, Tuderti G, Misuraca L, *et al*. Allium stent for treatment of ureteral stenosis. Minerva urologica e nefrologica = The Italian journal of urology and nephrology. 2013;65(4):277–283. PubMed PMID: 24091480. Epub 2013/10/05. eng.

[22] Chung KJ, Park BH, Park B, Lee JH, Kim WJ, Baek M, *et al*. Efficacy and safety of a novel, double-layered, coated, self-expandable metallic mesh stent (Uventa) in malignant ureteral obstructions. J Endourol 2013;27(7):930–935. PubMed PMID: 23590584. Epub 2013/04/18. eng.

[23] Kim KS, Choi S, Choi YS, Bae WJ, Hong SH, Lee JY, *et al*. Comparison of efficacy and safety between a segmental thermo-expandable metal alloy spiral stent (Memokath 051) and a self-expandable covered metallic stent (UVENTA) in the management of ureteral obstructions. Journal of laparoendoscopic & advanced surgical techniques Part A 2014;24(8):550–555. PubMed PMID: 24918272. Epub 2014/06/12. eng.

[24] Chung HH, Kim MD, Won JY, Won JH, Cho SB, Seo TS, *et al*. Multicenter experience of the newly designed covered metallic ureteral stent for malignant ureteral occlusion: comparison with double J stent insertion. Cardiovasc Intervent Radiol 2014;37(2):463–470. PubMed PMID: 23925919. Epub 2013/08/09. eng.

第十三章

输尿管支架：从发展中国家的角度看

Ravindra Sabnis

Professor of Urology，Department of Urology，Muljibhai Patel Urological Hospital，Nadiad，Gujarat，India

译者：杨 健 审校：胡 浩

13.1 引言

输尿管支架是在 20 世纪 60 年代晚期发展起来的[1]，但医学专业人员在几十年后才开始常规使用这些器材。在印度，双 J 管在 20 世纪 80 年代中期开始普及，到 20 世纪 90 年代中期才被所有泌尿外科医生采用。目前有 5 家印度公司生产双 J 管，约 20 家经销商在全国各地销售。

双 J 管已经成为泌尿外科医生不可缺少的器材，尽管它们也会带来一定的并发症。

在印度，双 J 管的使用方式与西方国家有一点不同。印度不同地区的医疗保健水平有很大的差异，有些地区只具备非常基础的医疗设施。因此，使用双 J 支架的适应证、患者随访情况、依从性和并发症都不同。

本章概述了印度独有的适应证、技术细节、问题和并发症。

13.2 印度双 J 管的使用（jj stent usage in India）模式

13.2.1 常见适应证

在印度各地都广泛开展经皮肾镜取石术、输尿管镜检查和逆行肾内手术。术后放置双 J 管是主要的适应证。

结石导致的尿路梗阻是一种常见的疾病。孤立肾或双侧输尿管结石往往使问题更复杂。置入双 J 管来缓解梗阻是常用的方法。

许多输尿管镜或逆行肾内手术需要预扩张输尿管。在这些手术之后，置入双 J 管也是必要的。支架通常留置几个星期。

输尿管预扩张失败也并不少见。双 J 管通常留置在输尿管内以进行被动的扩张。在某些地区还没有泌尿外科设备，仍在进行开放手术治疗结石。在开放的肾盂输尿管和输尿管结石切开取出术后，双 J 管置入是一种常见的手术方式。

在开放的泌尿外科、妇科手术和腹腔镜手术中，输尿管损伤并不少见。在这种输尿管损伤的修复过程中，双 J 管的使用是很常见的。输尿管阴道瘘主要是通过置入双 J 管进行治疗。

许多医院在移植手术后都会置入双 J 管；然而，有些医院并不提倡常规使用。

腹腔镜和机器人重建手术正在印度兴起，如输尿管再植术、肾盂成形术、输尿管端端吻合术等重建手术，术后也是常规置入双 J 管。

在印度，直径小的支架在儿科泌尿外科手术中的应用逐渐增加。

在印度，不太明确的适应证中置入双 J 管的比例较高（如与结石相关的脓性肾病）。由于缺乏专业知识和设备，与肾造瘘相比，置入双 J 管是一种"容易"的选择。

13.2.2　支架置入

实践中，置入双 J 管的方法有几种。最标准的一种方法是在透视和内镜下进行。然而，许多医院没有 X 线透视，双 J 管的置入过程也没有 X 线的监控，这种操作的结果是不可预测的。曾经有报道，由于假道的形成，误将双 J 管置入到输尿管或肾盂外了[2-3]。这种并发症显然是可以预防的。在开放性手术过程中也会出现类似的问题，因为输尿管损伤需要双 J 管置入，缺乏影像设备可能导致双 J 管两端的位置不正确。

支架的长度或直径选择不合理，也会导致引流不充分和随后的移位。在印度，普外科的医生和妇科医生怀疑输尿管有损伤的情况下仍然进行支架置入，这种情况也很常见。缺乏泌尿外科手术的相关训练导致支架相关的并发症[4]。

在不能逆行置入支架管的情况下，可以选择顺行置入支架。研究显示，在 30 例恶性肿瘤导致输尿管梗阻的患者中，只有 50% 的患者能通过逆行的途径置入支架[5]。

输尿管支架置入术的麻醉方式有多种，可在有或无镇静的、局部麻醉、区域麻醉或全身麻醉的情况下进行[3,5]。

13.3　支架类型和费用问题（stent types and economics）

全球化和经济边界的开放使得印度有各种类型的支架供应。然而，像 Cook、

Boston Scientific 和 Bard 这样的跨国公司生产的支架要比印度制造的昂贵。印度有 5 家本土公司生产支架。常用的 90% ~ 95% 的支架是印度当地生产的。这种做法是由成本上的差异所驱动的：国产的费用是 2 ~ 8 美元，而进口的费用则是 18 ~ 25 美元。印度常用的支架是由聚氨酯制成，价格低廉，适合短期使用[4]。

在绝大多数患者中，输尿管支架放置的时间较短（6 周）[4]。复发性良性狭窄和恶性输尿管梗阻需要长期支架。这种金属和节段支架的费用昂贵，在印度很少使用。由于易形成结石的尿液环境和结石的高复发率，支架结壳在印度是一个常见的问题[4]。

印度当地制造的支架大小不一，直径从 3 FG 到 8 FG 不等，长度从 8 cm 到 32 cm 不等。

13.4　支架的随访和移除（stent tracking and removal）

大多数泌尿外科医生指导患者出院后复诊移除支架管，并希望他们在规定时间内完成。在大多数的医院，支架在局部麻醉下被移除，男性和女性都使用硬性膀胱镜。柔性膀胱镜很稀缺。在印度，很少使用带尾线的支架，也很少让患者自己移除支架。

13.5　支架登记（stent register）

建立正式的支架登记制度以便患者随访，这种情形并不常见。一般情况是，指定一个医务人员给患者一个提醒，在规定日期内完成双 J 管移除。联系病人的主要困难是缺乏通信方式。虽然许多患者确实知道他们在输尿管内有一个双 J 管，但是有很大比例的患者没有及时复诊[6]。随着手机的普及，这一问题也得到了很大程度的缓解。许多医院都有免费移除的政策，因为依从性不好往往与费用有关。

印度南部的基督教医学院附属医院（Vellore）开发了一种计算机支架登记系统。该程序与医院的医疗信息系统相连接，同时提醒泌尿科医生和即将移除支架的患者[7]。

13.6　被遗忘的双 J 管（forgotten jj stents）（图 13.1 ~ 图 13.3）

在印度，遗忘双 J 管仍然是个大问题，这是由于缺乏支架跟踪系统、较低的识字率和与临床医生不恰当的沟通[6]。在来自印度的 33 名留置双 J 管患者的系列研究中，不到 50% 的人意识到他们在输尿管有一个支架[6]。大约 50% 的患者没有被告知支架

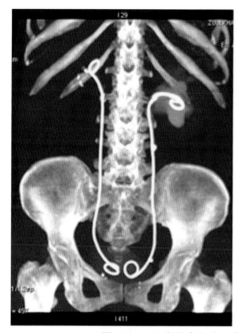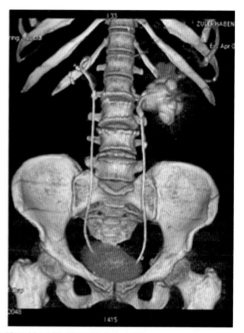

图 13.1　53 岁的先生在三年前因输尿管阻塞而置入支架

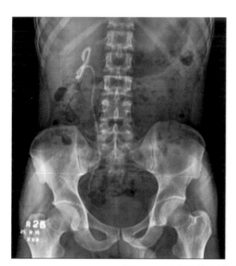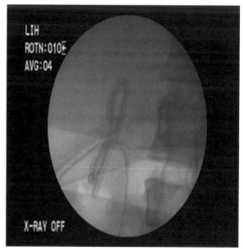

图 13.2　开放手术治疗结石病后留置支架 10 年

的问题，30% 的患者没有上过高中[6]。平均年龄是 25 ± 1.06 年，多数患者伴有泌尿道感染、疼痛和血尿[6]。

在 Murthy 等提出的系列研究中，14 例长期留置支架患者中，7 例做过开放性手术，6 例做过肾盂造瘘术[8]。所有的支架都由不同的医院放置的。这项研究表明，这类支架许多是由非泌尿科医生置入的，由于外科医生缺乏相关的知识和没认识到保留支架引起的并发症[8]，在开放式手术后被遗忘的。

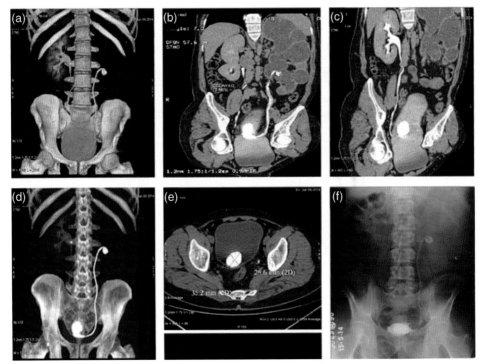

图 13.3　a～f. 34 岁男性 14 年前行左侧 PCNL 后置入双 J 管，未移除支架管。后行左肾经皮造瘘术，继行腹腔镜左侧肾切除术

13.7　为什么被遗忘的支架在印度是一个严重问题?

在印度的许多地区，尿石症是一种地方病[9]。由于大量的泌尿道操作，需要置入双 J 管来解决结石相关的问题。在有尿石症病史的患者中，支架结壳的风险很高[10]（可能性增加 3 倍[10]）。

易形成结石的尿液、经济原因导致支架移除的延迟以及置入聚氨酯支架的患者，都有较高的结壳倾向，使得这个问题在印度很突出。

13.8　被遗忘支架的处理（management of forgotten stent）趋势

在全国范围内，处理被遗忘支架的趋势有很大的差别。Singh 等提出了一种三明治疗法，其中包括体外冲击波疗法、膀胱镜检查，然后是泌尿道内镜处理[11]。Singh 研究组认为结壳面积＞ 400 mm² 就需要干预[11]。

在印度，使用内镜下方法去除结壳的支架越来越多。在一个系列研究中，有 9/14 的患者需要输尿管镜检查[8]。在遗忘支架的一个研究[3]中，45% 的患者使用了输尿管

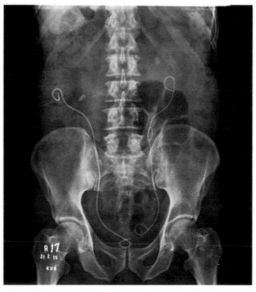

图 13.4　双 J 管移位于解剖位置以外

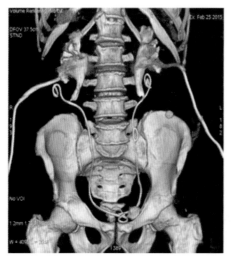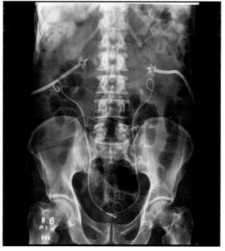

图 13.5　双侧肾造瘘，双 J 管移位于解剖位置外

镜。另一研究的 14 例患者中，有 6 例需要膀胱碎石术，5 例需要 PCNL[8]。一般来说，约 30% 的遗忘支架患者需要 PCNL[6]。

在印度，体外碎石术治疗支架结壳的方法一直很少使用[6,8]，主要原因是缺乏体外碎石机。然而，即使在有碎石机的医院，这种方式的使用也在下降。在使用 SWL 设备的医院，57.5% 的患者使用碎石术，5% ～ 7% 的病例采用开放性手术[6,8,11]。

一个被遗忘的支架会导致相应的并发症，在某些情况下可能会危及生命，比如严重的尿脓毒症、肾衰竭或肾功能丧失（图 13.4 ～图 13.8）。在印度发表的一项研究中，

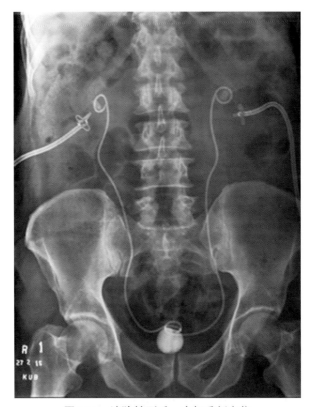

图 13.6 清除结石后，支架重新定位

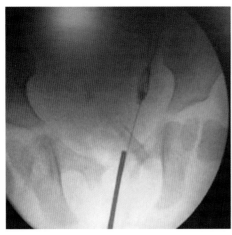 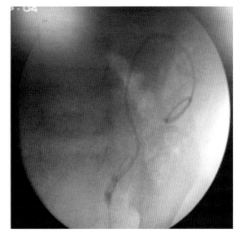

图 13.7 支架移位导致导丝缠绕

14 名患者中有 2 名患者出现严重的并发症，1 例发生单侧肾衰竭，第 2 例发展成脓肾而后因脓毒血症死亡[12]。

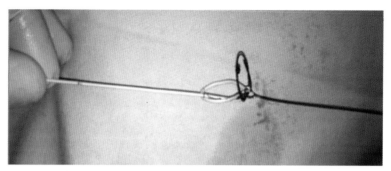

图 13.8 支架与导丝缠结

13.9 双 J 管位于输尿管和肾盂肾盏系统外（JJ stents outside the ureter and pelvicalyceal system）

由于缺乏 X 线透视检查，许多机构都进行了支架"盲"置入。这常常导致错位的支架，可能位于输尿管或肾盂肾盏之外[13]。

曾经报道过一例不正确的支架置入术，支架进入髂总静脉、下腔静脉、最终进入了右心房，该支架通过开放手术取出[2]。一名 43 岁的女性因输尿管结石而出现急性腹痛，她进行了取石手术，手术中没有透视，导丝置入过程有阻力，输尿管不能扩张因此输尿管镜无法完成，只完成了双 J 管置入。尽管她很坚强，但她仍然持续腹痛。当进一步评估时，发现支架已穿透输尿管并进入髂静脉，上端位于心房，下端位于髂外静脉。她被转到笔者所在医院做进一步治疗，进行了输尿管镜碎石取石术，并置入了双 J 管。通过开放手术切开髂外静脉[2]，取出了血管内的支架。

上面的病例报道强调了使用 X 线透视进行双 J 置入术的重要性。

双 J 管位于解剖位置以外还是相对少见，但很可能有严重的并发症，如尿脓毒症和尿路梗阻。这可能导致腹膜后尿囊肿或脓肿的发生[7]。由盆腔恶性肿瘤、放疗或腹膜后纤维化引起的外源性压迫，患者更容易出现支架置入泌尿系统以外[12]。一个大的病例系列研究中，165 例患者顺行置入支架，5 个患者支架管位于解剖位置以外（3%）。本系列的患者出现了迟发性并发症，如尿囊肿、腹膜后脓肿、输尿管直肠瘘和输尿管阴道瘘[13]。

13.10 处理移位和错位支架的提示和技巧

在支架置入过程中缺乏透视是导致输尿管支架置入移位的主要原因（图 13.9）。双 J 管位于解剖位置以外的危险因素是盆腔恶性肿瘤、既往有输尿管手术、盆腔放疗史或较大盆腔手术史[9]。

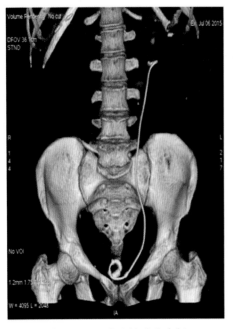

图 13.9　25 岁女性遗忘支架

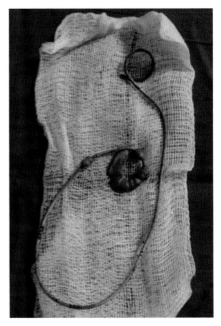

图 13.10　25 岁的女性中遗忘支架，已结壳

使用半硬性或软性输尿管镜是最有效的方法，取出或重新置入这种错位的支架。如果输尿管镜不能到达支架的下端，则可能需要顺行置入。

13.11　错位支架复位（repositioning of incorrectly placed stents）的建议方案

影像和初始引流：CT 扫描是获得最准确信息的首选方法（图 13.9）。经皮肾造瘘引流术是有益的方案，尤其是当泌尿系集合系统扩张时（图 13.10）。

在输尿管中插入亲水导丝。因为错位的支架会阻塞输尿管穿孔，所以置入导丝可能会成功。

如果上述过程失败，建议逆行造影后取出支架。在预计的输尿管穿孔部位附近注射造影剂。双腔输尿管导管非常有用，一个通道可以用来注射造影剂，而另一个通道可以容纳合适的导丝

使用半硬性输尿管镜常常有助于在输尿管受到损伤的部分通过导丝进行治疗。

如果逆行操作失败，通过肾造瘘管从上部放置导丝也是可行的。结合逆行和顺行的方法，同时合理使用亚甲基蓝，可以帮助定位输尿管腔，然后可以让导丝通过。一旦患者病情稳定，就可以按照病例的特点（图 13.11），按顺行或逆行的方式取出结石。

如果上述所有操作都失败，可能需要开放手术（图 13.12 和图 13.13）。

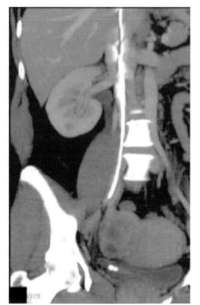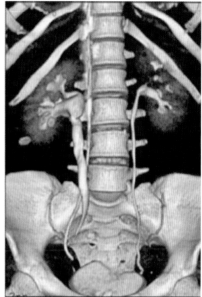

图 13.11 支架置入髂外静脉，IVC 及右心房

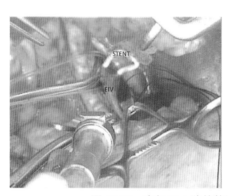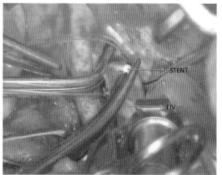

图 13.12 支架置入髂外静脉，IVC 及右心房，术中图

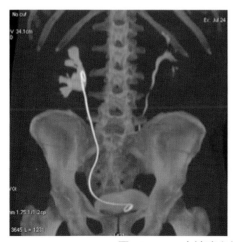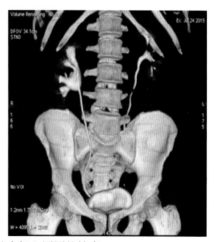

图 13.13 一个被遗忘的支架上厚厚的结壳

参考文献

[1] Zimskind PD, Fetter TR, Wilkerson JL. Clinical use of long-term indwelling silicone rubber ureteral splints inserted cystoscopically. J Urol. 1967;97(5):840–844.

[2] Sabnis RB, Ganpule AP, Ganpule SA. Migration of double J stent into the inferior vena cava and the right atrium. Indian Journal of Urology: IJU: Journal of the Urological Society of India. 2013;29(4):353–354.

[3] Adamo R, Saad W, Brown D. Management of Nephrostomy Drains and Ureteral Stents. Tech Vasc Interv Radiol. 2009;12:193–204.

[4] Singh I. Indwelling JJ ureteral stents-A current perspective and review of literature. Indian J Surg 2003;65:405–412.

[5] Uthappa MC, Cowan NC. Retrograde or antegrade double-pigtail stent placement for malignant ureteric obstruction? Clin Radiol 2005;60:608–612.

[6] Patil SM, Magdum PV, Shete JS, Nerli RB, Hiremath MB. Forgotten dj stent—a source of morbidity: is stent registry a need of the hour? International Journal of Recent Scientific Research 2015;6(2):2674–2676.

[7] Sabharwal S, Macaden AR, Abrol N, Mukha RP, Kekre NS. A novel computer based stent registry to prevent retained stents: Will patient directed automated short message service and letter generator help? Indian J Urol. 2014;30(2):150–152.

[8] Kusuma M, Reddy VR, Jayaram S, Prasad DV. Endourological Management of Forgotten Encrusted Ureteral Stents. Int. braz j urol. [Internet]. 2010 [cited 2015 July 26];36(4):420–429.

[9] Singh PP, Barjatiya MK, Dhing S, Bhatnagar R, Kothari S, Dhar V. Evidence suggesting that high intake of fluoride provokes nephrolithiasis in tribal populations. Urological Research 2001;29(4):238–244.

[10] Vanderbrink BA, Rastinehad AR, Ost MC, Smith AD. Encrusted urinary stents: evaluation and endourologic management. J Endourol 2008;22(5):905–912.

[11] Singh I, Gupta NP, Hemal AK, Aron M, Seth A, Dogra PN. Severely encrusted polyurethane ureteral stents: management and analysis of potential risk factors. Urology 2001;58(4):526–531.

[12] Singh I. Indwelling JJ ureteral stents: A current perspective and review of literature. Indian J Surg 2003;65:405–412.

[13] Rao AR, Alleemudder A, Mukerji G, Mishra V, Motiwala H, Charig M, Karim OM. Extra-anatomical complications of antegrade double-J insertion. Indian J Urol. 2011;27(1):19–24.

第十四章
输尿管支架置入的伦理学问题

Ravi Kulkarni

Consultant Urological Surgeon，Ashford and St Peter's Hospitals NHS Foundation Trust，Chertsey，Surrey，UK

译者：刘贵中　　审校：胡　浩

　　输尿管支架置入术是全世界泌尿外科医生常见的手术。采用简易的设备就可以解除上尿路梗阻、缓解症状，及改善肾功能，这是当下一个颇具吸引力的概念。

　　输尿管双 J 管置入术的适应证有很多，在本书其他章节已着重讲解，在此不再赘述。良性病变引起的尿路梗阻，如尿路器械置入后发生的水肿，需要短期带管。针对复杂性良性梗阻，为达到满意的远期效果，需施行矫正手术以消除病因。然而，因严重合并症、解剖学异常、输尿管插管术后复发，及主观意愿不选择该术式的患者，则均不在适应证范围内。对他们而言，倘若矫正手术不可行，则不得不长期依赖支架管。在这组患者中的支架管置入比例可显著增高，且不能低估该手术对他们生活质量的负面影响。

　　恶性肿瘤导致上尿路梗阻引起肾损害的病例在临床上很常见，特别是妇科、结直肠及泌尿系统原发的恶性肿瘤。导致该梗阻发生的一种原因是原发肿瘤或肿大的淋巴结压迫输尿管。另外，前列腺癌、膀胱癌、子宫颈癌或直肠癌直接侵犯输尿管口导致尿路梗阻也是原因之一。

　　若不予处理，这类梗阻无疑会导致患者因进行性肾衰竭而丧生。此时，双 J 管置入除了可以延续患者的生命外，还可以为上述原发恶性肿瘤的辅助治疗提供可能的机会。

　　不过，临床上很难轻易就做出解除恶性肿瘤梗阻的决策。本章针对本团队在对恶性肿瘤输尿管梗阻患者进行临床护理过程中所面对的若干伦理学困境作重点阐述。对一些复发性良性梗阻的患者，特别是伴有严重合并症者，临床处理与此类似。

14.1　临床表现（clinical presentation）

由恶性肿瘤引发肾衰竭而需要紧急入院的情况，通常发生在患者住处附近的医疗机构中，而这些医院不能专门医治患者的肿瘤疾病[1]。对患者实施急救的内科（或外科）团队可能并不能够知晓其所罹患癌症的全部详情，也不了解癌症的治疗效果如何，通常也不清楚这些患者早就制订好的长期治疗方案。

上述病例需要紧急实施肾造瘘术或输尿管双J管置入术以解除尿路梗阻（通常是双侧的）。

鉴于每个患者对于生命延续的渴望程度和手术后生活质量改善预期各不相同，因此必须仔细评估这种手术干预措施的获益。所声称的改善未必能实现，反而可能有令人失望的结局。比如，为了解除上尿路梗阻，输尿管支架置入失败的情况并非少见[9]，这时可能需要进行肾造瘘术来补救。患者可能会难以接受双J管与肾造瘘管带来的并发症。

在决定通过手术解除上尿路梗阻之前，伦理问题值得被质疑及探讨。延续生命可能并不是患者的渴望，患者可能因尿毒症引发的昏睡而无法与他人交流。被宣告抗癌治疗失败可能已经致使患者决定"放弃接受"任何治疗。然而，正如上所述，这些信息对于展开急救的医护团队而言，通常都是无法知晓的[1]，从而可能使患者及其家属在延长的寿命里陷入极端痛苦且并非其所愿的困境。

数十年以来，对晚期恶性肿瘤患者进行临终关怀的议题争论不休。对该类患者置入输尿管支架前，有若干要素应予以慎重考虑。

14.2　挽救性治疗（salvage therapy）的选择

对后续治疗产生抵抗的复发性恶性肿瘤患者经常表现为输尿管梗阻，该并发症可能是这类患者的临终事件。在打算实施解除输尿管梗阻的手术前，与患者及其家属展开坦诚对话和沟通是必要的。对于别无选择的患者，这一手术干预措施还是可作为相对中肯的治疗备选方案的。

然而，输尿管梗阻是很多隐匿性恶性肿瘤患者中首要的临床表现。肾功能及相应并发症的改善为辅助治疗和生存改善都开辟了一条途径[3]。不过，肾衰竭的严重程度可能造成对疾病可逆性的误判，从而错误制造了一条不该开辟的路径。

常规的双J管置入或肾造瘘术可能使患者望而却步，而拒绝这一救治方案可能最终导致其死亡。节段性支架术比上述两种输尿管减压的传统术式都具有显著优势，从而应在缓解患者痛苦和适度延长生命为宜的情况下为患者施行该手术。

14.3　患者的心愿（patient desire）

患者发自内心的渴望可有明显不同，有人要求"停止任何干预治疗"，也有人要求"尽可能尝试一切可能的办法"。而这种渴望可能通过很隐匿的方式传达给医疗团队，因此会导致由于被全然忽视而选择不恰当的治疗。患者及家属对于决策的权重是会变化的。家庭氛围发生改变可能使最初的决策改弦易张。倘若没有熟悉患者病情及家庭氛围的基层医护团队的参与，则有可能发生令人难以接受的结局。

14.4　患者病情状况以及家庭、社会问题

不能指望昏睡或半昏迷的患者表达自身的愿望或说清楚他们所患的疾病。务必在患者病情恶化前对患者的愿望给予慎重的考虑。为避免作为不当或不作为，均应关注法律方面以及家庭方面的问题。

在病情允许的情况下，患者及其家属可能渴求延长寿命，对此应予以尊重。尽管可以选择肾造瘘或双 J 管置入，但其延长患者存活的时间是有限的。然而，两种方案都有其各自的风险和并发症。因此，在着手进行手术干预时，要充分告知患者及其家属这些风险[4]。

而与此观点相悖的是，也需要评估和尊重拒绝一切治疗的请求，要考虑到复杂的家庭矛盾、人际关系和相关当事人利益[5]。

需要记录所做的任何决策。并且，若有必要的话，应让所有当事人均应到场，以避免日后的法律纠纷。

14.5　良性输尿管梗阻处理中的伦理问题（ethical issues in benign ureteric obstruction）

伴随严重合并症、高龄（幼龄）和患有无法医治疾病的患者常可表现为复发性良性输尿管梗阻。这类患者处理起来也很棘手，最终都可能会进展为肾衰竭。

正因为认为良性病变是可治愈的，急救团队往往会展开积极干预。而在决定给予干预之前，应全面评估就诊时的生活质量、干预前/后所能预测的改善率、患者意愿、合并症、矫正手术的可行性。

14.6　姑息治疗团队的角色

上述临床情形的绝大部分患者都有很长的病史。这些患者的管理都由多个团队共同承担，包括姑息治疗（palliative care）专业医生和护士。这些人的想法在决策过程里

起到至关重要的作用，他们通常比急救团队更加了解患者疾病及其家庭背景情况。

14.7　多学科参与（multidisciplinary approach）

多学科团队参与有助于决策是否需要输尿管支架管置入或肾造瘘[6]。每一支队伍的高年资成员务必参与到决策过程中去，以确保所做决定是合乎情理且恰到好处的。多数情况是，这些患者常于亟待急救的情况下由非外科手术专业人员所接诊。由于后续诊疗工作将由泌尿外科团队开展，所以多学科团队中必须有一位高年资泌尿外科医生。要全面分析临床特征、病因和患者状况等预后因素，以确保提供合理的治疗方案[7]。

14.8　其他因素

双 J 管置入并不一定能完全解除上尿路梗阻，引流不充分可能需要进一步的干预[8-9]。支架管置入相关并发症会增加患者原发病导致的病痛[10]。因此，在开始干预之前向患者及其家属全面告知相关情况并向患者提供专业咨询。

在缓解输尿管梗阻方面，肾造瘘比输尿管双 J 管置入要更有效。然而，肾造瘘术相关并发症比双 J 管置入明显增加。对于许多患者来说，下列情况可能是无法接受的，如疼痛、感染、导管移位所致的通道建立失败、再置入困难，及腰部管路（许多患者是双侧）所致行动不便。毕竟，一旦置入引流导管，患者可能从此以后都是带管生存的状态。

在肾造瘘术前，与患者及其家属展开一场开诚布公的讨论是有必要的[11-14]。

14.9　总结

对恶性输尿管梗阻性疾病和复杂的良性输尿管狭窄的患者，需要充分考虑双 J 管置入或肾造瘘以解除上尿路梗阻这一决定。在绝大多数患者中施行这一干预措施是恰当的且能够缓解病情[15]。然而，同一决策在另一些患者中可能是不愿接受的，因为虽然能延长寿命却无法改善生活质量。综上所述，所有决策都要被悉数评估。与患者及其近亲进行开诚布公的讨论是有必要的，并且，临床治疗方案应因人而异[16-18]。有观点认为，姑息治疗越来越被重视，特别是在患者临终时[19]。因此，在手术干预之前，有必要充分评估患者医学照顾的所有方面[20]。不应过分强调患者自己决策的权力[21]，参与照顾患者的家属的想法也同等重要[22]。

在非对因治疗中，输尿管支架管对解除输尿管梗阻有着举足轻重的作用，需要医生辨别何时应用与何时不适用。

参考文献

[1] Gill TM, Gahbauer EA, Han L, Allore HG. The role of intervening hospital admissions on trajectories of disability in the last year of life: prospective cohort study of older people. BMJ 2015;350:h2361.

[2] Woodhouse CR. Supra-vesical urinary diversion and ureteric re-implantation for malignant disease. Clin Oncol (R Coll Radiol) 2010;22(9):727–732.

[3] Jones OM, John SK, Lawrance RJ, Fozard JB. Long-term survival is possible after stenting for malignant ureteric obstruction in colorectal cancer. Ann R Coll Surg Engl 2007;89(4):414–417.

[4] Lapitan MC, Buckley BS. Impact of palliative urinary diversion by percutaneous nephrostomy drainage and ureteral stenting among patients with advanced cervical cancer and obstructive uropathy: a prospective cohort. J Obstet Gynaecol Res 2011;37(8):1061–1070.

[5] Clint Parker J, Goldberg DS. A Legal and Ethical Analysis of the Effects of Triggering Conditions on Surrogate Decision-Making in End-of-Life Care in the US. HEC Forum 2015 Jun 18. [Epub ahead of print]

[6] Liberman D, McCormack M. Renal and urologic problems: management of ureteric obstruction. Curr Opin Support Palliat Care 2012;6(3):316–321.

[7] Cordeiro MD, Coelho RF, Chade DC, Pessoa RR, Chaib MS, Colombo-Júnior JR, Pontes-Júnior J, Guglielmetti GB, Srougi M. A prognostic model for survival after palliative urinary diversion for malignant ureteric obstruction: a prospective study of 208 patients. BJU Int 2014 Oct 18. doi: 10.1111/bju.12963. [Epub ahead of print]

[8] Allen DJ, Longhorn SE, Philp T, Smith RD, Choong S. Percutaneous urinary drainage and ureteric stenting in malignant disease. Clin Oncol (R Coll Radiol) 2010;22(9):733–739.

[9] Docimo SG, Dewolf WC. High failure rate of indwelling ureteral stents in patients with extrinsic obstruction: experience at 2 institutions. J Urol 1989; 142(2 Pt 1):277–279.

[10] Monsky WL, Molloy C, Jin B, Nolan T, Fernando D, Loh S, Li CS. Quality-of-life assessment after palliative interventions to manage malignant ureteral obstruction. Cardiovasc Intervent Radiol 2013;36(5):1355–1363.

[11] Muruganandham K, Kapoor R. Malignant ureteral obstruction: Whether decompression really improves patient outcomes and quality of life? Indian J Urol 2008;24(1):127–128.

[12] Wilson JR, Urwin GH, Stower MJ. The role of percutaneous nephrostomy in malignant ureteric obstruction. Ann R Coll Surg Engl. 2005;87(1):21–24.

[13] Friedlander JI, Duty BD, Okeke Z, Smith AD. Reviews in Endourology: Obstructive Uropathy from Locally Advanced and Metastatic Prostate Cancer: An Old Problem with New Therapies. J Endourol 2012;26(2):102–109.

[14] Kouba E, Wallen EM, Pruthi RS. Management of Ureteral Obstruction Due to Advanced Malignancy: Optimizing Therapeutic and Palliative Outcomes. The Journal of Urology, Volume 2008;180(2):444–450.

[15] Wu JN, Meyers FJ, Evans CP. Palliative care in urology. Surg Clin North Am

2011;91(2):429–444.

[16] Lee OT, Wu JN, Meyers FJ, Evans CP. Genito-urinary Aspects of Palliative Care. In: Oxford Textbook of Palliative Medicine, 5th Edition, pp 443–446, 2015.

[17] Chung SY, Stein RJ, Landsittel D, Davies BJ, Cuellar DC, Hrebinko RL, Tarin T, Averch TD. 15-year experience with the management of extrinsic ureteral obstruction with indwelling ureteral stents. J Urol 2004;172(2):592–595.

[18] Gasparini M, Carroll P, Stoller M. Palliative percutaneous and endoscopic urinary diversion for malignant ureteral obstruction. Urology. 1991;38(5):408–412.

[19] Earle CC, Neville BA, Landrum MB, Ayanian JZ, Block SD, Weeks JC. Trends in the aggressiveness of cancer care near the end of life. J Clin Oncol. 2004;22(2):315–321.

[20] Singer PA, Martin DK, Kelner M. Quality end-of-life care: patients' perspectives. JAMA. 1999;281(2):163–168.

[21] Wright AA, Mack JW, Kritek PA, Balboni TA, Massaro AF, Matulonis UA, Block SD, Prigerson HG. Influence of patients' preferences and treatment site on cancer patients' end-of-life care. Cancer. 2010;116(19):4656–4663.

[22] Steinhauser KE, Christakis NA, Clipp EC, McNeilly M, McIntyre L, Tulsky JA. Factors considered important at the end of life by patients, family, physicians, and other care providers. JAMA. 2000;284(19):2476–2482.

第十五章

输尿管支架置入术的设备及技术要求

Jonathan Cloutier[1] and Olivier Traxer[2]

[1] Consultant Urologist, Department of Urology, University Hospital Center of Quebec City, Saint-François d'Assise Hospital, Quebec City, Canada

[2] Professor of Urology, Department of Urology, Tenon University Hospital, Pierre & Marie Curie University, Paris, France

译者：刘贵中　审校：胡　浩

15.1　引言

在输尿管腔内操作前需要建立安全的输尿管通道。本章全面概述了常规及复杂的输尿管支架置入术的各种辅助配件。根据在膀胱输尿管操作时遇到的具体情况，本章节将详细介绍具体的技术步骤。

15.2　器械

15.2.1　膀胱镜

膀胱镜检查是建立输尿管通道的第一步。为了避免遗漏术前影像学未发现的膀胱肿瘤、膀胱结石或输尿管完全重复畸形，必须使用膀胱镜在膀胱内进行全面检查。

检查输尿管口来观察是否可以轻松将器械或输尿管鞘插入输尿管口（图 15.1）。

通过膀胱硬镜或膀胱软镜置入导丝。在一项随机试验中，Tepeler 等已经评估了在经皮肾镜碎石取石术前置入输尿管导管的可行性。他们发现，使用膀胱软镜可缩短手

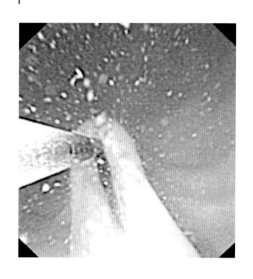

图 15.1 "帐篷"样输尿管口更易通过

术准备时间，减少手术人员因为患者术中变换体位所带来的不便[1]。

然而，在治疗输尿管病变时，相对于膀胱硬镜而言，使用膀胱软镜置入导丝，导丝较难伸直。在这种情况下，建议将导丝置入到输尿管梗阻部位以下，并用输尿管导管或双腔导管以协助导丝通过，或注射造影剂以更好地评估输尿管的行程。也可用超滑导丝来通过梗阻部位，膀胱硬镜的优点是在双 J 管通过嵌顿的结石或狭窄部位时可提供一定的径向力，因为这些部位会对支架的通过产生阻力。膀胱硬镜可以防止双 J 管反折呈环进入膀胱或在尿道中失去径向力。

15.2.2　透视引导

如上所述，所有的泌尿腔内手术中都应使用 X 线透视。然而，一些团队已经证明了不使用或较少使用透视的可行性和安全性[2-4]。

为了进一步减少输尿管支架置入术和输尿管镜检查期间的 X 线透视，应时刻谨记"尽可能少用 X 线但成功地完成手术"这一原则。但在复杂情况下为了建立输尿管通道，这一原则不再适用。"操作感觉"是腔内泌尿外科的一个重要方面，透视时间将随着手术经验的增加而逐渐减少[5]。

15.2.3　导丝

导丝（guidewires）是建立输尿管通道和置入支架必备的。使用导丝有助于将输尿管导管、输尿管镜鞘或输尿管镜通过迂曲的输尿管中。它们是输尿管或肾内镜手术中的重要工具。操作（安全）导丝在意外事件中可以帮助双 J 管快速插入输尿管。

导丝有多种型号，大部分导丝长 150 cm，直径为 0.035″ 或 0.038″（= 1 mm）。最佳的导丝应具有足够的韧性（硬度），以允许导丝的前进，以最小的力就可以使导丝头端弯曲通过输尿管狭窄或有阻力的部位，需要很大的力才会造成组织穿孔——这是导丝的安全特性。不同的导丝有多种不同的特性。导丝头端 3～5 cm 质软，或直或弯，体部质韧，聚四氟乙烯材质、亲水性涂层或两种混合。

许多研究者已经评估了这些导丝，以确定穿透输尿管所需的力、头端弯曲力、摩擦力和折返力[6-9]。在大多数情况下，结论几乎是一样的：每根导丝根据具体情况都有其用途。理想的导丝仍然不存在，而且不推荐特定的导丝。泌尿科应备有多种导丝。因此，当一根简单、廉价的聚四氟乙烯涂层导丝可以满足手术需求时，不推荐昂贵的导丝。

导丝的型号有助于估计结石或碎片的大小。有助于判定术中是应该取出结石碎片，还是可以等待自行排出。作者建议使用体部质韧、头端 3～5 cm 质软、损伤小的导丝（图 15.2）。在通过输尿管结石进入肾盂时，可以使用标准的软头聚四氟乙烯导丝，但亲水导丝更能显示出其优势[6,9]。然而，使用亲水导丝或其他器械穿过导丝必须要保持其湿滑。导丝的头端可以是直的、弯的或"J"形的，外科医生根据经验决定何时使用弯头导丝而不是直头导丝（图 15.3）。

当使用两根导丝且输尿管软镜置于操作导丝上时，建议使用亲水导丝或两头质软的导丝以保护镜体的操作通道。通过导丝引导输尿管镜通过输尿管进入肾盂。尽管文献表明在不使用安全导丝的情况下进行输尿管镜检查也是可行的，但作者强烈建议使用安全导丝[10-13]。

安全导丝可以是标准的聚四氟乙烯材质，价格低廉。如果放置聚氨酯双 J 型输尿

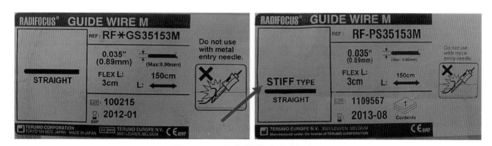

图 15.2　亲水性软头硬体导丝

图 15.3　导丝的不同头端

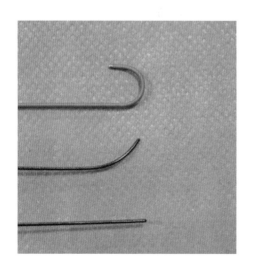

管支架管就需要使用这种导丝。如果泌尿外科医生选择在手术结束时留置硅胶双J管，则需要一根亲水性导丝，因为与聚四氟乙烯导丝的摩擦力过大，这种支架管的放置会很困难。

在有严重的输尿管肾积水的情况下，输尿管可扩张并迂曲达360度。尽管放置了输尿管导管，通常很难用标准导丝重新捋顺输尿管。为了避免输尿管穿孔，建议使用一根软体亲水导丝。它通常创伤小，一旦进入肾盂，推进输尿管导管和更换较硬的导丝就更加容易（图15.4）。

15.2.4 输尿管导管

不同种类和型号的输尿管导管（ureteral catheters）如图15.5。如果用膀胱镜放置导丝时遇到困难，使用5～7F末端开放的导管有利于导丝插入输尿管，这种导管是用聚氨酯材质的，其使用不是必须的，但它有助于进行逆行肾盂造影来确定输尿管形成。同样，该导管可获得选择性的尿液标本用于细胞学检查或培养。

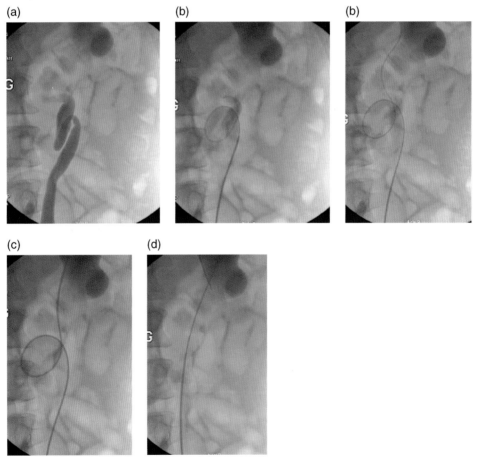

图15.4 （a）迂曲的输尿管；（b）软体亲水导丝推进输尿管环和肾盂；（c）输尿管导管推至肾盂；（d）更换硬导丝捋直迂曲的输尿管

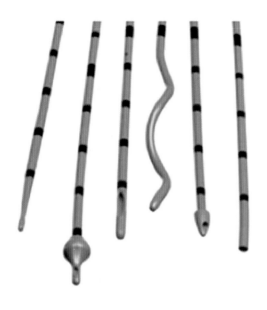

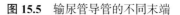

图 15.5 输尿管导管的不同末端

放置输尿管导管有助于软体亲水导丝通过嵌顿的结石。此时，输尿管导管（5 F）可以进入结石近端。这将可以在梗阻的肾盂中收集尿液样本用于培养，并放置更硬的导丝，在结石嵌顿的输尿管中必要时可通过硬导丝放置输尿管支架。

当输尿管插管时出现假腔也应使用输尿管导管。在这种情况下，弯头导丝头端引导输尿管导管进入远端输尿管（图 15.6）。右侧输尿管有假腔时，将弯头导丝头端和导管在输尿管口的 11 点方向找到输尿管真腔。左侧输尿管出现假腔时，应在输尿管口 2 点钟方向找到输尿管真腔。

15.2.5 同轴扩张鞘

使用 8/10 FG 同轴扩张鞘（coaxial dilators）有助于输尿管口的逐渐扩张，8 F 内鞘穿过导丝，然后放置 10 F 外鞘（图 15.7）。接下来移除 8 F 内鞘并放置第二根导丝（图

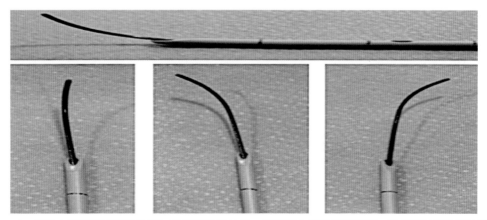

图 15.6 使用末端哨状输尿管导管与末端弯头的导丝，特别是方便输尿管插管，即使是远端钩型输尿管

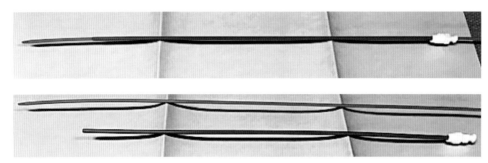

图 15.7　8/10 同轴扩张鞘

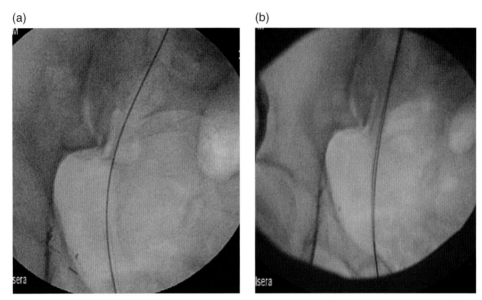

图 15.8　（a）10 F 扩张鞘不透光末端进入远端输尿管；（b）将第二导丝放置到 10 F 鞘体中

15.8）。然而，如果导管不使用适配器接头，则不能注射造影剂。

这种导管的优点之一是 10 F 外鞘可以放置到输尿管远端，通过将尿道抬至输尿管远端有助于置入双 J 管，可以避免在支架放置过程中遇到阻力向尿道或膀胱内迂曲折返。当双 J 管放置到位时，退出部分 10 F 外鞘至尿道，同时保持双 J 管的推管在正确位置。当 10 F 外鞘在尿道时，可以去除导丝以确定双 J 管放置于膀胱的合适位置。

15.2.6　双腔导管

不是所有的泌尿外科手术中都使用双腔导管（dual-lumen catheter），但它在放置第二根导丝或注射造影剂时非常有用。主要的优点是保持安全导丝位于原位（图 15.9）。这种导管 6 F 的无创头端进行性增粗至 10 F 的近端，可以轻微扩张输尿管，并使输尿管软镜轻松到达上尿路。直径为"0.038"的导丝可通入此导管的每一腔。在透视引导下经导丝置入双腔导管。

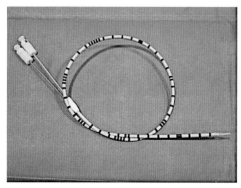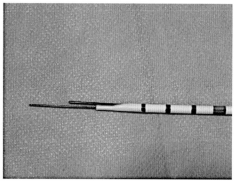

图 15.9 双腔导管

Rocamed 公司生产的输尿管通道鞘对其双腔有了新的变化，它的双腔可从通道鞘的末端插入。如果外科医生喜欢在某些情况下使用输尿管通道鞘，这种通道鞘可以避免使用双腔导管（图 15.10）。

15.2.7 造影

当输尿管通过困难时往往需要造影对比，造影可以更好地显示输尿管行程、迂曲、穿孔和肾集合系统。如果要对可疑尿路上皮癌进行输尿管镜检查，必须在注射造影剂前收集尿液标本进行细胞学检查。

15.2.8 高压导管（high pressure catheters）和球囊扩张器

在输尿管狭窄阻止器械进入上尿路的情况下（即使在放置双 J 支架管 5～7 天后），可以使用逆行球囊扩张器（balloon dilators）（图 15.11）[14]。使用前插入操作导丝，在透视下充水至 12～18 个大气压，达到足够的输尿管扩张以缓解输尿管狭窄，方便置入更粗的器械。商用的球囊扩张器有各种长度（4～10 cm）和直径（4～10 mm）。虽

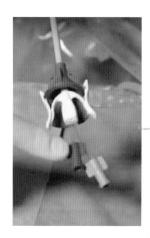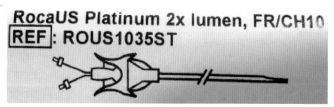

图 15.10 Rocamed 双腔输尿管通道鞘

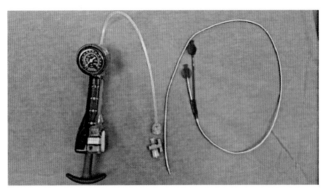

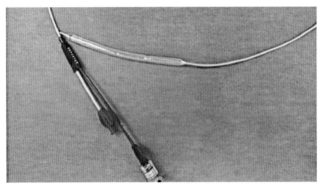

图 15.11 输尿管球囊扩张器

然这些扩张器基本都可以通过狭窄进入肾盂，但远期效果可能因狭窄的长度和病因而不同。例如，缺血性狭窄是愈合的不利因素，影响远期效果[15]。我们推荐放置双 J 管作为首选，并在一到两周后复诊行确切的输尿管镜检查。强烈建议不要对输尿管狭窄进行一期扩张。另外，应对不明原因的输尿管狭窄进行活检以排除尿路上皮癌。

15.2.9 "曲棍球杆"状的 KMP 或 Imager Ⅱ 导管

KMP 和 Imager Ⅱ 导管常用于经皮肾镜取石术，以便于引导导丝顺行置入输尿管内。然而，长的导管（达 100 cm）也可用于输尿管逆行插入。当存在重复输尿管，插管遇到困难时更加适用。这种导管允许进行逆行肾盂造影来确定输尿管的解剖结构，接下来置入导丝进入正确输尿管。通过导丝放置输尿管支架、双腔导管或输尿管软镜（图 15.12）。

15.2.10 输尿管支架

在内镜手术结束时放置输尿管导管或双 J 管（double-j stent）（不同大小、形状和材质），以保证肾的引流，避免术后并发症。特别是在长时间操作后，当有结石碎片残留、输尿管病变及长时间使用输尿管通道鞘后尤其可取[16]。传统的双 J 管两端是一种具有猪尾状卷曲的导管，这种结构设计可以保证导管在位并防止移位（图 15.13）。

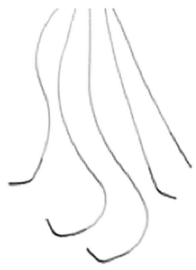

图 15.12　末端不同的 KMP 导管，有助于将导丝放置到部分重复或输尿管造口的输尿管内

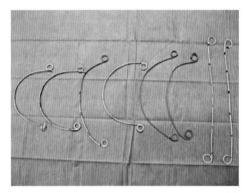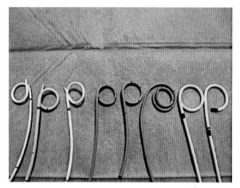

图 15.13　不同类型输尿管支架管

作者建议在 8 ～ 10 天内拔除双 J 管，因为长期保留双 J 管会阻碍结石碎片的排出。支架管尾端连线，建议患者家中自行拔除。统计资料表明无不良事件的发生，也减少了急诊室内导管相关的咨询[17-20]。

对于接受简单的输尿管镜检查的患者，除非有较高的术后并发症，应避免留置输尿管支架[21-23]。虽然提前预置输尿管支架有助于输尿管镜下结石的处理并提高清石率，但是输尿管镜检前不推荐常规置入支架[24]。

然而，当输尿管狭窄，输尿管软镜置入困难时，预置双 J 管后输尿管得以逐渐扩张。基于此目的，支架管留置 5 天是足够的。第二次输尿管镜检的成功率很高。

一些作者推荐双 J 管留置的最佳位置是肾盂和膀胱，从而避免支架相关的并发症。将近端环置入肾盂，远端环不越过骶骨，可减少与支架相关的尿路刺激征（图 15.14）[25]。但仍存在争议[26]。

与支架有关的另一个问题是支架的材质。目前，大多数支架是由聚氨酯制成的，聚四氟乙烯导丝很容易通过。然而，正如 2015 年世界腔内泌尿外科学年会所报告，有

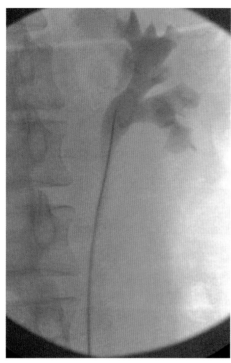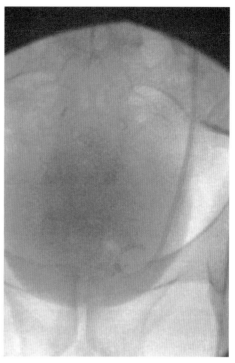

图 15.14 理想的输尿管双 J 管位置。近端环越过肾盂和远端环不越过尾骨中线

证据表明硅胶双 J 支架可减少支架相关症状[27]。硅胶支架的缺点之一是当它们插入聚四氟乙烯导丝时会产生摩擦。然而，插入亲水导丝是非常容易和安全的。高成本的问题也应该考虑在内，因为在绝大多数患者中，双 J 管的留置时间毕竟很短。

15.3 技巧与策略

当置入双 J 管遇到阻力时，可以使用一些技巧帮助其插入。

1）导丝由助手握住。

2）使用 8/10 F 同轴扩张器，10 F 外鞘使尿道与输尿管远端对齐，避免插入输尿管的任何张力的损失。

3）双 J 管通过内镜直视下插入膀胱硬镜，保证有足够的张力引导入输尿管。

4）如果不能插入，结合上述方法，使用直径较小的双 J 管。

5）如果插管仍不成功，将导丝近端插入肾盂并予以保留，24 ～ 48 小时后再尝试插管。这样能造成输尿管被动扩张，足以放置支架管。

15.4 结论

腔内泌尿外科学领域有大量的辅助设备和器械。然而，必须对这些设备有充足的了解才能保证在特殊情况下插管成功，比如部分重复或严重迂曲的输尿管。泌尿科医生应熟悉新的设备以及其他腔内泌尿外科专家在具体情况下的技巧与策略。

参考文献

[1] Tepeler A, Silay MS, Akman T, *et al*. Comparison of flexible and rigid cystoscopy-assisted ureteral catheter insertion before percutaneous nephrolithotomy: a prospective randomized trial. J Endourol 2013; 27(6):722–726.

[2] Türk C, Knoll T, Petrik A, *et al*. Guidelines on Urolithiasis 2015. Available at: Uroweb. org [accessed July 1, 2016].

[3] Hsi R, Harper J. Fluoroless ureteroscopy: Zero-dose fluoroscopy during ureteroscopic treatment of urinary-tract calculi. J Endourol 2013; 27(4):432–437.

[4] Deters L, Dagrosa L, Herrick B, *et al*. Ultrasound guided ureteroscopy for the definitive management of ureteral stones: A randomized controlled trial. J Urol 2014; 192(6);1710–1713.

[5] Sfoungaristos S, Lorber A, Gofrit ON, *et al*. Surgical experience gained during an endourology fellowship program may affect fluoroscopy time during ureterorenoscopy. Urolithiasis. 2015; 43(4):369–374.

[6] Clayman M, Uribe C, Eichel L, *et al*. Comparison of guide wires in urology. Which, when and why? J Urol 2004; 171:2146–2150.

[7] Sarkissian C, Korman E, Hendlin K, Monga M. Systematic evaluation of hybrid guidewires: shaft stiffness, lubricity, and tip configuration. Urology 2012; 79:513–517.

[8] Torricelli F, De S, Sarkissian Carl, Monga M. Hydrophilic guidewires: evaluation and comparison of their properties and safety. Urology 2013; 82:1882–1886.

[9] Liguori G, Antoniolli F, Trombetta C, *et al*. Comparative experimental evaluation of guidewire use in urology. Urology 2008; 72:286–290.

[10] Rizkala ER, Monga M. Controversies in ureteroscopy: Wire, basket, and sheath. Indian J Urol 2013; 29(3):244–248.

[11] Patel SR, McLaren ID, Nakada SY. The ureteroscope as a safety wire for ureteronephroscopy. J Endourol 2012; 26(4):351–354.

[12] Dickstein RJ, Kreshover JE, Babayan RK, Wang DS. Is safety wire necessary during routine flexible ureteroscopy? J Endourol 2010; 24(10):1589–1592.

[13] Ulvik O, Wentzel-Larsen T, Ulvik NM. A safety guidewire influences the pushing and pulling forces needed to move the ureteroscope in the ureter: a clinical randomized, crossover study. J Endourol 2013; 27(7):850–855.

[14] Holden T, Pedro RN, Hendlin K, *et al*. Evidence-based instrumentation for flexible ureteroscopy: A review. J Endourol 2008; 22:1423–1426.

[15] Schöndorf D, Meierhans-Ruf S, Kiss B, *et al*. Ureteroileal strictures after urinary diversion with an ileal segment-is there a place for endourological treatment at all? J Urol. 2013;190(2):585–590. doi: 10.1016/j.juro.2013.02.039. [Epub 2013 Feb]

[16] Rapoport D, Perks AE, Teichman JM. Ureteral access sheath use and stenting in ureteroscopy: effect on unplanned emergency room visits and cost. J Endourol 2007;

21(9):993–997.

[17] Kim DJ, Son JH, Jang SH, *et al*. Rethinking of ureteral stent removal using an extraction string: what patient feel and what is patients' preference? A randomized controlled study. BMC Urol 2015; 15(1):121.

[18] Barnes KT, Bing MT, Tracy CR. Do ureteric stent extraction strings affect stent-related quality of life or complications after ureteroscopy for urolithiasis: a prospective randomized control trial. BJU Int. 2014; 113(4):605–609.

[19] Bockhotl NA, Wild TT, Gupta A, Tracy CR. Ureteric stent placement with extraction string: no strings attached? BJU Int. 2012; 110:E1069–E1073.

[20] Loh-Doyle JC, Low RK, Monga M, Nguyen MM. Patient experiences and preferences with ureteral stent removal. J Endourol 2015; 29(1):35–40.

[21] Song T, Liao B, Zheng S, Wei Q. Meta-analysis of postoperatively stenting or not in patients underwent ureteroscopic lithotripsy. Urol Res. 2012 Feb; 40(1):67–77.

[22] Haleblian G, Kijvikai K, de la Rosette J, Preminger G. Ureteral stenting and urinary stone management: a systematic review. J Urol. 2008 Feb; 179(2):424–30.

[23] Nabi G, Cook J, N'Dow J, *et al*. Outcomes of stenting after uncomplicated ureteroscopy: systematic review and meta-analysis. BMJ. 2007; 334(7593):572.

[24] Rubenstein RA, Zhao LC, Loeb S, *et al*. Prestenting improves ureteroscopic stone-free rates. J Endourol 2007; 21(11):1277–1280.

[25] Lee SJ, Yoo C, Oh CY, *et al*. Stent position is more important than a-blockers or anticholinergics for stent-related lower urinary tract symptoms after ureteroscopic ureterolithotomy: a prospective randomized study. Korean J Urol 2010; 51(9):636–641.

[26] Abt D, Mordasini L, Warzinek E, *et al*. Is intravesical stent position a predictor of associated morbidity? Korean J Urol 2015; 56(5):370–378.

[27] Traxer O. Effects of silicone hydrocoated double loop ureteral stent on symptoms and quality of life in patients undergoing F-URS for kidney stone: a comparative randomized multicentre clinical study. WCE ePoster Library. Oct 4, 2015. Available at: http://wce.multilearning.com/wce/2015/eposters/112720/olivier.traxer.effects.of. silicone.hydrocoated.double.loop.ureteral.stent.on.html?f=p6m2e874o11128 [accessed July 1, 2016].

第十六章
皮下输尿管旁路系统

Stuart Nigel Lloyd

Consultant Urological Surgeon，Hinchingbrooke Park，Huntingdon，UK

译者：王焕瑞　　审校：胡　浩

16.1　引言

本章描述了一种专门设计的皮下隧道（subcutaneous route），是绕过输尿管梗阻段或损伤段的技术。这是一种可以暂时或是永久的肾造瘘患者的方案。

患者留置一个或两个肾造瘘管生活是我们都不希望的，但患者往往没有其他选择。留置肾造瘘管会有很多不方便之处，造瘘管阻塞、脱出、感染，经常需要换辅料、尿袋，还需要定期更换肾造瘘管（图 16.1）。对于大多数患者来说，旁路支架（extra-anatomic stent drainage）是一个选择（图 16.2a，b）。用一个皮下的尿路支架将肾的尿液引流到膀胱来代替肾造瘘。这项技术最早是由 Ahmadzadeh 在 1991 年提出的[1]。这项技术后来由泌尿外科医生 Peter Paterson 和放射科医生 Patrick Forrester 在格拉斯哥皇家医院（Glasgow Royal Infirmary）推广开来[2]。从那以后，做了大概 300 例各地转诊的这类患者[3-4]。这项技术经过改进，应用范围扩大到各种良恶性疾病，短时间或长时间使用。这一技术大大提高了患者的生活质量。对于尿瘘患者，该方法可以使瘘管干燥，为患者争取时间来更好地为重建手术做准备。在肾移植术后发生缺血性输尿管狭窄的患者，短期不宜行再植手术，可以留置较短的 8 F 24 cm 的支架[5]。

这项技术大多数情况只是作为肾造瘘的一个替代。尽管这种支架存在一些设计缺陷，但仍适用于大多数病例。该方法的局限性在于其长度的固定和尖端呈锥形（减少了管腔的内径）。长度过长使得膀胱内剩余过多，锥形尖端需要裁剪后才能放置。目前还没有计划进一步改进 Paterson-Forrester 支架（PF 支架）。最初该支架是由波士顿科

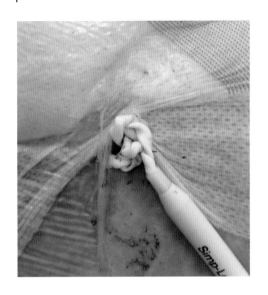

图 16.1　肾造瘘管并发症——扭结

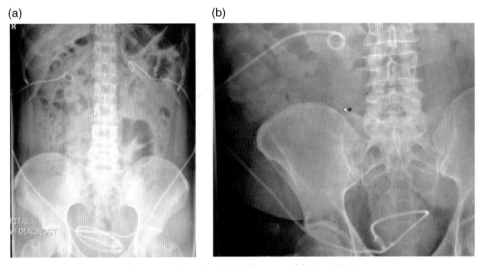

图 16.2　a）双侧皮下支架；b）单侧皮下支架

学公司制造的，之后由库克公司做成套件。经过一段时间的产品暂时停产后，现在已经开始自行生产。

16.2　适应证

　　这类支架适合暂时性或永久性置入。可以用于等待尿路重建期间的暂时放置，不影响之后的重建。手术创伤小，几乎任何类型的输尿管梗阻都适用，如因为严重梗阻需要永久留置肾造瘘的患者；传统支架管不能通过梗阻段或反复堵管的患者；肿瘤侵犯或外部压迫引起输尿管梗阻；像妇科肿瘤、结肠癌、前列腺癌这些盆腔恶性肿瘤、或转移性肿瘤如乳腺癌。良性疾病如放疗后的狭窄，或是继发于其他手术的输尿管损伤，也是这类支架的适应证。

16.3 禁忌证

膀胱功能正常是唯一的要求，患者需要有正常的控尿功能，并且肿瘤没有侵犯膀胱。所以膀胱瘘、膀胱肿瘤、顺应性差的膀胱都是禁忌证。但如果患者同时留置尿管仍然可以考虑留置这类支架。

下面我们将介绍 Pasterson-Forrester 支架（Pasterson-forrester stent）的置入和更换方法，包括手术需要的器械耗材，可能发生的并发症、各种问题，及处理技术。

16.4 Paterson-Forrester 支架

如图 16.3 所示，这是由库克公司生产的 8.5 FG 65 cm 的支架。它比传统支架更长，而且仅仅在两端猪尾环的位置有侧孔，支架体部没有侧孔。有一个平头，一个锥形头。锥形头存在明显的设计缺陷，它本来是帮助放置的，但实际上减少了有效的管腔，导致容易过早发生堵塞。将锥形端置入膀胱后，剪掉尖端 2 mm 可以增加有效的管腔。另一个问题是支架直径小，缩短其使用寿命。支架由聚氨酯材料制成，这延长了 3 个月的使用寿命。经患者同意后可以放置 12 个月甚至更长时间，可减少更换次数和住院时间。晚期患者支架可以一直留置，除非发生阻塞。

支架位于肾和膀胱之间的腹部皮下。几周内，在支架周围形成一个纤维鞘，像一个新的输尿管，使之后的更换变得容易。与传统支架不同，尿液仅在支架腔内引流而不在支架外。支架通过猪尾圈留在肾盂。支架只有一种长度，因此多余长度的支架只能留在膀胱，多余的长度有助于支架更换。

图 16.3 Paterson-Forrester 皮下支架的猪尾环

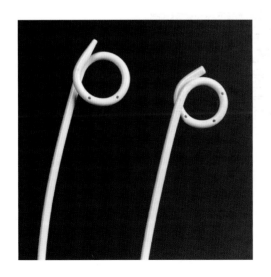

16.5 支架置入（stent placement）

　　肾造瘘的位置不苛求，但穿刺首选中下盏，穿刺位置最好偏前或者偏侧面，这样有益于操作，也可以减少扭曲或挤压的可能。通过一个 11 FG 的剥皮鞘（Cook，库克）将支架近端放入肾，更安全的方法是先放置一周的肾造瘘管，可以减少丢失通道的风险。

　　术前尿培养应为阴性，放管时应预防性应用覆盖革兰氏阴性菌的抗生素（庆大霉素 2 ～ 4 mg/kg）。手术通常在全麻下进行，但也可以在局麻下进行，或是根据麻醉师的偏好和患者特点选择麻醉方式。患侧需要用沙袋或液体袋垫高（通常是两个 3 L 的输液袋，一个放在肩膀下，一个放在骨盆）。下肢截石位，碘酊消毒，铺单（图 16.4）。如果是双侧置入，需要做完一侧翻身重新铺单，如果是更换双侧支架可以仰卧位进行。

　　术者站在患侧，C 臂 X 线放在对面，监视器放在床尾侧。膀胱镜监视器放在床头侧（图 16.5）。

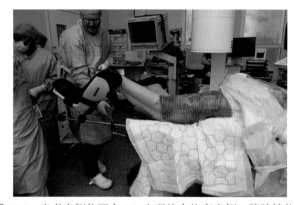

图 16.4 患者半侧位两个 3 L 生理盐水垫高患侧，膀胱镜位置

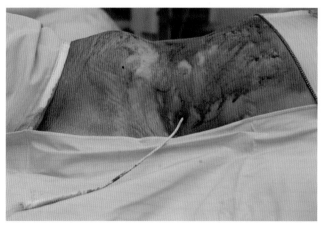

图 16.5 碘酒消毒的皮肤和留置的肾造瘘管

16.6 支架管上端置入过程（肾侧）

注入造影剂之后，导丝放入集合系统，拔除肾造瘘管（图16.6）。重要的是需要在肾造瘘口开处切一个椭圆形切口，以便在皮下建立皮下隧道（图16.7）。这一部分需要一个小的开放手术器械包和一个单独的手术托盘（图16.8）。

切口大概2 cm为宜。需要X线来确定PF支架肾端的位置，以及皮下隧道段支架有无打折。支架的非锥形端推入集合系统放置在肾盂。

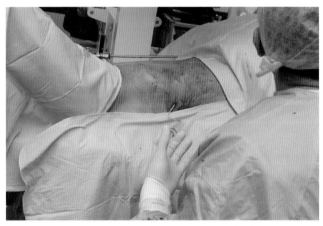

图16.6 经肾造瘘管注入造影剂显示集合系统

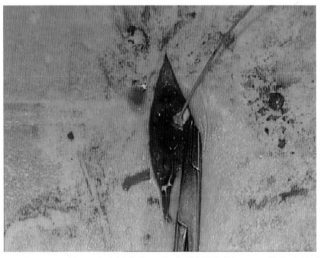

图16.7 Sensor导丝通过肾造瘘口和皮肤椭圆形切口。分离皮肤边缘

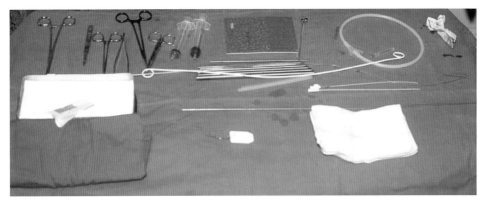

图 16.8 一个小型开放手术器械托盘用来准备皮肤隧道

16.7 皮下隧道制作过程

Alken 金属经皮穿刺扩张器是理想的选择，大小不同，有 1 号、2 号和 4 号。如果省略了 3 号扩张器，那么在放置 4 号之后就可以拉出内芯（图 16.9）。在做皮下隧道时应避免锐角。支架的路线取决于瘢痕、瘘口、皮肤质量、脂肪皱褶和骨性突起。隧道止于耻骨上中线一侧。最好在支架放置前在计划穿刺位置行局部浸润麻醉。

16.8 支架管下段置入过程（膀胱穿刺）

助手充盈膀胱，用 30° 或 70° 膀胱镜查看膀胱穹隆，也可以用膀胱软镜。使用 16 G 经皮穿刺针穿刺膀胱（库克或波士顿），将导丝送入膀胱，沿导丝推入 11 FG 剥皮鞘后，撤除导丝（图 16.10）。重要的是在镜下要确切看到穿刺针的位置、导丝、剥皮鞘，及最后的支架。在腹部有瘢痕的患者中，使用超声或者开放的方式放置，可以减少但

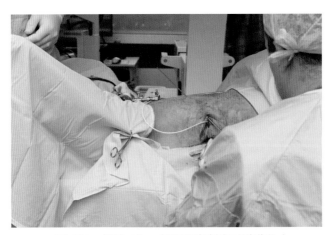

图 16.9 使用 Alken 扩张器穿刺皮下隧道段

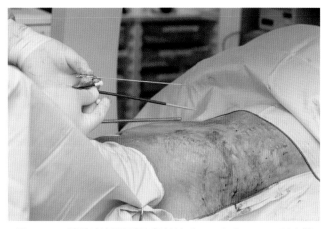

图 16.10　膀胱穿刺用到的穿刺针（16 G）和 11 FG 剥皮鞘

不能完全避免空腔脏器的损伤可能。在支架放入膀胱前，需要剪掉支架远端的锥形尖端，从而增加支架管的功能管腔，这一点非常重要。多余长度的支架盘绕在膀胱内，移除剥皮鞘。皮肤用 4/0 可吸收缝线缝合，黏合剂黏皮（图 16.11）。最好保留 12 F 双腔尿管几个小时，以确保没有明显血尿，并确认支架是否引流通畅。患者通常按日间手术或是短期住院管理。

16.9　支架更换（stent change）

当支架发生梗阻或即将发生梗阻时，就需要更换支架。不同患者的支架放置时间不同，同一个患者在不同时期也可能放置时间不同。有意思的是，尽管该支架在膀胱内留置的长度较长，但很少形成钙化结壳，但形成的生物被膜可以造成支架管堵塞。最好在 6 个月内进行第一次更换，并且对之后的更换时间做出判断，理想的情况是 12

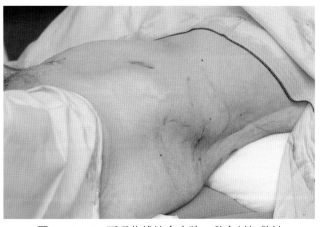

图 16.11　4/0 可吸收线缝合皮肤，黏合剂加敷料

个月。

更换支架管比置入容易得多。患者取仰卧位，因为不用做皮下隧道，麻醉可以选择局麻或全麻。在 X 线定位下，确定合适的切口位置，一般选择在支架的中点附近，通常在髂窝。这个位置容易进入并且可以通过导丝更换上段支架。完全的膀胱镜下更换支架是可行的，但是会有失去近端环控制的风险。因此，可以通过开放切口和膀胱镜联合来放置远端支架。

切口大概需要取 2 cm，这样可以伸入手指并触及支架。在支架及外壳下通过一个直角钳，钳夹固定支架。纵行切开支架外的纤维外壳，显露支架管，将支架管剪断。远端用蚊式钳夹住，先更换近端（图 16.12a，b）。通过支架管注入造影剂，显示集合系统，沿支架管推入导丝至集合系统，撤除旧支架，更换新支架，X 线下确认上端位置在肾盂。在固定好远端断端后，膀胱镜下将旧支架管从尿道拉出，沿旧支架管推入导丝，旧支架的下段可以从尿道或切口处拔除。

新支架的远端在导丝引导下通过纤维鞘送入膀胱。最好将支架管通过尿道，固定切口内的支架位置。支架可以通过导丝推入膀胱，拔除导丝。女性支架可以用钳子推送，男性可以用活检钳推送进膀胱。

用 X 线检查支架位置，用可吸收线缝合伤口，粘合胶或敷料覆盖切口。更换支架不需要留置尿管。另一种放置下段支架的方法是重建隧道。

16.10　并发症及处理

16.10.1 早期并发症

支架错位（misplacement of stent）和扭结（图 16.13）多出现于非常瘦或瘢痕多的

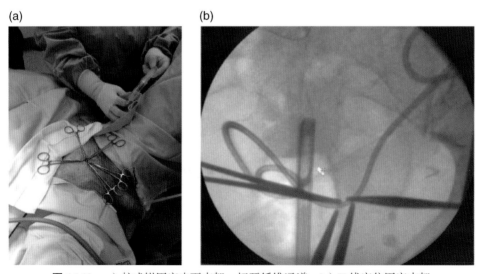

图 16.12　a）蚊式钳固定皮下支架，切开纤维通道；b）X 线定位固定支架

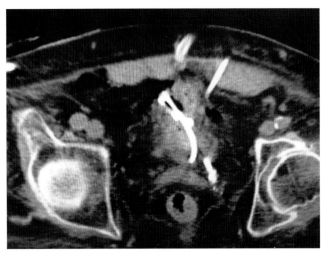

图 16.13　错位的支架——在 CT 上可以看到左侧旁路支架的环在膀胱外。这需要在膀胱镜和透视下重新调整位置

患者，及小膀胱容量的患者。膀胱穿刺角度过大或有过腹部手术史的患者有可能出现肠道损伤。如果术后发现可能有问题，CT 是评估损伤和制订治疗计划的关键。沿支架走行可以发生蜂窝织炎，可以静脉应用抗生素（图 16.14）。

16.10.2 远期并发症

16.10.2.1 支架梗阻（stent obstruction）

支架留置时间过长会发生梗阻。皮下隧道表面的皮肤发红或发生侵蚀是梗阻的警

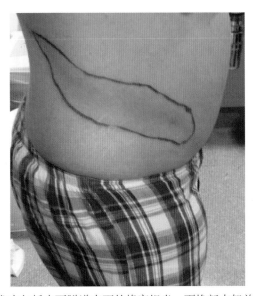

图 16.14　早期并发症包括皮下隧道表面的蜂窝织炎。更换新支架并用IV代抗生素治疗

示信号（图 16.15）。可以放置肾造瘘管，膀胱镜下拔除支架，或者在感染部位以上或者感染部位切开拔出支架。也可以从切口拔出下段支架，用导丝将上段支架更换后，支架接造口袋，或者远离感染部位重建隧道，将下段支架置入膀胱。

在晚期盆腔恶性肿瘤的病例中，有一例发生隧道种植（图 16.16）。

16.11　未来展望

该种支架管在功能和置入方面有可以改进的地方。可以扩大支架的管径，大概14 ～ 18 FG，这样可能会延长留置的时间。Detour 支架提供了一个能够长期留置的选择，但是该方法也存在并发症的风险，并且置入方式复杂，步骤烦琐。

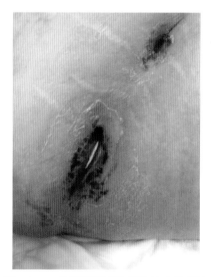

图 16.15　支架梗阻感染导致的皮肤侵蚀

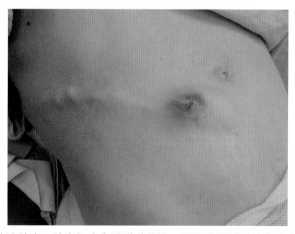

图 16.16 隧道经过盆腔肿瘤，肿瘤细胞会沿隧道种植，因此进展活跃的膀胱癌不能采用这种方法

参考文献

[1] Ahmadzadeh M. Clinical experience with subcutaneous urinary diversion: new approach using a double pigtail stent. Br J Urol 1991; 67:596–599.

[2] Lingam K, Paterson PJ, Lingam MK, Buckley JF Forrester A. Subcutaneous urinary diversion: an alternative to percutaneous nephrostomy. J Urol 1994; 152:70–72.

[3] Minhas S, Irving HC, Lloyd SN, Eardley I, Browning AJ, Joyce AD. Extra- anatomic stents in ureteric obstruction: experience and complications. BJU Int 1999; 84:762–764.

[4] Lloyd SN, Kimuli M, Sciberras J. Extra-anatomic urinary drainage for urinary obstruction. In: Monica G, (ed), Chronic Kidney Disease. Available at: http://www.intechopen.com/redirector/articles/extra-anatomic-urinary-drainage-for-urinary-obstruction [accessed July 1, 2016].

[5] Tahir W, Hakeem, A, White A, Irving HC, Lloyd SN, Ahmad, N. Extra-anatomic stent (EAS) as a salvage procedure for transplant ureteric stricture. Am J Transplantation 2014; 14(8):1927–1930.

第十七章
肾膀胱分流支架

Graham Watson

Consultant Urologist and Chairman，Medi Tech Trust，BMI The Esperance Hospital，Eastbourne，UK

译者：马　凯　审校：胡　浩

17.1　引言

分流支架（extra-anatomic stent）是一种呈管道样的特殊结构的支架管，它比标准肾造瘘管延伸得更长（图 17.1）。

1991 年，Ahmadzadeh[1] 对这种支架进行了描述，它位于皮下脂肪层的浅道内，直接将肾与膀胱相连。它本质上是一种直径为 11 FG 的超长双 J 支架，一端自肾造瘘口

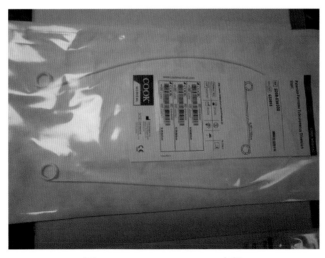

图 17.1　Paterson-Forrester 支架

插入，在皮下组织中穿过，然后通过耻骨弓上穿刺置入膀胱。标准的支架有侧孔，其长度可以满足肾与膀胱之间的距离。Ahmadzadeh 在 8 个患者身上使用了这种支架，其中 7 人的肾积水得到了改善（图 17.2、图 17.3、图 17.4、图 17.5、图 17.6、图 17.7）。这种支架每三个月更换一次。

Desgrandschamps 和同事[2]进一步开发了一种更大口径的双腔管，其具有 20Ch 的硅胶芯和外径约为 28 FG 的 PTFE 部分。该设备作为 Detour 支架（分流支架）（Coloplast 有限公司）在市场上销售。它通过一个 32 FG Amplatz 鞘插入肾盂，并需要一个开放手术来将 PTFE 外鞘与膀胱外壁进行吻合，其在膀胱内留下一定长度的硅胶管。这种 Detour 支架不需要常规更换（图 17.8）。

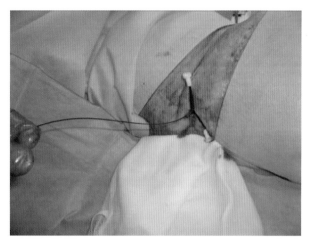

图 17.2　剥皮鞘进入肾盂肾盏系统，然后置入 Paterson-Forrester 支架的近端线圈

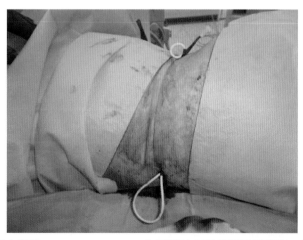

图 17.3　之后使用剥皮鞘将 Paterson-Forrester 支架通过皮下组织送到髂窝，然后将支架远端置入膀胱

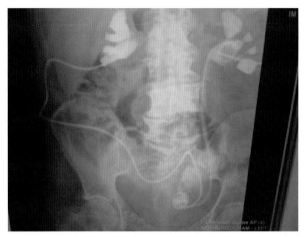

图 17.4 正常的 Paterson-Forrester 支架可以将右肾中的液体引流到膀胱。该患者左侧留置了一个双 J 管和 Foley 肾造瘘导管。双侧肾均通过左侧造瘘管引流

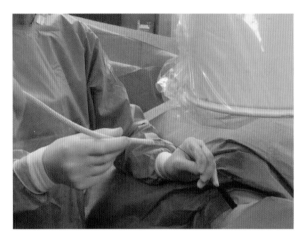

图 17.5 分流支架通过导丝由 32 F Amplatz 鞘进入肾盂肾盏系统。支架位于肾盂部位的直径为 20 F，成分为软硅胶，并有黄色特氟龙结构固定于肾皮质内。一个 PTFE 28 F 的结构可保护支架的分流部分

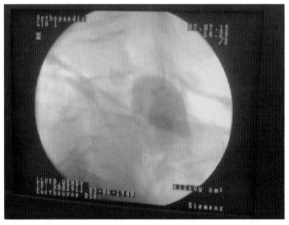

图 17.6 分流支架已通过 Amplatz 鞘套插入肾盂，但与金属环相对应的特氟龙涂层部分需要抽出 2 cm，以使其位于肾皮质内。最好通过重新插入 Amplatz 鞘而不是拉动分流支架进行调整

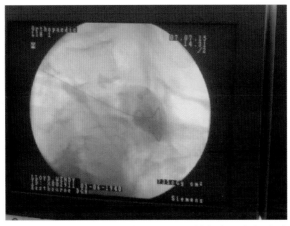

图 17.7　Amplatz 鞘通过分流支架后，将支架后撤出 2 cm，特氟龙环离肾皮质更近。进一步调整是为了获取最佳位置

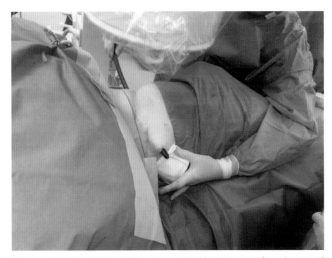

图 17.8　一个可拆卸鼻锥的中空塑料扩张器用于建立皮下通道

17.2　解剖外分流的必要性

　　分流支架为什么如此重要？因为患者留置肾造瘘管后会导致诸如尿液渗漏、运动受限，及无法预测和频繁接受更换肾造瘘管等问题，而这些都将严重影响患者的生活质量。它不仅适用于那些留置双 J 支架失败的患者，也适用于双 J 支架留置成功，但不能解决梗阻问题的患者。Ramsay 等（1985）、Payne 和 Ramsay（1988）的研究表明，双 J 管支架在正常的输尿管中引起一定程度的梗阻。这种情况在急性期更严重，主要通过引流膀胱解决[3-4]。许多研究表明，即使正确放置双 J 管支架也不一定能缓解阻塞。Hubner 等（1992）研究了 20 个放置双 J 管支架和肾造瘘管的患者[5]，在这些患者中，有 17 位仅在平均肾盂压力为 19.9 cm 水柱时出现引流液。在 3 名患者中，即使

在更高的压力下也没有引流液。我们从慢性阻塞肾的研究中得知，其所产生的肾盂内压力可能远远低于健康人群（图 17.9 和图 17.10），所以，这些相对轻微的梗阻在功能上的影响可能也很大（Vaughan 等，1970）[6]。Docimo 和 Dewolf（1989）研究了聚氨酯和硅胶双 J 管支架的功能，并将患者的梗阻情况细分为内在和外在梗阻。内在梗阻（主要是继发于结石梗阻）在所有患者中引流较好[7]。外源性压迫引起梗阻的 46 位患者中，有 20 例未能解决梗阻问题。Chung 等（2004）研究了长期放置支架的患者：101 位患者放置了 138 个支架，其中 58 例（42%）未能解决梗阻[8]。支架放置失败的相关因素包括恶性疾病（恶性疾病放置成功率只有 56%，而良性疾病是 91%）和肾损害。该数据主张对所有置入双 J 管的患者进行早期复查，至少在随访过程中进行超声检查，并在置入后 6 周检查肾功能。如果肾积水没有得到改善，那么需要进行肾盂造影并改变引流策略（图 17.11）。

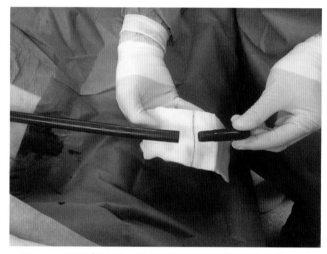

图 17.9 取出鼻锥后，将分流支架穿过扩张器中空的管道

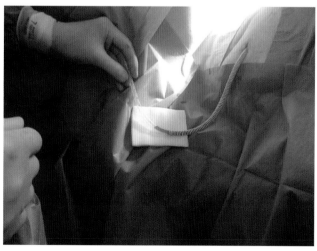

图 17.10 分流支架已通过管道。通过分流支架注射的亚甲蓝以检查肾盂肾盏系统引流是否通畅

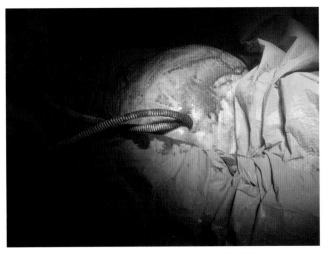

图 17.11 两个分流支架已经自前腹壁穿出

17.3 放置分流支架的先决条件

特殊结构的双 J 管只能在膀胱有功能的情况下使用，但分流支架在没有膀胱的情况下也可以使用。这种用法不在产品许可证范围之内，本章将对此进行讨论，以使大家对其优缺点有所了解（图 17.12）。

17.4 放置分流双 J 管的经验

继 Ahmadzadeh 放置 11 FG 双 J 支架之后，Minhas 等报道了他们在英国利兹使用 50 厘米 8 FG 双猪尾管的经验[9]。采用三切口技术建立通道，一个切口用于肾造口，

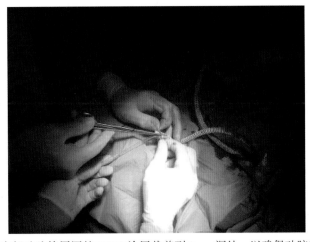

图 17.12 小心地将内部硅胶管周围的 PTFE 涂层裁剪到 2 cm 深处，以确保硅胶管不会被无意中刺破

一个用于耻骨弓上穿刺，另一个用于皮下通道的建立。这些支架每六个月更换一次，在局部麻醉下建立通道并将导丝穿过内腔，然后插入新的支架。Minhas 报道的 13 位患者中，其中 3 位患者由于感染导致皮肤破溃问题，改为肾造瘘管引流；其余的患者中，这些支架直到患者死亡仍在起作用（其中 2 位患者放置支架超过 12 个月后死亡）（图 17.13、图 17.14、图 17.15、图 17.16）。

目前最新的商品化支架是 Paterson-Forrester 支架，它是长约 50 厘米的 8 FG 硅胶管（库克，爱尔兰有限公司）。它甚至可以在局部麻醉下操作，使用一支剥皮鞘以进行肾造瘘、皮下通道的建立和耻骨上置入，只需要两个小切口即可。在支架放置 6 个月后需要进行更换，由于在支架周围形成了固定的通道，因此在局麻下通过导丝引导即可更换。如果支架表面形成硬壳，则不能将导丝引入其内腔而无法更换，甚至如果支架表面形成钙化，也会毁害支架周围形成的窦道。结垢可能导致支架需要早期更换，这会使问题复杂化。与分流支架相比，Paterson-Forrester 支架更便宜，也更容易置入，

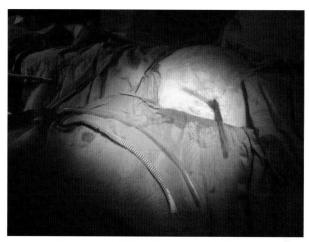

图 17.13 硅胶管现在已经被引出并剪短

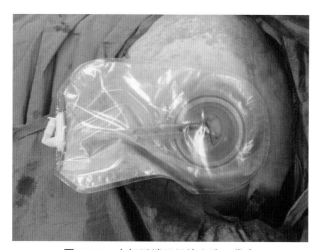

图 17.14 支架远端已经放入造口袋内

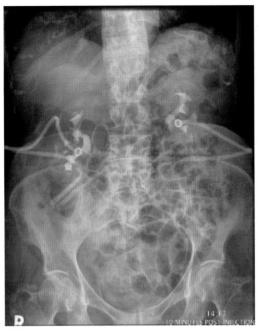

图 17.15 10 分钟后，肾盂静脉造影显示双侧肾盂肾盏系统引流通畅，尿液通过双侧分流支架引入右侧髂窝造口袋内

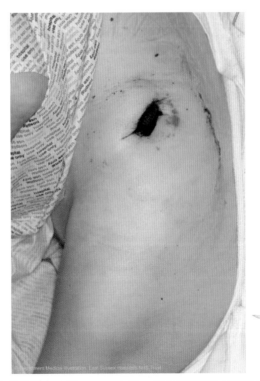

图 17.16 该患者在 6 个月前置入双侧 Detour 支架，现在通过肾造口部位的皮肤侵蚀了分流支架

但缺点是更易于出现阻塞而使支架更换失败。对于预期寿命很短且全身麻醉禁忌的患者，可以考虑使用此类支架（图 17.17）。

17.5 分流支架的使用经验

早在 1995 年，Desgrandschamps 的团队[10] 首次报道分流支架的临床应用。本研究中作者描述了 13 位患者放置了 19 个肾盂-膀胱的支架；另外 8 位患者放置了 13 个支架，这些支架放入造口袋中。其中一位患者，因为集合系统没有明显扩张，支架放置失败。该组患者的平均随访时间为 7.2 个月，所有支架输尿管均未扩张。该研究团队在 2001 年发表了一篇摘要，当时他们纳入的病例增加到了 27 例，共计放置了 35 个支架。作者报道说，19% 的患者的支架难以放置。该研究时段内死于原发疾病的患者，平均随访时间为 6.3 个月。其他患者的平均随访时间为 47 个月，最长者在 84 个月时支架效果依然良好。2 位患者（8.5%）发生了并发症，如感染或尿漏。一个患者的支架由于侵蚀而被取出，另一个患者由于尿液泄漏改为标准肾造口术。考虑到 6 年内该组患者的数量仅从 21 例增加到 27 例，因此很可能在首先入组的患者中出现了某些问题。但是他们的结果表明，这个概念和支架都是非常令人鼓舞的。除了笔者所在单位最近的一份出版物外，只有其他两个中心发表了类似的结果。Jurczok 等[11] 报道了 10 例肾-膀胱分流支架和 8 例 nephro-opaneous 支架患者。患者平均随访 13.1 个月，有两位患者出现并发症。其中一位患者形成硬壳，另一位患者发生了感染。两位患者都属于经皮肾穿刺组，两者的支架均被取出并改为标准肾造瘘术。英国利兹的 Lloyd 等（2007）报道了 8 位患者 9 个支架的经验[12]。三位患者由于引流问题更换了 Paterson-Forrester 支架。患者平均随访 17 个月，所有支架均为肾盂膀胱支架且全部引流充分。

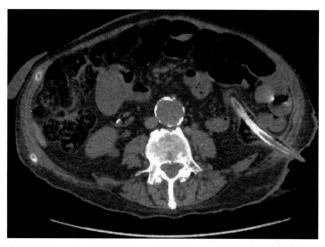

图 17.17 对同一患者进行的 CT 扫描显示最初的穿刺通过了降结肠。令人惊讶的是，分流支架在 6 个月内没有出现任何问题

17.6　分流支架的个人经验

该作者发表的一系列文章中包括两例使用 Paterson-Forrester 支架的患者，在 6 个月内再次梗阻并更换为分流支架。在作者所在单位中有 35 位患者共放置 57 个分流支架，其适应证为：膀胱癌 19 例，前列腺癌 4 例，腹膜后纤维化 1 例，肠癌导致输尿管梗阻 3 例，进展性的妇科恶性肿瘤 3 例，输尿管良性狭窄 1 例。其中 7 位患者放置了 8 个支架，其支架置入肠管内。所有这些患者到目前为止依然健在。支架平均放置 20.5 个月后，所有支架都必须取出。支架取出的原因是感染以及支架感染侵蚀皮肤。之后所有支架更换为肾造瘘管。尽管分流支架可以使用很长时间，但我们放弃了这种做法，现在更愿意将分流支架的远端从皮肤穿出。只有 9 位患者的膀胱具备放置分流支架的条件，我们在该组患者中放置了 13 个支架。该组中 1 位患者的支架结垢。有趣的是，我们可以将输尿管软镜通过支架使用钬激光来清除结垢。一位放置了两个支架的患者在耻骨上切口形成了瘘管。这些患者中有 7 人在支架功能依然良好时死于原发疾病。该组患者的平均生存时间为 13.3 个月。该作者报道了一组数量最大的支架远端自皮肤穿出的案例，该组中 19 位患者共放置了 36 个支架。其中 4 位患者由于继发于感染的侵蚀而取出了支架。13 位患者死于原发疾病，6 位患者依然健在。随访中存活最长的患者已经放置了 32 个月。与肾造口术相比，所有患者的生活质量都得到了改善。当放置分流支架后，所有患者肾积水都得到缓解。只有一位患者出现了梗阻，这位患者的支架出现结垢。研究证实使用输尿管软镜和钬激光可以解除支架结垢造成的梗阻。在那些患有晚期盆腔恶性肿瘤且仅有局部输尿管梗阻的患者中，仍有一些尿液通过膀胱引流，因此仅有部分患者置入支架后尿液引流成功。

一位分流支架置入前接受过肾造口术的患者从他的肾造口穿刺部位排出了粪便，但这是在支架置入 6 个月后出现的。该患者患有晚期的恶性疾病，瘘并未导致更差的临床症状。我们扩张了原有的肾造瘘通道，但是不知道是否在肾引流之前通过了结肠。基于这一事件，即使没有明显的脏器损伤，如果肾造口术的位置相对靠前，那么在集合系统中进行新的穿刺的位置也应该降低。

17.7　置入方式

如同任何经皮肾穿刺的过程一样，建议在操作开始时先置入输尿管导管和尿管。该操作可以在患者上手术台之前，在推车上完成，也可以在摆放截石位后完成。在输尿管导管不能通过梗阻段的患者，需要在超声引导下进行穿刺。可以使用标准的俯卧位进行手术，但由于大部分手术都涉及双侧支架，因此作者喜欢采用仰卧位手术，在臀部和肩胛骨下方设置沙袋以方便肾穿刺。

这种体位是置入 Paterson-Forrester 或 Detour 支架的首选。但是对于分流支架，在局麻下手术是不可能完成的。首先通过腰部约 5 厘米的切口扩张通道进入集合系统。

在通道内置入 32 FG Amplatz 鞘，并将分流支架放入集合系统，并使用亚甲蓝和造影剂的混合物检查放置位置。造影剂将通过 Amplatz 鞘流出，但也显示出集合系统的边界，使支架近端的金属环能够定位于肾皮质水平处。撤回 Amplatz 鞘，确保金属环的位置不会改变。金属环对应于一小段特氟龙材料，使其可以紧紧固定于肾皮质中。如果需要调整支架的位置，最好将 Amplatz 鞘通过 Detour 支架重新置入，而不要只是拉动支架，否则支架会出现变形。

建立皮下通道时通常需要将通道分成两条并以中间点为目标，再将支架自耻骨上切口穿出。通道是使用带有可拆卸盖帽的塑料外鞘来获得的，支架穿过外鞘后将外鞘取出。操作时要避免分流支架形成太大的角度。耻骨上切口需要足够长，以便对膀胱进行开放的操作。切开分流支架，使其在膀胱中没有张力，并切割外部 PTFE 涂层，露出 6 厘米左右的硅胶管。使用生理盐水通过尿管充盈膀胱，将裸露的硅胶管插入膀胱中，并将 PTFE 涂层与膀胱吻合。如果正在放置两个 Detour 支架，则通过分开的两个小切口将两个支架放入膀胱中。尿管留置 48 个小时，以防漏尿。

17.8　替代方式（alternative techniques）

在患有盆腔恶性肿瘤时，因为在某些情况下患者的膀胱已经切除，因此无法将分流支架置入膀胱。在这些情况下，可以选择肾盂-皮肤分流支架。只需选择一个位置，将支架在前腹壁上穿出即可。由于硅胶管可以抗细菌定植，因此将 PTFE 涂层在皮肤方向切除几厘米非常重要，否则 PTFE 涂层的感染最终会导致支架的侵蚀。当切开 PTFE 涂层时需要格外小心，因为一旦损坏了内部的硅酮管，导致尿漏，将使造口处的处理变得非常困难，肾盂-皮肤支架比肾盂支架更容易感染，但与肾造瘘术相比，它们仍然具有显著的优势。重要的是，要事先与患者进行充分的沟通，要让患者意识到该支架是在其产品许可证之外使用，并且将来可能需要调整。

17.9　并发症（complications）

17.9.1 感染（infection）

支架引起感染非常常见，可发展为支架外面的皮肤破损以及 PTFE 涂层外露。这有可能将分流支架暴露在较高的位置，需要造口袋罩住支架（将 PTFE 切除，仅将硅树脂管出现在皮肤之外）。在一个案例中，我们将支架一直剪短直至腰部切口。支架仍牢牢地固定在肾的部位，并且继续作为一个肾造瘘管使用。感染非常容易导致支架的取出，但支架的未感染部分仍保持锚定，这就需要更大的牵引力来拔除支架的锚定部分。

17.9.2 再发梗阻（recurrent obstruction）

这也是一个实际的问题，需要对支架进行全面评估并有可能需要进行某种处理。

17.9.3 选择方案

处理上尿路慢性阻塞时有多种选择，包括长期双 J 支架、金属支架、长期 Cope 环肾造口术、Foley 导管肾造口术、尿路重建术、支架输尿管造口术、Paterson-Forrester 支架和分流支架（Tregunna 和 Watson，2012）等[13]。对于预期寿命超过 5 年或更长的患者，重建术应视为理想的选择。对于预后不好的患者，则可以选择其他合理的方式。对于许多患者，双 J 支架每年更换一次或两次，并检测肾功能。理想情况下，任何带有内支架的患者应在插入后 4 ～ 6 周时进行肾超声检查和肾功能检查。只有当肾功能不全不可逆时，支架才被认为无法解决梗阻问题。当输尿管支架失效或支架症状持续一个月仍无法解决时，才应考虑采用分流支架。在作者文章中，所有 Paterson-Forrester 支架都需要转换为分流支架，因此后者更加常用。分流支架需要将皮肾通道扩张至 32 FG。在那些无法置入支架的病例中，则应考虑行输尿管造口术。

17.9.4 总结

标准双 J 支架在外源性压迫（主要由恶性肿瘤）下失败率大约是 40%。大家一般认为只要支架正确放置时就能正常引流，但是当我们发现问题时为时已晚。在发现梗阻的时候，大家更多考虑的是支架堵塞，而予以更换支架。因此，在放置支架后 4 ～ 6 周时应检查患者的肾功能和集合系统扩张程度。对于任何一个上尿路梗阻的病例，都必须作出决定，是进行复杂的重建术还是留置支架。如果患者的膀胱功能正常，只有重建手术风险较高或预期寿命低于 5 年者，才应考虑使用输尿管支架和分流支架。在这些情况下，分流支架应该被优先考虑，因为它们具有较高的成功率，且患者耐受性好（表 17.1）。Paterson-Forrester 支架没有分流支架耐用。在膀胱没有功能的情况下，使用分流支架的肾盂-皮肤支架确实给出了一种临时解决方案。由于我们正在治疗的患者整体预后不良，这种方式通常是可行的。由于该支架的产品许可证中不包括肾盂-皮肤选项，因此必须在术前与患者充分沟通。

表 17.1　根据引流入膀胱、皮肤或导管分组，显示放置分流支架的结果。结果是指患者的数量而不是支架的数量

	患者数量	患者健在；支架完整	持续时间（月）	患者死亡；支架完整	持续时间（月）	支架移除	持续时间（月）
到膀胱的分流支架	9	1	36	8	13.3	0	—
到皮肤的分流支架	19	6	17.5	9	4.5	4	11.5
到导管的分流支架	7	0	—	0	—	7	20.5

参考文献

[1] Ahmadzadeh M. Clinical experience with subcutaneous urinary diversion: New approach using a double pigtail Stent. Br J Urol 1991; 67:596–599.

[2] Desgrandschamps F, Cussenot O, Meria P, *et al.* Subcutaneous urinary diversions for palliativetreatment of pelvic malignancies. J Urol 1995; 154(2 Pt 1):367–370.

[3] Ramsay JW, Payne SR, Gosling PT, Whitfield HN, Wickham JE, Levison DA. The effects of double J stunting on unobstructed ureters. An experimental and clinical study. Br J Urol 1985;57(6):630–634.

[4] Payne SR, Ramsay JW, The effects of double J stents on renal pelvic dynamics in the pig. J Urol 1988;140(3):637–641.

[5] Hubner WA, Plas EG, Stoller ML. The double-J ureteral stent: in vivo and in vitro flow studies. J Urol 1992; 148(2 Pt 1):278–280.

[6] Vaughan ED Jr, Sorensen EJ, Gillenwater JY. The renal hemodynamic response to chronic unilateral complete ureteral occlusion. Invest Urol 1970;8(1):78–90.

[7] Docimo SG, Dewolf WC. high failure rate of indwelling ureteral stents in patients with extrinsic obstruction: experience at 2 institutions. J Urol 1989;142(2 Pt 1): 277–279.

[8] Chung SY, Stein RJ, Landsittel D, Davies BJ, Cuellar DC, Hrebinko RL *et al.* 15 year experience with the management of extrinsic ureteral obstruction with indwelling ureteral stents. J Urol 2004;172(2):592–595.

[9] Minhas S, Irving HC, Lloyd SN, Eardley I, Browning AJ, Joyce AD. Extra-anatomic stents in ureteric obstruction: experience and complications. BJU Int 1999;84(7):762–764.

[10] Jabbour ME, Desgrandschamps F, Angelescu E, Teillac P, Le Duc A. Percutaneous implantation of subcutaneous prosthetic ureters: long-term outcome. J Endourol 2001; 15(6):611–614.

[11] Jurczok A, Loertzer H, Wagner S, Fornara. Subcutaneous nephrovesical and nephrocutaneous bypass. Gynae Obstet Invest 2005;59(3):144–148.

[12] Lloyd SN, Tirukonda P, Biyani CS, Wah TM, Irving HC. The detour stent - a permanent solution for benign and malignant ureteric obstruction? Eur Urol 2007; 52(1):193–198.

[13] Tregunna R, Watson G. Algorithm of management for upper ureteric obstruction. British Journal of Medical and Surgical Urology 2012; 5S:S18–S23.

第十八章

并联输尿管支架

David A. Leavitt[1], Piruz Motamedinia[2], Philip T. Zhao[2], Zeph Okeke[2] and Arthur D. Smith[3]

[1] The Smith Institute for Urology, Hofstra-North Shore-LIJ Health System, New Hyde Park, NY, USA

[2] The Smith Institute for Urology, Hofstra-North Shore-LIJ School of Medicine, New Hyde Park, NY, USA

[3] Professor of Urology, The Smith Institute for Urology, Hofstra North Shore-LIJ School of Medicine, New Hyde Park, NY, USA

译者：崔志强　审校：胡　浩

18.1　引言

输尿管支架在泌尿外科领域的应用是比较普遍的，最常用于缓解上尿路梗阻及输尿管吻合术。不幸的是，单一输尿管支架可能会发生阻塞或因其他问题而失败。在恶性输尿管梗阻的患者中，单一的输尿管支架有 20%～60% 的失败率[1-2]。在过去，这些患者选择经皮肾造口术或创伤更大的开放的尿流改道术。在过去的几十年里，出现了金属输尿管支架和并联输尿管支架，即同侧双输尿管支架等替代品。

本章主要描述单一聚合物输尿管支架和金属输尿管支架的局限性，以及并联输尿管支架（tandem ureteral stent）的基本原理。本章评估并联输尿管支架，内容包括了潜在的好处、局限性、结果和并发症。并联输尿管支架可以解决恶性和良性病因导致的输尿管梗阻。本章简要描述了并联输尿管支架置入技术。最后，本章将讨论并联输尿管支架与金属输尿管支架成本的比较。

18.2 输尿管支架失败机制和纠正措施

当输尿管支架内腔及管外完全阻塞时，单根的输尿管支架失败。在没有支架，输尿管通畅的状态下，尿液沿输尿管不连续地流动。输尿管支架扰乱了输尿管正常的蠕动协调性，并增加尿路上皮黏膜生长及细胞的脱落[3]。这些碎片可以暂时或永久地阻碍尿液通过输尿管支架，并促进输尿管支架内腔结壳形成。因此，造成尿液优先通过输尿管支架周围流动。

这就成为了支架管受压的问题，输尿管支架内部和输尿管支架外部的空间相互挤压，在某些情况下，这些空间完全消失。输尿管支架腔内外空间的阻塞，导致输尿管支架失败，临床表现为腰痛、肾盂积水、肾功能恶化等[4-5]。

单一输尿管支架失败，可以更换相同材料和尺寸的输尿管支架，也可以更换不同材料和尺寸（如大孔支架、金属支架等）的输尿管支架，经皮肾造口术或创伤更大的开放尿流改道术、皮下输尿管膀胱分流，及并联输尿管支架也是解决输尿管梗阻的选择。

这些方式都有弊端。目前微创泌尿外科快速发展，限制了开放尿路改道和皮下输尿管膀胱分流的广泛使用，尤其在恶性输尿管梗阻（malignant ureteral obstruction，MUO）患者中，大多数患者的预期寿命是有限的。的确，预计1年生存期患者将出现MUO大约是50%或更少，平均生存期6～8个月[1,6]。

有文献报道，MUO患者放置单一输尿管支架失败率在10%～30%。即使放置成功，也有近一半注定要失败[2]。此外，单纯更换单一输尿管支架很少能提供有效的帮助，因为新放置的输尿管支架通常比原来的支架梗阻得更快[7]。

金属支架比聚合物支架管更具有抗压性，在临床实践中，金属输尿管支架常用于恶性及良性原因导致的输尿管狭窄。回顾过去十年的研究，金属支架失败率较低，范围为20%～100%[8-10]。此外，金属输尿管支架相比聚合物输尿管支架，通常需要专门订购，而且价格昂贵。此外，虽然金属支架的要求是每年更换一次，但是由于各种各样的原因，往往不到一年就需要更换。

18.3 并联输尿管支架

20年前Liu等第一次描述了并联输尿管支架可以缓解持续的恶性输尿管梗阻[11]。并联输尿管支架是指于同侧输尿管内两个平行位置放置的输尿管支架，也可以称为平行或双输尿管支架。

从概念上讲，并联输尿管支架在两个方面优于单一输尿管支架。首先，并联输尿管支架比单一输尿管支架有更高的抗压强度，从而更好地抵抗压迫。其次，并联输尿管支架是放置在同一个输尿管平行的支架，两个支架之间提供了一条新的尿液排泄空间（图18.1）。虽然不完全清楚，但并联输尿管之间的空间更耐压缩，在输尿管支架完全闭塞和输尿管支架外部持续受压的情况下，并联输尿管支架仍有助于持续肾盂减压。

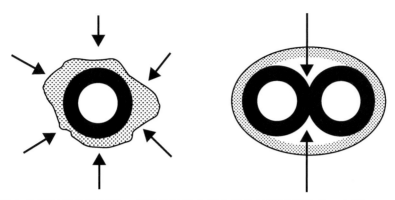

图 18.1　即使在外部压缩的情况下，并联输尿管支架之间腔外尿流的途径。来源：Fromer 等[14]经
Elsevier 许可转载

至少有一项研究显示，置入猪输尿管中的并联输尿管支架部分阻塞时与单个输尿管支
架部分阻塞时相比，前者仍可保持改善的流动特性达 5 倍以上[12]。

18.4　置入方式

并联输尿管支架置入方式（the technique of tandem ureteral stent placement）很
容易从插入单个输尿管支架的操作过程中获得，这使得该方式很容易被那些不熟悉该
操作的人采用。1998 年，首先由 Liu 和 Hrebinko 描述，其他人也有类似的技术被重
述[11,13-15]。

为了放置并联输尿管支架，常用膀胱镜检查和逆行肾盂造影术来描述输尿管狭窄
的位置和长度、肾积水的程度及输尿管和肾盂肾盏的解剖。随后，导丝插入阻塞侧的
输尿管口，我们习惯使用传感器导丝（波士顿科学公司，美国马萨诸塞州内蒂克），因
为它具有松软的尖端，可以减少对输尿管壁的潜在损伤，而亲水性尖端可以提高通过
狭窄或曲折的输尿管段的可能性。

当导丝通过输尿管狭窄区域并在肾盂中卷曲，沿导丝置入锥形 6 F/10 F 双腔导管。
如果需要，可以行逆行肾盂造影。此外，由于它具有柔软的锥形尖端，双腔导管可以
用于扩张输尿管狭窄段。另外一根超硬导丝沿双腔导管的开放通道入，使得两根导
丝的末端卷曲在肾盂肾盏中。

然后移除双腔导管，只留下肾盂输尿管内的两根导丝。最后一步是两种充分润滑
的双尾输尿管支架的置入，同时推进两个支架是至关重要的。如果支架一个接一个地
置入，则第二支架的推进可引起先插入的支架向近端移位。

如果输尿管狭窄阻碍同时放置输尿管支架，可以通过双腔导管置入的难易程度来
估计，然后可以采取一些方法。将所有导丝更换为超硬导丝，可以通过减少支架插入
过程中的导丝弯曲从而增加支架置入的成功率。如果输尿管支架置入困难，则应考虑
输尿管狭窄段的输尿管扩张（例如径向球囊扩张器），用一些球囊可以达到 20 个大气

压的压力扩张，这样可以打开输尿管狭窄的节段，随后置入并联输尿管支架。

我们倾向于放置平行的 6 F 或 7 F 输尿管支架，有文献报道了各种尺寸的组合，从平行的 4.7 F 支架到平行的 8 F 支架[11,14-15]。尽管采取了上述措施，如果平行输尿管支架放置仍然不成功，那么应该插入单个输尿管支架，并且可以在下一次输尿管支架更换时尝试置入并联输尿管支架。

18.5　有限的证据

尽管 20 前年关于并联输尿管支架的报道很多，但自那以后只有少量的系列和回顾性报道。尽管如此，当分析数据时，会出现一些共同的主题，即并联输尿管支架放置是安全、有效、直接的技术，即使是那些欠缺经验的人也可以操作。并联输尿管支架已被证明对男性和女性的恶性和良性输尿管梗阻均有效。它们为晚期恶性肿瘤患者提供了一个很好的替代治疗方案，避免了因输尿管支架失败行经皮肾造口术或更多侵入性开放的尿流改道术。此外，当其他单一聚合物或金属支架失败时，并联输尿管支架似乎也是一种很好的潜在替代物。有研究发现，输尿管并联支架的下尿路症状与单一输尿管支架没有区别。

1998 年，Liu 和 Hrebinko 报道了使用串联式 4.7 F 双猪尾输尿管支架治疗 4 例非尿路恶性输尿管梗阻患者[11]，该研究的平均随访时间为 5.8 个月，所有患者以前单一 6 F 双猪尾输尿管支架置入失败，操作均在局部和静脉镇静下完成，没有发生术中并发症，所有支架在三个月内都成功更换，并联输尿管支架产生的下尿路症状与单一输尿管支架引起的症状相比没有明显差异。并联输尿管支架可以通过改善肾积水降低血清肌酐及改善腰腹部疼痛，证明了所有患者在临床上的成功。

此后不久，Rotariu 等[13] 和 Fromer 等[14] 分别介绍了他们使用并联输尿管支架治疗恶性输尿管狭窄的经验，分别为 7 位和 5 位患者。在这两项研究中，所有患者以前单一输尿管支架都失败了，使用并联 8 F（Fromer）和 7 F（Rotariu）或 8 F 和 6 F（Rotariu）双猪尾输尿管支架的组合。这两项研究都强调了气囊扩张输尿管的重要性和安全性，以便于置入更大直径的输尿管支架。并联输尿管支架成功置入到每个患者。输尿管支架每 2～3 个月（Fromer）或每 4～6 个月（Rotariu）更换一次，这些时间点是任意选择的，而不是因为输尿管支架的功能。平均随访 12 个月至 16 个月，与单一输尿管支架相比，所有使用并联输尿管支架的患者的下尿路症状无明显增加。并联输尿管支架通过减少肾积水，可以改善腰腹部疼痛，并且在 Rotariu 研究中，平均血清肌酐从 3.2 mg/dl 降至 1.5 mg/dl。

最近，Elsmara 等[9,15] 描述了他们应用并联输尿管支架治疗输尿管梗阻的经验，包括良性（32 例，36 例肾单位）和恶性（40 例，49 例肾单位）输尿管梗阻患者，平均随访 25 个月。良性输尿管梗阻患者的平均支架更换时间为 4.8 个月，恶性输尿管梗阻患者平均为 4.3 个月。有 6 例肾单位恶性输尿管梗阻患者并联输尿管支架失败，出现肾盂积水、腰腹部疼痛加重及肾功能恶化，然而良性输尿管梗阻患者没有失败的。6 位失败者中的 4 位患者通过简单调整后顺利更换并联输尿管支架。36% 的良性输尿管阻塞患者和 59% 的恶性输尿管梗阻患者需要球囊扩张。如果需要球囊扩张，通常只需要在初次放置并联输尿管支架时进行球囊扩张，再次更换时很少需要球囊扩张。

18.6 成本考虑

以往金属输尿管支架进行了许多成本分析，但没有并联输尿管支架成本分析（cost consideration）[16-20]。假设聚合物输尿管支架每 3 个月进行一次更换，金属支架常规使用时间更长，并且需要每 12 个月更换一次，大多数研究表明金属输尿管的价格比聚合物输尿管支架的价格高出 10 ～ 20 倍，但由于金属输尿管支架更换的频率较低，一到两年后成本可能会降低，但是，大多数金属输尿管支架需要在 12 个月前进行更换。有文献报道，并联输尿管支架被用于金属输尿管支架失败的患者[9,19]。

现有成本研究的另一个问题是在报告结果时联合分析了恶性和良性输尿管梗阻患者。这可能会混淆了不同的患者人群中真正的支架置换的成功率和时间。正如 Nagele 等和 Taylor 等认为，良性输尿管梗阻患者平均预期寿命长，预后生存期长，金属支架可能在较长时期内具有成本效益[16,20]。然而，在这种情况下，通常也会考虑尝试进行明确的输尿管狭窄修复，因此完全避免了输尿管支架的需要。相反，当观察恶性输尿管梗阻时，平均预期寿命短，潜在支架置换的数量较少，而且金属支架的成本相当昂贵，很少能够"补偿"。

并联输尿管支架需要置换的频率尚不清楚，但现有证据显示，每 4 ～ 5 个月置换一次应该不会出现异常。此外，在至少一份报道中，并联输尿管支架在两个肾单位中 1 年以上被成功置换，在 14 个肾单位中超过 200 天[9]。而且，作为手术治疗，单一输尿管支架和并联输尿管支架置换对麻醉要求和恢复室的时间基本上没有什么不同，主要成本差异归结为额外的输尿管支架和导丝的成本：100 ～ 200 美元。因此，并联输尿管支架实际上可能是长期输尿管减压最具成本效益的措施。

18.7 结论

并联输尿管支架的概念和使用可追溯至近二十年。并联输尿管支架置入方式很容易采用单支架置入方式，并为保持肾内部引流提供了另一种手段。尽管如此，围绕并联输尿管支架的证据仍然很少且为回顾性。尽管如此，采用并联输尿管支架的经验似乎具有很高的成功率，与单一输尿管支架相比尿路症状基本上没有增加，并且有几个月的安全留置时间。未来，设计得更好的研究对于解决许多尚未解决的问题是必要的，并有助于确定哪些临床设置以及哪些患者应用并联输尿管支架最受益。

参考文献

[1] Wong LM, Cleeve LK, Milner AD, Pitman AG. Malignant ureteral obstruction: outcomes after intervention. Have things changed? J Urol 2007;178:178–183.

[2] Docimo SG, Dewolf WC. High failure rate of indwelling ureteral stents in patients with extrinsic obstruction: experience at 2 institutions. J Urol 1989;142:277–279.

[3] Cormio L, Talja M, Koivusalo A, Mäkisalo H, Wolff H, Ruutu M. Biocompatibility of various indwelling double-J stents. J Urol 1995;153:494–496.

[4] Hübner WA, Plas EG, Stoller ML. The double-J ureteral stent: in vivo and in vitro flow studies. J Urol 1992;148:278–280.

[5] Ramsay JW, Payne SR, Gosling PT, Whitfield HN, Wickham JE, Levison DA. The effects of double J stenting on unobstructed ureters. An experimental and clinical study. Br J Urol 1985;57:630–634.

[6] Izumi K, Mizokami A, Maeda Y, Koh E, Namiki M. Current outcome of patients with ureteral stents for the management of malignant ureteral obstruction. J Urol 2011;185:556–561.

[7] Rosenberg BH, Bianco FJ, Wood DP, Triest JA. Stent-change therapy in advanced malignancies with ureteral obstruction. J Endourol 2005;19:63–67.

[8] Liatsikos E, Kallidonis P, Kyriazis I, et al. Ureteral obstruction: is the full metallic double-pigtail stent the way to go? Eur Urol 2010;57:480–486.

[9] Elsamra SE, Leavitt DA, Motato HA, Friedlander JI, Siev M, Keheila M, Hoenig DM, Smith AD, Okeke Z. Stenting for malignant ureteral obstruction: Tandem, metal or metal-mesh stents. Int J Urol 2015;22(7):629–636.

[10] Goldsmith ZG, Wang AJ, Banez LL, Lipkin ME, Ferrandino MN, Preminger GM, Inman BA. Outcomes of metallic stents for malignant ureteral obstruction. J Urol 2012;188:851–855.

[11] Liu JS, Hrebinko RL. The use of 2 ipsilateral stents for relief of ureteral obstruction from extrinsic compression. J Urol 1998;159:179–181.

[12] Hafron J, Ost MC, Tan BJ, et al. Novel dual-lumen ureteral stents provide better ureteral flow than single ureteral stent in ex-vivo porcine kidney model of extrinsic ureteral obstruction. Urology 2006;68:911–915.

[13] Rotariu P, Yohannes P, Alexianu M, et al. Management of malignant extrinsic compression of the ureter by simultaneous placement of two ipsilateral ureteral stents. J Endourol 2001;15:979–983.

[14] Fromer DL, Shabsigh A, Benson MC, Gupta M. Simultaneous multiple double pigtail stents for malignant ureteral obstruction. Urology 2002;59:594–596.

[15] Elsamra SE, Motato H, Moreria D, et al. Tandem ureteral stents for the decompression of malignant and benign obstructive uropathy. J Endourol 2013;27:1297–1302.

[16] Nagele U, Kuczyk MA, Horstmann M, et al. Initial clinical experience with full-length metal ureteral stents for obstructive ureteral stenosis. World J Urol 2008;26:257–262.

[17] Agrawal S, Brown CT, Bellamy EA, Kulkarni R. The thermo-expandable metallic ureteric stent: an 11-year follow-up. BJU Int 2008;103:372–376.

[18] Papatsoris AG, Buchholz N. A novel thermo-expandable ureteral metal stent for the minimally invasive management of ureteral strictures. J Endourol 2010;24:487–491.

[19] Lopez-Huertas H, Polcari AJ, Acosta-Miranda A, Turk T. Metallic ureteral stents: a cost-effective method of managing benign ureteral obstruction. J Endourol 2010;24:483–485.

[20] Taylor ER, Benson AD, Schwartz BF. Cost analysis of metallic ureteral stents with 12 months of follow-Up. J Endourol 2012;26:917–921.

第十九章
可生物降解的输尿管支架

David I. Harriman[1] and Ben H. Chew[2,3]

[1] Department of Urologic Sciences, University of British Columbia, Vancouver, BC, Canada
[2] Assistant Professor of Urology, University of British Columbia, Vancouver, BC, Canada
[3] Director of Clinical Research, The Stone Centre at Vancouver General Hospital, Vancouver, Canada

译者：胡亮亮　审校：胡　浩

19.1　引言

　　输尿管支架置入是泌尿科医生最常用的手术方法之一。输尿管支架的使用具有实用性和必要性，也存在许多并发症和缺陷，包括患者不适、血尿、感染、膀胱输尿管反流（vesicoureteral reflux，VUR）、支架结壳、支架移位，及如果留置线不在外部，需要二次手术取出[1]。生物医学公司和临床研究人员认识到这些潜在的弊端，试图开发一种通过构造、成分和涂层的进步来克服这些支架管的问题。

　　目前还没有哪一种支架或材料被证实在消除并发症方面具有优势。理想情况下，输尿管支架将由不受环境影响的生物材料组成，不会引发周围尿路上皮炎症。换句话说，它将是生物相容的，抵抗阻塞、结壳、细菌定植，并且不引起刺激性尿路症状[2-3]。此外，免除二次取管手术可以减少成本和时间，降低发病的可能性。

　　已经开发出的可生物降解输尿管支架（biodegradable ureteral stents）试图达到这种理想的效果。完全降解支架的主要优点是不需要二次手术取出，因此避免了"支架遗忘体内"，减少发病率[4]。然而，这并不是唯一的优势。从理论上讲，支架的表面随着降解过程而不断变化，这有利于减少细菌黏附、生物膜形成及结壳[5-6]。另外，支架降解使膀胱内线圈早期退化或进行性软化可能会减少下尿路症状和 VUR[7-8]。可生物降解输尿管支架尽管尚未应用于临床，但未来是有希望的。

19.2　材料

1966 年 Kulkarni 等首次报道了可生物降解聚合物（biodegradable polymer）在医学中的使用[9]。他们证明聚乳酸具有生物相容性、无毒性、适当强度和生物可降解性，可用作缝合线、血管移植物和其他外科置入物。他们的研究为进一步实验奠定了基础，一年后，Schmitt 和 Polistina 将聚乙醇酸作为另一种医用可吸收聚合物并获得专利[10]。可生物降解材料现在广泛应用于医学领域，被认为是缝合领域的标准。可生物降解材料的非泌尿科用途包括伤口敷料、冠状动脉支架、骨科骨螺钉和牙种植体。金属合金，如镁和铁，可以分解成惰性物质从而不造成循环损伤，已用于可降解冠状动脉支架[11]。

可生物降解的聚合物材料支架在泌尿科领域已设计应用于尿道[12]和输尿管。开发可用于临床的生物降解输尿管支架具有一定的挑战性，因为所使用的材料需要满足严格的要求。它们需要生物相容性以减少尿路上皮异物反应，还需要保持支架的基本功能要求，即充分引流尿液，易于放置和放射线显影。可降解支架管膨胀和降解速率能受材料类型和使用量的影响[13]，需要具有可预测性。支架分解副产物必须是惰性的并且足够小，以便从尿道排出，对人体不具有毒性或致畸性。符合这些标准的可生物降解支架还需要经受住灭菌和储存的要求才可以被考虑使用于临床。

目前用于输尿管支架的生物降解材料包括聚乳酸、聚乙醇酸、聚乳酸–羟基乙酸共聚物（PLGA）、藻酸盐基材料和壳聚糖[14-18]。聚 -L- 乳酸、聚乙醇酸和己内酯（Uriprene TM，Poly-Med Inc.，Anderson，SC，USA）的组合材料是最新研发的可降解输尿管支架材料，具有广泛的应用前景。

19.3　研究

Bergman 等是可生物降解输尿管支架最早的研究团队之一。在犬模型中，将 6 只动物中的 4 cm 中段输尿管换成聚乳酸（polylactic acid）移植物。手术后八个月，四只动物出现移植片段阻塞造成的肾功能障碍，这引起了研究者对移植物降解不可预测性的担忧。另一项早期研究在实验犬输尿管造口术后使用聚乙醇酸管来支撑[20]。这种支架在插入后直径扩大，可以避免支架移位，并且其与硅橡胶支架引流作用相当。支架在第 7 天降解而没有发生上尿道阻塞。这项研究为可生物降解的输尿管支架的安全使用提供了体内证据，同时避免了二次支架取出手术。

Schlick 和 Planz 最早进行了由尿 pH 控制支架降解的体外研究[21-22]。支架由 G100X-15LB 和 G100X-20LB 的实验性塑料可生物降解材料组成。他们在最初的研究中[21]，将这些支架置于不同 pH 的人造尿液中，并定期评估一个月。在 pH < 7 时，支架稳定，但当 pH > 7 时，支架在 48 小时内降解。第二项研究[22]利用实验性输尿管模型，将 30 cm 长的塑料可生物降解支架放入输液器中，以确保溶解过程中溶液的流动。在 pH7.9 时，所有支架在 20 小时内溶解，出现流动阻塞的现象。

在所需的留置时间后，通过药理学控制尿 pH 以激活支架降解的想法是可行的，因为这种支架设计可以解决很多种临床情况。然而，在实践中，由碱性尿 pH 控制支架降解存在一定的问题。许多尿路感染造成的尿 pH 升高可能引起支架过早降解。另一方面，药理性升高尿 pH 可能会增加在碱性尿中增殖的细菌感染，甚至可能促进某些类型的结石形成（即磷酸钙，鸟粪石）[23-24]。可能是出于这些原因，并且还较难从临床药理学上使尿 pH 显著升高，目前尚未进行此类支架的体内研究。

聚乳酸支架已被评估。Lumiaho 等对一个短的、可扩展的、双螺旋、自增强生物降解聚乳酸支架进行了实验[25-27]。该支架具有良好的排水特性和抗回流特性，具有与生物支架类似的生物相容性；然而，支架降解是不能预计的，12 周时输尿管中有大量碎片残留[27]。聚乳酸支架也被用于输尿管损伤的犬模型中[28-29]。在这些研究中，支架被设计成简单的管，并且像许多可生物降解的支架一样，被设计成在体内直径可以扩大约 25%，以助于将自身位置固定，防止支架移位并增加管腔内径。在这些研究中，支架可以充分引流，没有钙沉积发生，并且没有阻塞或支架移位的病例。然而，在某些情况下，插入后 120 天仍有支架碎片残留，导致炎症反应增加，使降解过程难以预测[28]。尽管如此，生物可降解支架以其不需要手术取出、不结壳、抗反流、膀胱内不留着线圈及有效改善症状等优点，比普通支架更能有效治疗输尿管损伤[29]。

多位学者进行了自增强聚 -L- 乳酸和聚 -L- 乙醇酸（self-reinforced poly-l-lactic and poly-l-glycolic acid，SR-PLGA）材料的生物可降解输尿管支架的研究。Talja 等在一位 37 岁男性患者中验证了一种角状 SR-PLGA 可扩张，可生物降解的输尿管支架经顺行性内切开术治疗复发性 UPJ 阻塞[15]。没有早期或晚期并发症，支架在 UPJ 愈合时保持引流通畅。在支架插入后 18 个月，UPJ 被广泛降解。这项研究证明了可生物降解支架具有无须取出及减少患者并发症的优势。大约在同一时间段，Olweny 等在实验猪模型上进行了喇叭形 SR-PLGA 支架内切开置入术研究[14]。较好的影像学和引流通畅特性再次被证明。遗憾的是，这些支架出现了生物相容性问题，引起了显著的尿路上皮炎症。具体而言，五只动物中的三只出现了支架碎片导致的尿道上皮和尿管周围的异物反应和炎症，甚至有 1 只动物支架碎片侵蚀了肾实质。出于这个原因，这些支架不再在临床上推广。

PLGA 也用于非角状支架设计。Lumiaho 等在猪模型中验证了缩短螺旋 PLGA 螺旋输尿管支架[30]。这项研究发现 PLGA 支架有着改善引流及减少膀胱输尿管反流的作用，但没有具体评估生物相容性。已有在尿道中使用了类似的支架并在引流和相容性方面取得了一些成功的报道[31]，但需要进一步的研究来确定临床环境中上尿路使用的适宜性。在另一项研究中，Zhang 等在犬模型中设计了一种由聚乙醇酸和 PLGA 组合制成的 4.5 Fr 编织的薄壁可生物降解的输尿管支架[32]。这样的薄支架可在儿科领域应用，其中后续支架取出通常需要全身麻醉。可生物降解支架的强大的径向和拉伸强度有助于良好的引流和顺利置入。4 周后所有支架降解，无阻塞或结壳，组织学反应性与对照生物支架相似。Temporary 输尿管引流支架（Boston Scientific Corporation，Natick，

MA，USA）和 Uriprene™ 支架（Poly-Med Inc，Anderson，SC，USA）是值得我们进一步研究关注的两种可生物降解的输尿管支架。

19.4 Temporary 输尿管引流支架™

Lingeman 等对藻酸盐聚合物生物可降解输尿管支架™（alginate-polymer-based biodegradable ureteral stent）（TUDS，Boston Scientific）进行了一些最早的体内人体试验[16,33]。该支架被设计成 48 小时后自行降解和疏通，起到短期引流的效果。在猪模型中进行的临床前实验发现 TUDS 与目前应用的生物稳定性输尿管支架相比，具有易于放置、安全和组织相容性的优势[34]。

Ⅰ期临床试验评估了 TUDS 的耐用性、通畅性和安全性，对 18 例经皮肾镜取石术患者进行了评估，结果令人满意[16]。第 2 天肾造影显示所有支架内输尿管都引流通畅。仅有 11 个支架完整，表明支架降解过早。所有支架材料在 4 周内已从体内消除，有 1 位患者术后 2 天发生了支架移位。在本研究中没有归为 TUDS 的特定不良事件。

后续研究中，88 位患者在单纯输尿管镜检查后进行了 TUDS Ⅱ期试验[33]。发现 TUDS 在手术后 48 小时内仅在 78.2% 的患者中发挥足够的引流功能。17 位患者出现上尿路支架受压，另外两位患者需要在 48 小时内进行干预治疗。支架取出中位时间为 15 天，84% 的支架在一个月内完全消失。3 位患者在置管 3 个月时因肾盂内留置的支架残余物进行了二次手术（冲击波碎石或输尿管镜）。

这些研究表明，TUDS 有利于尿路引流，具有良好的耐受性和生物相容性。然而，值得注意的是早期出现的支架残留碎片造成阻塞症状，这些碎片可能作为结石的原发灶，后续需要难度较大的手术取出，这限制了其临床应用。即便如此，这些研究也非常有价值，因为它们加深了我们对人体尿道中生物可降解输尿管支架的理解。

19.5 Uriprene™

Uriprene™ 输尿管支架具有一定临床应用前景（图 19.1）[17,35-36]。支架设计为近端涂层多，远端涂层少；因此，膀胱蜷曲和穿过输尿管壁内段的部分首先降解，这个设计应该有助于避免输尿管阻塞，可能导致排尿时 VUR 减少，减少膀胱感染和膀胱刺激症状。

Uriprene™ 输尿管支架的第一代在猪模型中进行了临床前试验。支架降解开始于 4 周，需要 7 ~ 10 周才能完全降解[35]。最初版本的支架达到了良好的引流和减少肾盂积水的效果，按设计从远端到近端方式降解而没有出现阻塞。它表现出了较好的生物相容性，没有支架碎片与尿路上皮粘连。与普通生物支架相比，降低了尿培养阳性率；然而，Uriprene 的初始版本缺乏轴向刚性，难以插入常规 PTFE 线。它最容易通过 10 Fr 输尿管鞘，最好是使用亲水导丝。还有人担心其降解时间延长 7 ~ 10 周。

第二代和第三代 Uriprene™ 支架的开发旨在保持这种可生物降解材料的优势，同

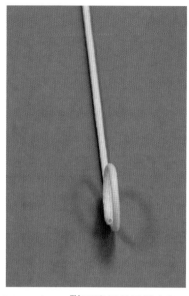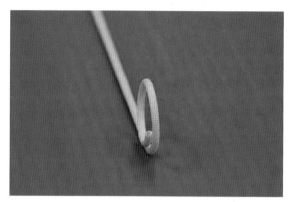

图 19.1　Uriprene™ 可降解输尿管支架。来源：美国南卡罗来纳州安德森 Poly-Med 公司。该支架由三部分组成：一个内部线圈，一个覆盖网格和一个外部涂层。每个部件由常用的溶解缝合材料制成，特别是乙交酯、ε - 己内酯和三亚甲基碳酸酯。涂层以梯度方式施加，肾端线圈的涂层多、远端的涂层少，以确保其首先从膀胱端降解。临床前动物研究显示支架在置入 3 ～ 4 周后降解。目前正在进行首次人体安全性研究

时通过改变基质中水溶性聚合物的百分比来加快降解速度，并且增加轴向刚度使其在没有输尿管鞘的情况下更容易地插入普通 PTFE 导丝[17,36]。一旦在潮湿环境中，这些支架非常柔软，但仍然保持其刚性以引流尿液。这些支架在猪动物模型中进行了测试，两代均以可控方式降解，没有任何降解片段造成阻塞。第二代支架降解时间为 7 周，而第三代支架在置入后 2 ～ 4 周内降解。通过静脉肾盂造影证实其引流效果与对照生物支架相比作用相当，而且没有出现支架降解物堵塞。可降解的支架最大的优点是能显著减少病理炎症反应和肾盂积水。目前笔者所在的机构正在进行安全试验研究，以确定这种新型支架的临床可行性。

19.6　未来发展方向

可吸收支架基础上加用自体细胞的组织工程化输尿管支架概念已被提出[37-38]。常规支架被免疫系统识别为异物并且随后出现炎症反应。覆盖有自体组织的支架（stent coated with autologous tissue）可以避免这种炎症反应，并且可能作为输尿管替代或再生的理想选择。这一概念被含有自体组织的可降解冠状动脉支架所证实，实验表明支架内的胶原和成纤维细胞在移植和组织重塑后没有表现出典型的炎症反应[39]。自体软骨细胞和人类脂肪来源的干细胞已成功地并入可用于输尿管的可生物降解材料中，但迄今为止还没有人体试验[37-38]。

药物洗脱和支架涂层技术已使用于常规支架，但其应用受限于可生物降解的输尿管材料。肝素、紫杉醇、三氯生和 Ketorolac 药物降解生物稳定性输尿管支架分别表现出生物膜和支架结壳减少、炎症减少、抗菌效果以及改善症状的特点[40-43]。将这些物质掺入生物可降解材料可能有益，但尚未证实。生物活性化合物负载生物降解聚合物可行性的初步研究表明，蛋白质减少和表面相互作用减弱可以改善生物相容性，同时保持生物降解性[44-45]。未来将有进一步的研究。

可生物降解的金属合金材料有望用于泌尿系。Lock 等评估了镁合金在人造尿液中的降解和抗菌性能[46]。尚未证实其完全降解的特征，但在 3 天的温育期中，人造尿液中的镁离子浓度增加，尿液 pH 也增加。与生物稳定支架相比，大肠埃希菌生存力和生物膜支架覆盖率降低，这可能成为抗菌优点；然而，对于在碱性环境中繁盛的细菌，如变形杆菌，还有待进一步研究。

19.7 结论

生物可降解支架不断发展。这些支架的优点已经被证实，包括避免二次手术取出、良好的引流效果、支架结壳率降低、膀胱内线圈早期降解、减少 VUR、抗菌和舒适度增加。但是，也存在兼容性问题、降解的不可预测和不一致性、残余物需手术干预取出及插入困难等设计缺陷。生物可降解支架投放市场之前还需要在新材料、生物活性物质及设计上进一步探索。

参考文献

[1] Dyer RB, Chen MY, Zagoria RJ, Regan JD, Hood CG, Kavanagh PV. Complications of ureteral stent placement. Radiographics : a review publication of the Radiological Society of North America, Inc 2002;22(5):1005–1022. PubMed PMID: 12235330.

[2] Foreman D, Plagakis S, Fuller AT. Should we routinely stent after ureteropyeloscopy? BJU Int 2014;114 Suppl 1:6–8. PubMed PMID: 25070223.

[3] Liatsikos E, Kallidonis P, Stolzenburg JU, Karnabatidis D. Ureteral stents: past, present and future. Expert review of medical devices 2009;6(3):313–324. PubMed PMID: 19419288.

[4] Bhuiyan ZH, Bhuiyan NI, Khan SA, Tawhid MH, Islam MF. Forgotten urological stent. Mymensingh medical journal: MMJ 2011;20(4):632–639. PubMed PMID: 22081182.

[5] Lange D, Bidnur S, Hoag N, Chew BH. Ureteral stent-associated complications-- where we are and where we are going. Nature reviews Urology 2015;12(1):17–25. PubMed PMID: 25534997.

[6] Atkins GG BS, LaBerge M, Dooley RL and Shalaby SW. Effect of surface-modified LPPE on bacterial attachment. Trans Soc Biomater 2001;24:507.

[7] El-Nahas AR, El-Assmy AM, Shoma AM, Eraky I, El-Kenawy MR, El-Kappany HA. Self-retaining ureteral stents: analysis of factors responsible for patients' discomfort. Journal of endourology/Endourological Society 2006;20(1):33–37. PubMed PMID: 16426130.

[8] Mosli HA, Farsi HM, al-Zimaity MF, Saleh TR, al-Zamzami MM. Vesicoureteral reflux in patients with double pigtail stents. The Journal of urology 1991;146(4): 966–969. PubMed PMID: 1895452.

[9] Kulkarni RK, Pani KC, Neuman C, Leonard F. Polylactic acid for surgical implants. Archives of surgery 1966;93(5):839–843. PubMed PMID: 5921307.

[10] Schmitt EaP, RA, inventorU.S. Patent 3,297,033. United States, 1967.

[11] Erbel R, Di Mario C, Bartunek J, Bonnier J, de Bruyne B, Eberli FR, et al. Temporary scaffolding of coronary arteries with bioabsorbable magnesium stents: a prospective, non-randomised multicentre trial. Lancet 2007;369(9576):1869–1875. PubMed PMID: 17544767.

[12] Kotsar A, Isotalo T, Juuti H, Mikkonen J, Leppiniemi J, Hanninen V, et al. Biodegradable braided poly(lactic-co-glycolic acid) urethral stent combined with dutasteride in the treatment of acute urinary retention due to benign prostatic enlargement: a pilot study. BJU Int 2009;103(5):626–629. PubMed PMID: 18990149.

[13] Lange D, Elwood CN, Chew BH. Biomaterials in Urology - Beyond Drug Eluting and Degradable - A Rational Approach to Ureteral Stent Design. In: Pignatello R, ed. Biomaterial - Physics and Chemistry. Rijeka, Croatia: InTech, 2011, pp 459–75.

[14] Olweny EO, Landman J, Andreoni C, Collyer W, Kerbl K, Onciu M, et al. Evaluation of the use of a biodegradable ureteral stent after retrograde endopyelotomy in a porcine model. The Journal of urology 2002;167(5):2198–2202. PubMed PMID: 11956478.

[15] Talja M, Multanen M, Valimaa T, Tormala P. Bioabsorbable SR-PLGA horn stent after antegrade endopyelotomy: a case report. Journal of endourology/Endourological Society 2002;16(5):299–302. PubMed PMID: 12184080.

[16] Lingeman JE, Schulsinger DA, Kuo RL. Phase I trial of a temporary ureteral drainage stent. Journal of endourology/Endourological Society 2003;17(3):169–171. PubMed PMID: 12803989.

[17] Chew BH, Lange D, Paterson RF, Hendlin K, Monga M, Clinkscales KW, et al. Next generation biodegradable ureteral stent in a yucatan pig model. The Journal of urology 2010;183(2):765–71. PubMed PMID: 20022028.

[18] Venkatesan N, Shroff S, Jayachandran K, Doble M. Polymers as ureteral stents. Journal of endourology/Endourological Society 2010;24(2):191–198. PubMed PMID: 20073560.

[19] Bergman S, Javadpour N, Wade C, Terrill R. Biodegradable ureteral grafts in dogs. Investigative urology 1978;16(1):48–49. PubMed PMID: 689837.

[20] Assimos DG, Smith C, Schaeffer AJ, Carone FA, Grayhack JT. Efficacy of polyglycolic acid (PGA) tubing stents in ureteroureterostomies. Urological research 1984;12(6):291–293. PubMed PMID: 6098061.

[21] Schlick RW, Planz K. Potentially useful materials for biodegradable ureteric stents. British journal of urology 1997;80(6):908–910. PubMed PMID: 9439407.

[22] Schlick RW, Planz K. In vitro results with special plastics for biodegradable endoureteral stents. Journal of endourology/Endourological Society 1998;12(5): 451–455. PubMed PMID: 9847069.

[23] Jones DS, Djokic J, Gorman SP. Characterization and optimization of experimental variables within a reproducible bladder encrustation model and in vitro evaluation of the efficacy of urease inhibitors for the prevention of medical device-related

encrustation. Journal of biomedical materials research Part B, Applied biomaterials 2006;76(1):1–7. PubMed PMID: 16206254.

[24] Watterson JD, Cadieux PA, Stickler D, Reid G, Denstedt JD. Swarming of Proteus mirabilis over ureteral stents: a comparative assessment. Journal of endourology/ Endourological Society 2003;17(7):523–527. PubMed PMID: 14565887.

[25] Lumiaho J, Heino A, Tunninen V, Ala-Opas M, Talja M, Valimaa T, *et al*. New bioabsorbable polylactide ureteral stent in the treatment of ureteral lesions: an experimental study. Journal of endourology/Endourological Society 1999;13(2): 107–112. PubMed PMID: 10213104.

[26] Lumiaho J, Heino A, Pietilainen T, Ala-Opas M, Talja M, Valimaa T, *et al*. The morphological, in situ effects of a self-reinforced bioabsorbable polylactide (SR-PLA 96) ureteric stent; an experimental study. The Journal of urology 2000;164(4): 1360–1363. PubMed PMID: 10992415.

[27] Lumiaho J, Heino A, Kauppinen T, Talja M, Alhava E, Valimaa T, *et al*. Drainage and antireflux characteristics of a biodegradable self-reinforced, self-expanding X-ray-positive poly-L,D-lactide spiral partial ureteral stent: an experimental study. Journal of endourology/Endourological Society 2007;21(12):1559–1564. PubMed PMID: 18186698.

[28] Li G, Wang ZX, Fu WJ, Hong BF, Wang XX, Cao L, *et al*. Introduction to biodegradable polylactic acid ureteral stent application for treatment of ureteral war injury. BJU Int 2011;108(6):901–906. PubMed PMID: 21223480.

[29] Fu WJ, Wang ZX, Li G, Cui FZ, Zhang Y, Zhang X. Comparison of a biodegradable ureteral stent versus the traditional double-J stent for the treatment of ureteral injury: an experimental study. Biomedical materials 2012;7(6):065002. PubMed PMID: 23047290.

[30] Lumiaho J, Heino A, Aaltomaa S, Valimaa T, Talja M. A short biodegradable helical spiral ureteric stent provides better antireflux and drainage properties than a double-J stent. Scandinavian journal of urology and nephrology 2011;45(2):129–133. PubMed PMID: 21222571.

[31] Kotsar A, Isotalo T, Mikkonen J, Juuti H, Martikainen PM, Talja M, *et al*. A new biodegradable braided self-expandable PLGA prostatic stent: an experimental study in the rabbit. Journal of endourology/Endourological Society 2008;22(5):1065–1069. PubMed PMID: 18643724.

[32] Zhang MQ, Zou T, Huang YC, Shang YF, Yang GG, Wang WZ, *et al*. Braided thin-walled biodegradable ureteral stent: preliminary evaluation in a canine model. International journal of urology : official journal of the Japanese Urological Association 2014;21(4):401–407. PubMed PMID: 24147536.

[33] Lingeman JE, Preminger GM, Berger Y, Denstedt JD, Goldstone L, Segura JW, *et al*. Use of a temporary ureteral drainage stent after uncomplicated ureteroscopy: results from a phase II clinical trial. The Journal of urology 2003;169(5):1682–1688. PubMed PMID: 12686808.

[34] Auge BK, Ferraro RF, Madenjian AR, Preminger GM. Evaluation of a dissolvable ureteral drainage stent in a Swine model. The Journal of urology 2002;168(2):808–812. PubMed PMID: 12131372.

[35] Hadaschik BA, Paterson RF, Fazli L, Clinkscales KW, Shalaby SW, Chew BH. Investigation of a novel degradable ureteral stent in a porcine model. The Journal of

urology 2008;180(3):1161–1166. PubMed PMID: 18639278.

[36] Chew BH, Paterson RF, Clinkscales KW, Levine BS, Shalaby SW, Lange D. In vivo evaluation of the third generation biodegradable stent: a novel approach to avoiding the forgotten stent syndrome. The Journal of urology 2013;189(2):719–725. PubMed PMID: 22982432.

[37] Shi JG, Fu WJ, Wang XX, Xu YD, Li G, Hong BF, *et al.* Tissue engineering of ureteral grafts by seeding urothelial differentiated hADSCs onto biodegradable ureteral scaffolds. Journal of biomedical materials research Part A. 2012;100(10):2612–2622. PubMed PMID: 22615210.

[38] Amiel GE, Yoo JJ, Kim BS, Atala A. Tissue engineered stents created from chondrocytes. The Journal of urology 2001;165(6 Pt 1):2091–2095. PubMed PMID: 11371934.

[39] Nakayama Y, Zhou YM, Ishibashi-Ueda H. Development of in vivo tissue-engineered autologous tissue-covered stents (biocovered stents). Journal of artificial organs : the official journal of the Japanese Society for Artificial Organs 2007;10(3):171–176. PubMed PMID: 17846716.

[40] Krambeck AE, Walsh RS, Denstedt JD, Preminger GM, Li J, Evans JC, *et al.* A novel drug eluting ureteral stent: a prospective, randomized, multicenter clinical trial to evaluate the safety and effectiveness of a ketorolac loaded ureteral stent. The Journal of urology 2010;183(3):1037–1042. PubMed PMID: 20092835.

[41] Chew BH, Cadieux PA, Reid G, Denstedt JD. In-vitro activity of triclosan-eluting ureteral stents against common bacterial uropathogens. Journal of endourology/ Endourological Society 2006;20(11):949–958. PubMed PMID: 17144870.

[42] Cauda F, Cauda V, Fiori C, Onida B, Garrone E. Heparin coating on ureteral Double J stents prevents encrustations: an in vivo case study. Journal of endourology/ Endourological Society 2008;22(3):465–472. PubMed PMID: 18307380.

[43] Liatsikos EN, Karnabatidis D, Kagadis GC, Rokkas K, Constantinides C, Christeas N, *et al.* Application of paclitaxel-eluting metal mesh stents within the pig ureter: an experimental study. European urology 2007;51(1):217–223. PubMed PMID: 16814926.

[44] Brauers A, Thissen H, Pfannschmidt O, Bienert H, Foerster A, Klee D, *et al.* Development of a biodegradable ureteric stent: surface modification and in vitro assessment. Journal of endourology/Endourological Society 1997;11(6):399–403. PubMed PMID: 9440847.

[45] Kotsar A, Nieminen R, Isotalo T, Mikkonen J, Uurto I, Kellomaki M, *et al.* Biocompatibility of new drug-eluting biodegradable urethral stent materials. Urology 2010;75(1):229–234. PubMed PMID: 19647295.

[46] Lock JY, Wyatt E, Upadhyayula S, Whall A, Nunez V, Vullev VI, *et al.* Degradation and antibacterial properties of magnesium alloys in artificial urine for potential resorbable ureteral stent applications. Journal of biomedical materials research Part A 2014;102(3):781–792. PubMed PMID: 23564415.

第二十章
金属输尿管支架

Ravi Kulkarni

Consultant Urological Surgeon，Ashford and St Peter's Hospitals NHS Foundation Trust，Chertsey，Surrey，UK

译者：崔　伟　审校：胡　浩

20.1　引言

手术中使用金属耗材可以追溯到 16 世纪。在 1546 年，Ambroise Pare 就描述了用黄金材质的平板和网格来修复颅骨骨折[1-2]。在 1565 年，Petronius 描述了用金片来修复腭裂的方法。其他的金属如铁、钢、青铜以及后来发明的合金在矫形外科中逐渐得到应用。1775 年文献报道首次使用铁材料来固定骨折[1]。

金属制造的支架最初是应用在心脏内科。1986 年 3 月 28 日，法国图卢兹的 Jacques Puel 将金属冠状动脉支架置入患者体内。他们称使用的这个材料为"冠状动脉假肢"[5]。这一概念也自然逐步应用到了泌尿科中，如解除尿道梗阻、前列腺梗阻和输尿管梗阻。

20.2　金属材料选择

金属材料可应用于人体内是因为金属的生物功能和生物相容性[1]。前者是应用了金属的物理性质；后者是应用了金属与体液或组织之间的相容作用。但是大多数金属在使用后才发现并不适用。弹性、延展性、易成型性和抗压性使金属成为最具有吸引力的支架材料。由金属制成的支架能起到更好的引流作用，且更有可能长时间保持通畅[3]。

然而，置入人体的金属有一个重要的缺点，它们与组织液相互作用和腐蚀。这种金属与其周围介质（如液体或气体）之间的相互作用被定义为腐蚀。除了稀有金属，这个过程在其他金属是无法避免的，特别是在泌尿系统内[1]。

当金属与离子状态的溶液接触时，腐蚀作用速度更快。这一过程的速度和敏感性在金属中有所不同——与铁相比，金、铂等稀有金属的腐蚀倾向较低[1]。

如果金属表面被氧化膜覆盖，这个腐蚀过程就会减慢[4]。与纯金属相反，合金通常具有不同程度的耐腐蚀性能。这一特点在泌尿系统支架中具有相当重要的意义，因为人体尿液不仅具有丰富的离子性，而且pH也是多变的，两者都能加速腐蚀。

最初的泌尿系统支架是使用的不锈钢材质。Fabian尿道支架就是用钢制成的[4]。这种金属有几个缺点，除了对腐蚀和组织反应的敏感性外，材料的碎裂速度相对较快，这缩短了它的使用寿命。

金、铬等材料之后，合金被用于制造泌尿道支架。Prostakath支架（图20.1）是第一批被镀金的支架之一[4]。泌尿系前列腺支架由一种叫埃尔吉洛伊（Elgiloy）的非磁性合金制造，它是由钴、铬、镍、钼、铁、锰、碳、硅磷、硫和铍组成的混合物[5]。

用于制造支架的第二代金属是钛。紧随其后的新型支架由镍钛诺（镍和钛的合金）生产[4]。这种合金有许多特点，使其在泌尿系统支架中尤为突出。它的强度硬，材质较轻，而且可以被塑造成精细光滑的金属丝。目前许多泌尿系统器械，如导丝和套石篮都是由这种合金制成的[4]。金属泌尿道支架最初应用于尿道狭窄的治疗中[4]，随后在前列腺和输尿管支架的应用中得到了延续和发展。

金属支架在治疗冠状动脉和周围血管疾病中的快速发展[4]一直是其在泌尿外科中应用推广的催化剂。

首先进入临床应用的输尿管支架是一种网状支架（WallStent）[6-7]。这种圆柱形的节段支架由不锈钢（stainless steel）制成，可逆行和顺行插入输尿管。这种支架可明显缓解恶性肿瘤引起的上尿路阻塞，但是，解除输尿管初始段的梗阻效果一般。肿瘤通

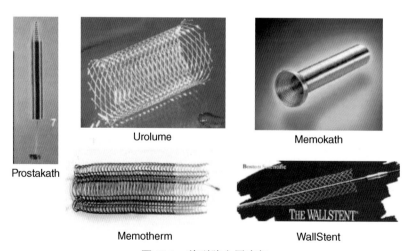

图20.1 前列腺金属支架

过支架的窗孔继续生长，使输尿管梗阻患者再次发生阻塞[7-8]。而想要取出这些支架是非常困难的。然而，这种支架为其他金属支架的发展铺平了道路，利用金属的生物相容性和可锻性，从而设计创造出不同的支架管。

20.3 其他金属输尿管支架

20.3.1 Menotherm

这种镍钛金属支架（nitnol wire stent）于 1998 年由 Angiomed 公司（德国卡尔斯鲁厄）推出。这种支架由一根紧密缠绕的金属丝制成，支架放置在输尿管的狭窄部分。它的热记忆被激活后可变成预先设定的形状。早期经验提示其治疗输尿管梗阻有疗效[9-11]。然而，这方面研究都很少，并且只有短期的跟踪。结合最初的经验来看，并没有很新的研究成果发表。

20.3.2 Memokath 051

PNN（丹麦工程师、医生）在 1996 年发明了这种支架。这种支架也由镍钛合金制成。特殊的生产过程使合金具有独特的热形状记忆。如果升高到预先设定的温度，这种金属就会变成一个预先设计好的形状，而且非常坚硬。如果要使它变得柔软就要冷却低于 10℃。我们可以利用这个特性，必要时解开缠绕的支架并从输尿管中取出。

由这种合金制成的金属丝紧密地缠绕在一个漏斗状的支架上。预扩张的支架安装在一根导尿管上。另一根远端开叉（凸起）的塑料导管穿过支架内腔，以支撑支架远端。在置入过程中，导丝通过凸起的部分将其分开，并固定住未膨胀开的支架管（图 20.2，图 20.3 和图 20.4）。

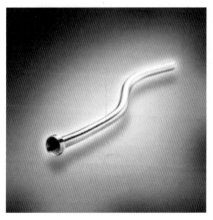
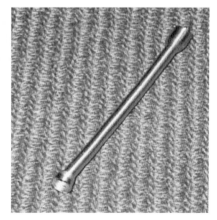

051记忆支架   051支架，两端扩张

图 20.2 Memokath 051 支架

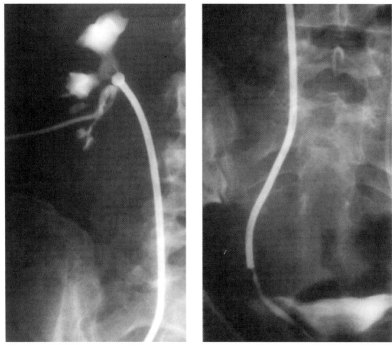

图 20.3 Memokath 支架扩张乳腺癌引起的恶性的输尿管狭窄，输尿管完全梗阻，Memokath 支架长约 22 厘米

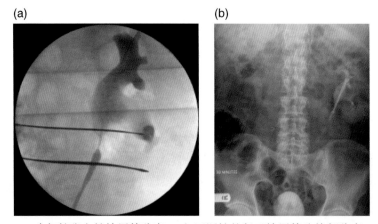

图 20.4 Memokath 支架扩张良性输尿管狭窄。**a**）医源性的肾盂输尿管连接部狭窄；**b**）1 年后复查 IVU 结果

　　这种支架通过一个 14 FG 的导引鞘插入输尿管中，引导鞘和它的核心导管组成扩张器，将未膨胀开的支架管顺利运送。支架和鞘组成一个整体，作为一个单元使用。

　　未扩张的支架插入输尿管并通过狭窄段，注射提前加热至 55℃的盐水或水，诱导未扩张的支架改变形状。因此用合适的方法标记输尿管狭窄的界限，并确保支架顺利置入并扩张。

　　Memokath 051 支架（Memokath 051 stent）有固定长度：30 毫米、60 毫米、100 毫

米、150 毫米和 200 毫米。如果需要的话，可以生产更长的支架。

扩张后，支架体部分直径为 10.5 FG，近端凹槽部分直径为 21 FG。还有两端扩张的版本可供选择。

这些支架在治疗恶性和复发性良性狭窄中，不管是短期还是长期结果都令人满意[12-14]。这种支架治疗良性输尿管狭窄是有效的，比如后腹膜纤维化和肾移植造成的输尿管狭窄[15-17]；而且它在儿科中也可适当应用[18]。据报道，有 1% ～ 8% 的患者会发生支架移位和结壳[14,19-20]。高昂的费用使它不能广泛使用。

20.3.3　Resonance 支架

Resonance 支架（Resonance stent）由库克（美国，布卢明顿，库克医疗公司）于 2007 年推出，是由镍、钴、铬和钼合金制成的固体金属双 J 支架[21]（图 20.5）。它的直径为 6 FG，长度从 20 厘米到 30 厘米不等。它通过一个专用的 8 FG 鞘进入输尿管中。当鞘被取出后它的两端都卷曲起来[21]。

这种支架是没有空腔的，它的作用原理是尿液顺着支架外周的纹理流动。

通过 Resonance 支架缓解上尿路梗阻的成功率是不一定的。最初改善的引流效果并不太持久[21]。据报道有 35% ～ 50% 的失败率[22-23]。在儿科患者的结果更令人失望[24]。有报道指出它较高的失败率是在管道中位置迁移变化所致[25]。

20.3.4　Allium 支架（Allium stent）

这种节段性的输尿管支架（以色列 Allium 医疗）是由镍钛金属丝制成，金属丝夹在聚合物条带中间。这种复合条带再塑造成一个圆柱形支架（图 20.6）。它有 24 FG 和 26 FG 两种直径，长度有 100 mm 和 120 mm。它的尾端被设计成留在膀胱内。它通过一个直径为 8 FG 或 10 FG 的鞘输送进入输尿管内。一旦达到指定位置，扩张鞘撤回来，支架可以释放出来扩张输尿管。

复合带之间的连接就像一张邮票，当支架的远端被拉出来时，它就会分开。最后

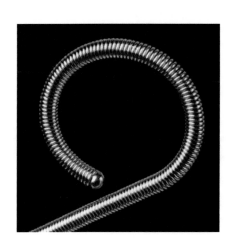

图 20.5　Resonance 支架

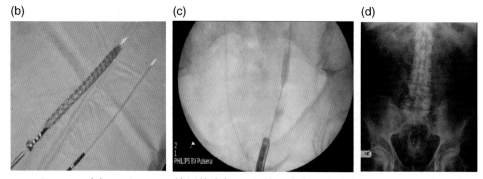

图 20.6 **a**）Allium 支架；**b**）Allium 输尿管支架；**c**）前列腺癌导致的输尿管梗阻；**d**）放置了 18 个月的 Allium 支架

支架可以通过条形带的形状取出来。

这个支架可以通过逆行和顺行两种方式插入输尿管内。

有限的数据使我们不能对这种支架做充分的评价。但是目前的数据可以看出结果还是比较乐观[26-27]。

20.3.5 Uventa 支架（Uventa stent）

这种支架（图 20.7 和图 20.8）由镍钛诺丝网制成（Taewoong 医疗，韩国），并且用 PTFE 薄膜增强功能。支架分成三层：两层镍钛诺丝网中间夹一层 PTFE 膜。支架的远端 PTFE 涂层埋有引线。这种设计方便了支架的拔除。

支架以压缩的形式固定在输送系统上。支架的两端和中点都用不透放射线的标记物标识。这种支架中间（中空）由金属支撑，两侧端口均可用于注射盐水或造影剂。该组件由一个螺丝机构锁定，打开它可释放压缩的支架管。

支架的长度分别为 30 毫米、60 毫米、100 毫米和 120 毫米。在患者做完肾盂逆行造影后，支架可通过导丝插入输尿管内。一旦放置到确定的位置，它可以通过撤回外部护套来释放支架管。支架释放的速度快。如果狭窄位于输尿管内不同位置，则可以在同一输尿管内放置多个支架。建议重叠放置支架。经过一定时间后支架的内腔逐

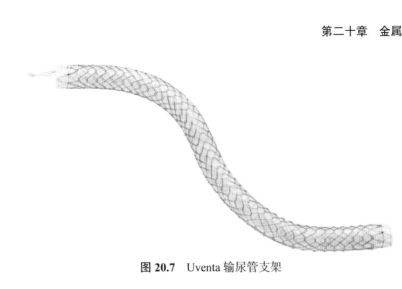

图 20.7　Uventa 输尿管支架

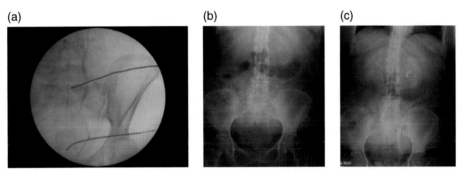

图 20.8　Uventa 输尿管支架。a）复发性结肠癌引起的左输尿管狭窄；b）KUB X 射线；c）IVU 支架插入后 3 个月

渐张开。

通过已发表的文献可以看出此种支架易于插入并且有良好的通畅率。在一项报道中指出，54 例恶性输尿管梗阻患者中，总通畅率为 81.7%[28-29]。

20.3.6　其他金属支架

在过去的十年里，有一种金属输尿管支架短暂出现过一次的。Passenger 支架（波士顿科学）几乎没有发布过什么试验。由于支架容易移位，因此结果不令人满意[30-32]。

20.4　结果

节段性金属支架比传统的双 J 支架具有更多优点，并且成本效益好[3,29]。主要优点包括通畅率较高、移位较少、成本低，并在其他治疗（如放疗或化疗等）期间不会再次出现梗阻等。

这一类支架大多数是分段式的。这个功能有一些优点。这些支架不会穿过输尿管口，因此，患者不会有膀胱刺激症状，而双 J 支架则不可避免这种并发症。这明显改善了生活质量[12-14,35]。

由于金属内在的抗压性较强，因此，通畅性不太可能受到影响。由于它们提供良好的通畅率，早期放置支架管是有好处的[31]。因为能保持较长时间的通畅率，所以可减少经常更换支架的需求，从而降低成本并减少给患者带来的不便[29,33-34]。

20.4.1　金属支架的移位

本书的另一部分讨论了支架移位的问题。金属支架也会发现移位问题。完全或部分移位导致阻塞再次出现。由于分段支架只占据输尿管的一部分，因此移位可以向不同方向发生[12]。即使支架的移位程度很小也可导致输尿管的再闭塞。移位引起的症状通常很少。这导致不能及时发现和潜在的肾功能损害。

取出和更换移位的金属支架困难比较大。在取出移位的支架之前，需要首先评估肾功能以及身体状态，是否有脓毒症。首先进行肾造瘘的风险是比较小的。支架本身的改进和内镜技术的改良正在解决这个问题[36]。本书的另一章讨论了这个问题。

20.4.2　结壳

所有支架都会结壳。结壳的可能性随着留置时间的增加而增加[37]。金属支架结壳是多种形式的。严重程度可以从支架表面的简单一层到完全闭塞。结壳后检测比较困难且有迷惑性。普通的 X 射线通常没什么作用，因为钙化可能被金属所掩盖。对于肾功能前后的变化是必需的。对于良性输尿管狭窄疾病患者，支架可能会长时间放置，许多专家提出可用内镜来评估。

去除结壳或支架管本身是比较困难的。我们常规用激光碎石的方法去除输尿管支架管的结垢，这样做是比较困难的。激光还有可能使支架的金属碎裂，这样就增加了支架管去除的困难性。

20.4.3　内皮细胞增生

研究经常发现在留置支架和尿道上皮之间的界面处观察到组织的反应性增生。金属支架也会出现这个问题，无论是动物研究[38]还是体内研究[39]。这种尿道上皮增生会导致长期留置支架的输尿管出现继发性闭塞。金属支架的两端可以引起不同程度的增生反应。这取决于支架的材料和宿主的反应性。

20.4.4　嵌顿的金属支架

闭塞和嵌顿的金属支架是一个特有的难题。因为这种支架通常会留置很长一段时间。阻塞和感染可独立或同时存在。特别是孤立肾的肾功能恶化更提示输尿管的阻塞。

取出这种支架需要仔细的研究诊疗计划。一般是先行肾造瘘管效果较好。然后再对近端的支架行内镜手术操作。由于每个支架具有不同的力学性能，因此制造商需要对取出支架管的注意事项作出说明。对输尿管壁损伤的潜在影响是存在的，而且不能完全消除。因此可以考虑选择备用方案如放置双 J 管、永久造瘘引流，或合适的尿流改道。

20.5　成本

复杂的设计、制造的材料以及放置支架管需要的鞘都会提升金属支架的成本。虽然不同国家和地区的支架定价结构不同，但是双 J 支架和金属支架的成本相差仍很大，差异甚至可以达 5 ～ 20 倍。

金属支架的较长寿命减少了对医疗耗材的需求，并节省了成本。这可能会抵消开始使用时的高成本[39-41]。

而且这种支架刺激症状少，可改善患者的生活质量，也不影响患者的工作，因此不管是对经济还是个体都是获益的。

20.6　现状

金属输尿管支架相比传统的支架具有许多优点。一些研究报道它有较高的通畅率、更长的留置时间、较少支架相关的并发症，且生活质量高。然而，这些需要考虑到它的成本高，插入和取出的过程复杂。单中心研究、患者人数少和缺乏随机多中心试验导致这些支架不能得到充分评估。

目前有的文献表明金属输尿管支架在治疗恶性输尿管狭窄的作用明显，而良性狭窄中的作用不明确。虽然它比传统的双 J 支架有更长的保持通畅的时间，但是它们也有比如结壳和易移位的特点，尤其是当留置时间较长时，可能导致再次输尿管梗阻。

金属输尿管支架无疑在输尿管狭窄的治疗中发挥了重要作用。将来药物涂层支架可能会其发挥更重要的作用。

参考文献

[1] Gotman I. Characteristics of materials used in implants: metals. In: Stenting the Urinary System, 2 ed, 2004, pp 61–72.

[2] Thurston AJ. Paré and prosthetics: the early history of artificial limbs. ANZ J Surg 2007;77(12):1114–1119.

[3] Hendlin K, Korman E, Monga M. New metallic ureteral stents: improved tensile strength and resistance to extrinsic compression. J Endourol 2012;26(3):271–274.

[4] Mattelaer JJ. History of ureteral and urethral stenting. In: Stenting the Urinary System, 2 ed, 2004, pp 17–24.

[5] Summary of safety and effectiveness data. AMS. March 2014. Available at: www.accessdata.fda.gov/cdrh_docs (accessed 15 October 2016).

[6] Roguin, A. Historical Perspectives in Cardiology. Circulation: Cardiovascular Interventsions 2011;(4):206–209.

[7] Wallsten H. Stenting the Urinary System, 2 ed, 2004, pp 31–38.

[8] Pauer W, Lugmayr H, Urologe A. Self-expanding permanent endoluminal stents in the ureter: 5 years results and critical evaluation. ANZ J Surg 1996;35(6):485–489.

[9] Pandian SS, Hussey JK, McClinton S. Metallic ureteric stents: early experience. Br J Urol 1998;82(6):791–797.

[10] Sibert L, Cherif M, Lauzanne P, Tanneau Y, Caremel R, Grise P. Prospective study of the treatment of localised ureteric strictures by wire mesh stent. Prog Urol 2007;17(2):219–224.

[11] Pauer W, Eckerstorfer GM. Use of self-expanding permanent endoluminal stents for benign ureteral strictures: mid-term results. J Urol 1999;162(2):319–322.

[12] Kulkarni RP, Bellamy EA. A new thermo-expandable shape-memory nickel-titanium alloy stent for the management of ureteric strictures. BJU Int 1999;83(7):755–759.

[13] Kulkarni R, Bellamy E. Nickel-titanium shape memory alloy Memokath 051 ureteral stent for managing long-term ureteral obstruction: 4-year experience. J Urol 2001;166(5):1750–1754.

[14] Agrawal S, Brown CT, Bellamy EA, Kulkarni R. The thermo-expandable metallic ureteric stent: an 11-year follow-up. BJU Int 2009;103(3):372–376.

[15] Bourdoumis A, Kachrilas S, Kapoor S, Zaman F, Papadopoulos G, Buchholz N, Masood J. The use of a thermoexpandable metal alloy stent in the minimally invasive management of retroperitoneal fibrosis: a single center experience from the United kingdom. J Endourol 2014;28(1):96–99.

[16] Bach C, Kabir MN, Goyal A, Malliwal R, Kachrilas S, El Howairis ME, Masood J, Buchholz N, Junaid I. A self-expanding thermolabile nitinol stent as a minimally invasive treatment alternative for ureteral strictures in renal transplant patients. J Endourol. 2013;27(12):1543–1545.

[17] Boyvat F, Aytekin C, Colak T, Firat A, Karakayali H, Haberal M. Memokath metallic stent in the treatment of transplant kidney ureter stenosis or occlusion. Cardiovasc Intervent Radiol 2005;28(3):326–330.

[18] Kamata S, Usui N, Kamiyama M, Yoneda A, Tazuke Y, Ooue T. Application of memory metallic stents to urinary tract disorders in pediatric patients. J Pediatr Surg 2005;40(3):E43–E45.

[19] Klarskov P, Nordling J, Nielsen JB. Experience with Memokath 051 ureteral stent. Scand J Urol Nephrol 2005;39(2):169–172.

[20] Papatsoris AG, Buchholz N. A novel thermo-expandable ureteral metal stent for the minimally invasive management of ureteral strictures. J Endourol 2010;24(3):487–491.

[21] Rao MV, Polcari AJ, Turk TMT. Updates on the use of ureteral stents: focus on the Resonance® stent. Med Devices (Auckl) 2011;4:11–15.

[22] Abbasi A, Wyre HW, Ogan K. Use of full-length metallic stents in malignant ureteral obstruction. J Endourol 2013;27(5):640–645.

[23] Goldsmith ZG, Wang AJ, Bañez LL, Lipkin ME, Ferrandino MN, Preminger GM, Inman BA. Outcomes of metallic stents for malignant ureteral obstruction. J Urol 2012;188(3):851–855.

[24] Gayed BA, Mally AD, Riley J, Ost MC. Resonance metallic stents do not effectively relieve extrinsic ureteral compression in pediatric patients. J Endourol 2013;27(2):154–157.

[25] Garg T, Guralnick ML, Langenstroer P, See WA, Hieb RA, Rilling WS, Sudakoff GS, O'Connor RC. Resonance metallic ureteral stents do not successfully treat ureteroenteric strictures. J Endourol 2009;23(7):1199–1201.

[26] Moskovitz B, Halachmi S, Nativ O. A new self-expanding, large-caliber ureteral stent: results of a multicenter experience. J Endourol 2012;26(11):1523–1527.

[27] Leonardo C, Salvitti M, Franco G, De Nunzio C, Tuderti G, Misuraca L, Sabatini I, De Dominicis C. Allium stent for treatment of ureteral stenosis. Minerva Urol Nefrol 2013;65(4):277–283.

[28] Chung KJ, Park BH, Park B, Lee JH, Kim WJ, Baek M, Han DH. Efficacy and safety of a novel, double-layered, coated, self-expandable metallic mesh stent (Uventa™) in malignant ureteral obstructions. J Endourol 2013;27(7):930–935.

[29] Fiuk J, Bao Y2, Calleary JG3, Schwartz BF1, Denstedt JD. The use of internal stents in chronic ureteral obstruction. J Urol 2015;193(4):1092–1100.

[30] Elsamra SE, Leavitt DA, Motato HA, Friedlander JI, Siev M, Keheila M, Hoenig DM, Smith AD, Okeke Z. Stenting for malignant ureteral obstruction: Tandem, metal or metal-mesh stents. Int J Urol 2015;22(7):629–636.

[31] Kim KH, Cho KS, Ham WS, Hong SJ, Han KS. Early application of permanent metallic mesh stent in substitution for temporary polymeric ureteral stent reduces unnecessary ureteral procedures in patients with malignant ureteral obstruction. Urology 2015;86(3):459–464.

[32] Barbalias GA, Liatsikos EN, Kalogeropoulou C, Karnabatidis D, Zabakis P, Athanasopoulos A, Perimenis P, Siablis D. Externally coated ureteral metallic stents: an unfavorable clinical experience. Eur Urol 2002;42(3):276–280.

[33] Liatsikos EN, Siablis D, Kalogeropoulou C, Karnabatidis D, Triadopoulos A, Varaki L, Zabakis P, Perimenis P, Barbalias GA. Coated v noncoated ureteral metal stents: an experimental model. J Endourol 2001;15(7):747–751.

[34] Baumgarten AS, Hakky TS, Carrion RE, Lockhart JL, Spiess PE. A single-institution experience with metallic ureteral stents: a cost-effective method of managing deficiencies in ureteral drainage. Int Braz J Urol 2014;40(2):225–231.

[35] Joshi HB, Newns N, Stainthorpe A, MacDonagh RP, Keeley FX Jr, Timoney AG. Ureteral stent symptom questionnaire: development and validation of a multidimensional quality of life measure. J Urol 2003;169(3):1060–1064.

[36] Kachroo N, Simpson AD. A novel approach for removing an intra-renal migrated Memokath™ stent. Int J Surg Case Rep 2013;4(10):866–868.

[37] Chew BH, Lange D. Re: ureteral stent encrustation, incrustation, and coloring: morbidity related to indwelling times. J Endourol 2013;27(4):506.

[38] Nishino S, Goya N, Ishikawa N, Tomizawa Y, Toma H. An experimental study of self-expanding ureteric metallic stents: macroscopic and microscopic changes in the canine ureter. BJU Int 2002;90(7):730–735.

[39] Liatsikos EN, Kagadis GC, Barbalias GA, Siablis D. Ureteral metal stents: a tale or a tool? J Endourol 2005;19(8):934–939.

[40] Taylor ER, Benson AD, Schwartz BF. Cost analysis of metallic ureteral stents with 12 months of follow-up. J Endourol 2012;26(7):917–921.

[41] Baumgarten AS, Hakky TS, Carrion RE, Lockhart JL, Spiess PE. A single-institution experience with metallic ureteral stents: a cost-effective method of managing deficiencies inureteral drainage. Int Braz J Urol 2014;40(2):225–231.

第二十一章
输尿管支架的撤除

Ravi Kulkarni

Consultant Urological Surgeon, Ashford and St Peter's Hospitals NHS Foundation Trust, Chertsey, Surrey, UK

译者：刘希高　审校：胡　浩

21.1 引言

输尿管支架留置的原因众多。而在置管操作完成时，即需明确制订撤除或替换的后续方案，包括置管撤除的时机及方式。撤除支架的方式世界各地有所不同。其选择需结合当地光纤内镜普及的程度、患者年龄、支架管类型、预计的病情复杂程度、健康经济学、当地薪酬水平等诸多因素来确定。此外，患者对于麻醉方式的选择（倾向局麻或全麻）也需重点考虑。

对绝大多数患者而言，留置支架的目的是通过临时减压以保护上尿路。而这类患者支架的撤除时机通常在放置时即已确定。其留置时间通常为 2 周[1]。对于反复输尿管狭窄或合并恶性肿瘤的患者而言，支架通常需长期留置。此类患者支架的撤除通常在有合适的尿流改道可替代或患者肾功能已明确丧失的情况下才会考虑（图21.1）。

支架撤除的时机（the timing of stent removal）取决于诸多因素；而当初置的适应证影响最大。通常输尿管镜检术后为预防上尿路积水而置入的支架，因为输尿管水肿48 小时内消退，所以在置管后的几天内即可撤除。此时临时支架留置被广泛推荐。结合不同地区医疗机构的医疗操作及思维习惯，最长 2 周以内撤除都是合理的[2]。然而当患者存在脓毒血症、出血或医源性输尿管损伤等情况下，支架留置时间需相应延长，直到上述诸多复杂情况被妥善处理后再考虑撤除[3]。

输尿管损伤的保守治疗中通常都要考虑双 J 管置入。一旦尿路上皮的连续性得到

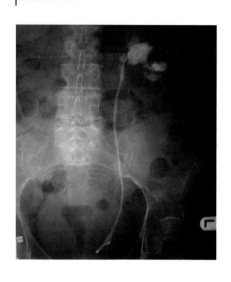

图 21.1　撤除支架前的 X 线影像。严重钙化结壳输尿管支架管（左侧）

恢复，输尿管损伤通常都能治愈。而支架的适时置入对损伤恢复有利。根据损伤的严重程度及医疗修复中的辅助措施不同（例如输尿管管壁的缝合），支架管留置需几周至数月不等；而既往放射治疗、透热疗法及结扎引起的热损伤等会使损伤延迟愈合，支架留置时间也需相应延迟。

支架撤除时机及方式通常由置管的泌尿外科医生或放射科医生决定。而后续无论移除或更换，均需在置管时确定。这样有助于避免支架延迟留置及相关并发症，尤其是避免因忘记撤除支架所致的并发症。

21.2　双 J 管撤除技术（the technique of jj stent removal）

撤除双 J 管的标准方式是使用膀胱镜。这一操作若在膀胱硬镜下可能需全麻。直视下支架远端被活检钳抓牢后只需轻拉即可撤除。

这类操作更多还是局麻下由膀胱电子纤维镜（膀胱软镜）完成。这有许多优点：除避免全麻外，它可作为一种"走进-走出"式的常规操作进行（类似办公室程序化操作）；避免不必要的住院。尽管经济成本低且操作高效，但这并非适合所有患者，比如非常年轻或特别紧张的患者的操作就应在全麻下进行。既往有不良并发症及患者自身治疗经历都会影响到操作选择[4]。充分询问病史及病情沟通至关重要。此外，局麻下用输尿管镜撤除支架也是可考虑的[5]。

留置时间较长的支架在撤除前建议先行简单的泌尿系 X 线平片了解情况。此类支架的钙化结壳往往非常明显，这在局麻下撤除是行不通的。通过 X 线平片，我们可以对撤管失败、操作中患者不适及是否需辅助措施等做出预估。

21.3　支架上的线圈

多数制造商在双 J 管远端预置可收紧尼龙线圈。这种设计有几个优点。置管过高时可用线圈调整支架管位置。线圈通常位于支架远端，可穿过尿道间隙并留置体外（男女患者均可）。患者可带管出院，在需撤除时返回医院（图 21.2）。轻拉可展开线圈，这样无须麻醉即可撤管。如患者愿意，甚至可在规范医疗指导下自行撤除。目前来看，此项技术设计带来的治疗结果令人满意[6-7]。

但此项技术设计同样存在诸多不足。许多患者有不适感。疼痛及紧张可能导致撤管失败而需采取后续措施。疼痛不适感的出现超过预期[8]。线圈缠绕或损坏会进一步引起相关并发症。曾有报道患者因将损坏线圈误当支架，而使支架管长期留置体内。提示这种设计可能引起上述罕见但非常危险的并发症[9]。

此种带线圈双 J 管在经皮肾镜术后可被用作输尿管引流支架。有文献报道这种在传统技术基础上改良的具体操作[10]。双 J 管通过经皮肾镜穿刺通道顺行向下置入，线圈一端自穿刺通道穿过后留置体外。术后几天无须麻醉就可撤除。这项技术避免了术后留置肾造瘘管和膀胱镜下取管[11-12]。

21.4　节段性支架撤除（removal of segmental stent）及金属支架撤除（removal of metallic stent）

节段性金属支架技术需对传统内镜操作加以改进。此类支架通常留置于输尿管管腔内，膀胱镜无法直接观察。这也要求我们须熟知各类制造商的使用建议。

21.4.1　Memokath 支架

此类热膨胀支架具有独特形状记忆功能。制造此类支架所用镍钛诺线丝在 10 度以下会软化[13-14]。冷盐水灌注有助于支架管伸展。其远端可被合适装置如活检钳或专

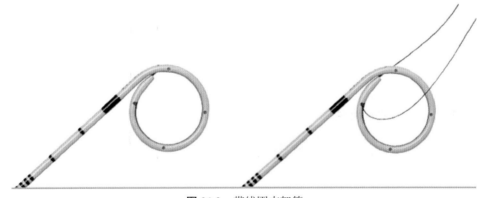

图 21.2　带线圈支架管

用支架移除钳抓持。轻拉线丝可撤除该支架。只有在规定温度以下金属支架才会展开。重要的是需要通过输尿管导管持续灌注冷盐水以保持上端冷却。在金属支架节段较长时更是如此。

撤除结壳或移位的 Memokath 支架很有难度[15]。先清除结壳十分必要；而支架上段（近端）移位通常需经皮肾镜的方式撤除。

若金属支架已嵌入输尿管黏膜上皮，活检钳钳口不易抓牢远端（图 21.3 和图 21.4）。

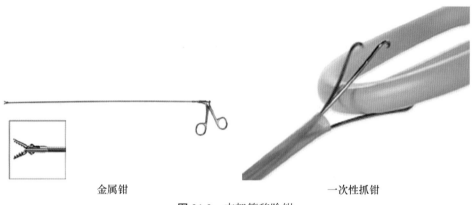

金属钳　　　　　　　　　　　　　　　一次性抓钳

图 21.3　支架管移除钳

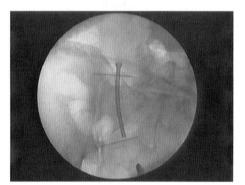

输尿管镜直视下靠近支架管

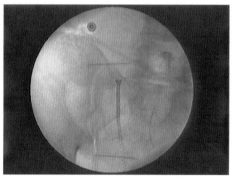

降温使支架管金属线丝伸展

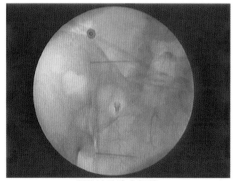

即将被移除支架管

图 21.4　支架管撤除

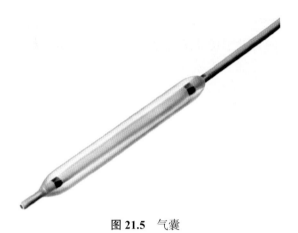

图 21.5　气囊

此时可用可膨胀气囊装置如 Uromax® 置入管腔内（图 21.5），在气囊膨胀后轻拉该装置，待支架管自输尿管管壁脱离后在膀胱镜下取出。

21.4.2　UVENTA 支架

此类支架远端相对柔软，合适的抓钳容易抓持。适当牵拉有助于支架管与输尿管管壁分离，以便膀胱镜下撤除[16-17]。此外，在输尿管镜下用合适抓钳抓持远端撤除亦可。

21.4.3　Allium 支架

此类支架由两条聚四氟乙烯带（PTFE）中间夹镍钛合金线丝制成，外观圆柱形。两端像邮票般精细连接。牵拉最远端时两端分开，支架管展开伸直，膀胱镜下可撤除[18-19]。该支架撤除的相关文献不多。

21.4.4　Resonance 支架

此类金属支架与传统双 J 管相似，两端可弯曲。牵拉时会像双 J 管一样展开。因此其撤除也与双 J 管类似，只需具备合适抓钳即可[20-21]。目前有关此类支架撤除技术及难点方面的文献甚少。当弯曲端展开时可在膀胱镜下用合适抓钳撤除。对传统技术改良的方法文献中有所描述[22]。同样，在撤除前需预先清除表面结壳。

21.5　其他支架

一些体外支架如 Paterson Forrester 和 Detour 支架的撤除及更换问题在其他章节中已有讲述。它们通常更复杂，需有此类支架放置操作经验的腔内操作专家指导完成。这类患者通常存在较复杂泌尿系统问题和其他疾病。

更换此类支架时需充分考虑合理的麻醉方式。

发光支架如 Uriglo 有助于在非泌尿外科手术操作中清楚辨别输尿管。此类支架管手术结束时可被撤除。但如有输尿管损伤，需长时间留置支架管，则应更换为双 J 管（图 21.6）。

21.6　技术环节考虑

尽管技术操作相对简单，但仍值得我们总结。膀胱硬镜下拔管需在镜鞘内完成。若将镜鞘连同支架管一并拔除时可能导致尿道损伤。

我们通常以凝胶做局部麻醉。尽管 1% 利多卡因可明显缓解疼痛，但 2% 麻醉凝胶效果更好[23]。然而这种做法也会受到质疑。疼痛评估和患者治疗体验汇总分析后发现单纯润滑凝胶可能同样有效[24-25]。有报道显示应用滴剂凝胶时患者疼痛感明显[26]。然而，其他研究则认为滴剂凝胶优于单纯润滑凝胶或甘油[27-28]。

膀胱镜下撤管的疼痛程度有所不同。有文献报道了更强效的镇静剂和一氧化二氮（笑气）吸入的应用[29-30]。

药物合适的用量和浸润时间对麻醉效果影响很大[31]。凝胶缓慢注入效果更好[32]。凝胶温度也需考虑。预先将凝胶在 4 度以下冷却已被证实更有效[33]。然而，其他研究提示有争议[34]。此外，其他药物如 DMSO 也有效果，尤其对男性患者而言[35]。对于女性患者，有报道显示在尿道及周围使用利多卡因喷剂效果更好[36]。

经膀胱内灌注像布比卡因这样的局麻药也已被证实在治疗膀胱肿瘤及膀胱疼痛综合征时明确有效[37-39]。这种方式在支架管撤除中也有应用。

选择撤除支架管用的抓持工具与个人喜好有关，膀胱镜下标准活检钳抓持某种支架管远端时可能有难度，通常带齿的专用支架管拔除钳效果更佳。此外，扁丝网篮、三齿抓钳及磁铁在文献中都有报道。其他方法如钩针及勒除器等也有提及[40]。

而远端带线圈支架管撤除时则仅需轻拉远端尼龙线，无须膀胱镜[7]。然而，残留或损坏线圈有时可使患者误以为支架管已撤除，导致支架管被长期留置体内[41]。

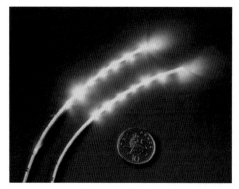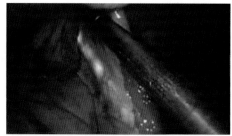

图 21.6　发光支架

支架远端预留一小段尼龙线会有助于撤管或调整置管位置[42]。这也为撤管时采用其他替代工具如钩子等提供可能。

文献中还报道了一些其他的撤管方法，一种类似勒除器样的工具在更小口径内镜直视下撤管对于儿童患者或许有特殊意义[43]。

支架远端套上线结是对带线圈支架的一种改良，目的同样是为避免麻醉和使用膀胱镜[44]。

21.7 移位输尿管支架的撤除（removal of migrated ureteric stent）

关于输尿管支架移位的问题在其他章节中已有讲述，这需要精细的规划和设计。首先需行盆腹部 CT 及泌尿系平片来确定支架管确切位置和肾的具体解剖。如支架管留置时间较长，则需对患侧肾行分肾功能评估。在采取其他干预措施以前，尿脓毒症必须及时给予积极治疗。此外，患者肾功能及全身状况评估，包括凝血检查在内，都显得尤为重要。因为此类患者撤管前往往需患侧预留肾造瘘管。

及时恰当的肾造瘘管留置对上尿路充分引流、减压、脓毒症控制及上尿路近端引流通畅意义重大。撤管可经此通道完成，尤其支架管已移位出泌尿系统时[45]。

对于移位、缠绕或打结的支架而言，输尿管半硬镜和电子纤维软镜的应用价值在撤管时无可替代[46]。一套包括所有导丝类型及抓持器械的完整内镜设备也是必不可少的[47]。

21.8 结壳支架撤除（removal of encrusted ureteric stent）

撤管前的泌尿系统影像学检查不能忽略，尤其是支架管长时间留置体内时。支架结壳及移位情况在撤管前需得到确切评估。贸然置入膀胱镜，撤管操作往往会失败，没有合适设备时更是如此。

移除结壳支架有几种方式可选。输尿管半硬镜及电子纤维软镜的合理应用或激光粉碎表面结壳都有重大作用[48]。而严重结壳、移位或打结等情况需特殊处理[49-51]。有文献报道腹腔镜或开放手术的取管方式[52]。

21.9 回肠输出道支架

处理输尿管回肠输出道狭窄时可选择的支架管类型多种多样。其中单 J 管留置回肠皮肤造口外被认为最安全。这需在指向导丝有效引导下更换，导丝通常需插入到预先存在的支架管内。在回肠输出道中应避免使用双 J 管，因这类支架远端会留在输出道内。回肠输出道内支架管更换需在内镜进入输出道后直视下进行。为置入导丝而将支架拉出体外会导致上尿路近端通道丢失。一些巧妙的改良方法如经 Foley 尿管注入造影剂的方式在文献中有所提及[53]。

21.10 抗生素预防性使用（antibiotic prophylaxis）

输尿管支架留置引起的生物膜覆盖与菌尿发生有关[54-56]。4 周以内半数以上患者会出现支架管细菌定植。使用抗生素也不能避免。尿路感染可在撤管后发生[57]，但严重程度有所不同[58]。严重败血症已有相关报道。这其中合并糖尿病、免疫力下降、中性粒细胞减少症或其他血液系统疾病的患者风险更高。尿培养结果阴性并不完全可靠[59]。目前仍缺乏有效证据支持长效抗生素的预防性使用能阻止支架撤除后脓毒症的发生[60]。

撤管前预防性使用抗生素的方式及种类多样，有文献推荐单种抗生素如氨基糖苷类的使用[60]。在撤管前应先对合并的感染进行有效治疗。

21.11 其他考虑

输尿管支架撤除是一项外科操作。在绝大多数国家，标准知情同意书签署都是规范流程。虽然一般情况下局麻即可，但对那些不能很好耐受该操作的年轻患者而言，我们需重点考虑合适的麻醉方式。此外，若患者因既往体验或自身焦虑而不愿接受局麻时，我们应该充分尊重患者意见改为全身麻醉。

支架长期滞留体内时需及时更换。因此，撤除只是支架管更换过程的一部分。这些操作通常在全麻或局麻下进行。局部麻醉可用于体质虚弱患者。

支架撤除仅是患者医疗管理全程中的一小部分。此后进一步的影像学检查和后续随访计划均需严密制订。尽管目前世界各地医疗保健系统差异巨大，但后续病情评估及复查建议需在患者出院前予以充分告知。

参考文献

[1] Shigemura K, Yasufuku T, Yamanaka K, Yamahsita M, Arakawa S, Fujisawa M. How long should double J stent be kept in after ureteroscopic lithotripsy? Urol Res 2012;40(4):373–376.

[2] Shigemura K, Yasufuku T, Yamanaka K, Yamahsita M, Arakawa S, Fujisawa M. How long should double J stent be kept in after ureteroscopic lithotripsy? Urol Res. 2012;40(4):373–376.

[3] Brandt AS, von Rundstedt FC, Lazica DA, Roth S. Ureteral reconstruction after ureterorenoscopic injuries. Urologe A 2010;49(7):812–821.

[4] Loh-Doyle JC, Low RK, Monga M, Nguyen MM. Patient experiences and preferences

with ureteral stent removal. J Endourol 2015;29(1):35–40.

[5] Söylemez H, Sancaktutar AA, Bozkurt Y, Atar M, Penbegül N, Yildirim K. A cheap minimally painful and widely usable alternative for retrieving ureteral stents. Urol Int 2011;87(2):199–204.

[6] Birch BR, Das G, Wickham JE. Tethered ureteric stents–a clinical assessment. Br J Urol 1988;62(5):409–411.

[7] Barnes KT, Bing MT, Tracy CR. Do ureteric stent extraction strings affect stent-related quality of life or complications after ureteroscopy for urolithiasis: a prospective randomised control trial. BJUI 2014;113(4):605–609.

[8] Nguyen M, Low R, Monga M. Abstract: PD7-08; Session Title: Stone Disease: Therapy I. AUA University, September 2015.

[9] van Diepen S, Grantmyre J. Broken retrieval string leads to failed self-removal of a double-J ureteral stent. Can J Urol 2004;11(1):2139–2140.

[10] Shpall AI, Parekh AR, Bellman GC. Tubeless percutaneous nephrolithotomy with antegrade stent tether: clinical experience. J Endourol 2007;21(9):973–976.

[11] Agrawal MS, Sharma M, Agarwal K. Tubeless percutaneous nephrolithotomy using antegrade tether: a randomized study. J Endourol 2014;28(6):644–648.

[12] Berkman DS, Lee MW, Landman J, Gupta M. Tubeless percutaneous nephrolithotomy (PCNL) with reversed Polaris Loop stent: reduced postoperative pain and narcotic use. J Endourol 2008;22(10):2245–2249.

[13] Kulkarni RP, Bellamy EA. A new thermo-expandable shape-memory nickel-titanium alloy stent for the management of ureteric strictures. BJU Int 1999;83(7):755–759.

[14] Kulkarni R, Bellamy E. Nickel-titanium shape memory alloy Memokath 051 ureteral stent for managing long-term ureteral obstruction: 4-year experience. J Urol 2001;166(5):1750–1754.

[15] Siddique KA, Zammit P, Bafaloukas N, Albanis S, Buchholz NP. Repositioning and removal of an intra-renal migrated ureteric Memokath stent. Urol Int 2006:77(4):297–300.

[16] Chung KJ, Park BH, Park B, Lee JH, Kim WJ, Baek M, Han DH. Efficacy and Safety of a Novel, Double-Layered, Coated, Self-Expandable Metallic Mesh Stent (Uventa™) in Malignant Ureteral Obstructions. J Endourol 2013;27(7):930–935.

[17] Kim JH, Song K, Jo MK, Park JW. Palliative care of malignant ureteral obstruction with polytetrafluoroethylene membrane-covered self-expandable metallic stents: initial experience. Korean J Urol 2012;53(9):625–631.

[18] Moskovitz B, Halachmi S, Nativ O. A new self-expanding, large-caliber ureteral stent: results of a multicenter experience. J Endourol 2012;26(11):1523–1527.

[19] Potretzke AM, Chang H, Kryger JV. Technique for Resonance® stent exchange in patients with extrinsic obstruction: description of a novel approach and literature review. J Pediatr Urol 2012;8(5):557–559. doi: 10.1016/j.jpurol.2012.01.018. Epub 2012 Feb 25.

[20] Nagele U, Kuczyk MA, Horstmann M, Hennenlotter J, Sievert KD, Schilling D, Walcher U, Stenzl A, Anastasiadis AG. Initial clinical experience with full-length metal ureteral stents for obstructive ureteral stenosis. World J Urol 2008;26(3):257–262.

[21] Wang HJ, Lee TY, Luo HL, Chen CH, Shen YC, Chuang YC, Chiang PH. Application of resonance metallic stents for ureteral obstruction. BJU Int 2011;108(3):428–432.

[22] Potretzke AM, Chang H, Kryger JV. Technique for Resonance® stent exchange in patients with extrinsic obstruction: description of a novel approach and literature review. J Pediatr Urol 2012;8(5):557–559.

[23] Dryhurst DJ, Fowler CG. Flexible cystodiathermy can be rendered painless by using 2% lignocaine solution to provide intravesical anaesthesia. BJU Int 2001;88(4):437–438.

[24] Greenstein A, Greenstein I, Senderovich S, Mabjeesh NJ. Is diagnostic cystoscopy painful? Analysis of 1,320 consecutive procedures. Int Braz J Urol 2014;40(4):533–538.

[25] Patel AR, Jones JS, Babineau D. Lidocaine 2% gel versus plain lubricating gel for pain reduction during flexible cystoscopy: a meta-analysis of prospective, randomized, controlled trials. J Urol 2008;179(3):986–990.

[26] Ho KJ, Thompson TJ, O'Brien A, Young MR, McCleane G. Lignocaine gel: does it cause urethral pain rather than prevent it? Eur Urol 2003;43(2):194–196.

[27] Borch M, Scosyrev E, Baron B, Encarnacion J, Smith EM, Messing E. A randomized trial of 2% lidocaine gel versus plain lubricating gel for minimizing pain in men undergoing flexible cystoscopy. Urol Nurs 2013;33(4):187–193.

[28] Goktug HN, Ozturk U, Sener NC, Tuygun C, Bakırtas H, Imamoglu MA. Do lubricants with 2% lidocaine gel have an effect on patient comfort in diagnostic cystoscopy? Adv Clin Exp Med 2014;23(4):585–587.

[29] Kim JH, Park SY, Kim MG, Choi H, Song D, Cho SW, Song YS. Pain and satisfaction during rigid cystoscopic ureteral stent removal: a preliminary study. BMC Urol 2014;14:90.

[30] Young A, Ismail M, Papatsoris AG, Barua JM, Calleary JG, Masood J. Entonox® inhalation to reduce pain in common diagnostic and therapeutic outpatient urological procedures: a review of the evidence. Ann R Coll Surg Engl 2012;94(1):8–11.

[31] Holmes M, Stewart J, Rice M. Flexible cystoscopy: is the volume and content of the urethral gel critical? J Endourol 2001;15(8):855–858.

[32] Khan MA, Beyzade B, Tau W, Virdi JS, Potluri BS. Effect of the rate of delivery of lignocaine gel on patient discomfort perception prior to performing flexible cystoscopy. Urol Int 2002;68(3):164–167.

[33] Goel R, Aron M. Cooled lignocaine gel: does it reduce urethral discomfort during instillation? Int Urol Nephrol 2003;35(3):375–377.

[34] Bhomi KK, Rizal S, Pradhan M, Rijal A, Bhattachan CL. Pain during rigid cystoscopy: a prospective randomized controlled study comparing the benefit of cooled and room temperature lignocaine gel. Nepal Med Coll J 2011;13(1):55–57.

[35] Demir E, Kilciler M, Bedir S, Erken U. Patient tolerance during cystoscopy: a randomized study comparing lidocaine hydrochloride gel and dimethyl sulfoxide with lidocaine. J Endourol 2008;22(5):1027–1029.

[36] Choe JH, Kwak KW, Hong JH, Lee HM. Efficacy of lidocaine spray as topical anesthesia for outpatient rigid cystoscopy in women: a prospective, randomized, double-blind trial. Urology 2008;71(4):561–566.

[37] Taneja R. Intravesical lignocaine in the diagnosis of bladder pain syndrome. Int Urogynecol J 2010;21(3):321–324.

[38] Ahmed M, Acher P, Deane AM. Ureteric bupivicaine infusion for loin pain haematuria syndrome. Ann R Coll Surg Engl 2010;92(2):139–141.

[39] Stravodimos KG, Mitropoulos D, Salvari A, Lampadariou A, Kapetanakis T, Zervas A.

Levobupivacaine intravesical injection for superficial bladder tumor resection–possible, effective, and durable. Preliminary clinical data. Int Urol Nephrol 2008;40(3):637–641. Epub 2007 Nov 13.

[40] Kawahara T, Ito H, Terao H, Yamagishi T, Ogawa T, Uemura H, Kubota Y, Matsuzaki J. Ureteral stent retrieval using the crochet hook technique in females. PLoS One 2012;7(1):e29292.

[41] van Diepen S, Grantmyre J. Broken retrieval string leads to failed self-removal of a double-J ureteral stent. Can J Urol 2004;11(1):2139–2140.

[42] Jones JS. Shortened pull-string simplifies office-based ureteral stent removal. Urology 2002;60(6):1095–1097.

[43] Figueroa TE. Retrieval of ureteral stents in children. Tech Urol 1995;1(1):45–47.

[44] Dong J, Lu J, Zu Q, Yang S, Sun S, Cai W, Zhang L, Zhang X. Routine short-term ureteral stent in living donor renal transplantation: introduction of a simple stent removal technique without using anesthesia and cystoscope. Transplant Proc 2011;43(10):3747–3750.

[45] Rhee J, Steele SS, Beiko D. Percutaneous antegrade nephroscopic holmium laser pyelotomy: Novel endourologic technique for removal of extruded ureteral stent. Can Urol Assoc J 2013;7(11,12).

[46] Nettle J, Huang JG, Rao R, Costello AJ. Ureteroscopic holmium laser ablation of a knotted ureteral stent. J Endourol 2012;26(8):968–970.

[47] Lam JS, Gupta M. Tips and tricks for the management of retained ureteral stents. J Endourol 2002;16(10):733–741.

[48] Teichman JM, Lackner JE, Leveillee RJ, Hulbert JC. Total endoscopic management of the encrusted ureteral stent under a single anaesthesia. Can J Urol 1997;4(4):456–459.

[49] Kim MS, Lee HN, Hwang H. Knotted stents: Case report and outcome analysis. Korean J Urol 2015;56(5):405–408.

[50] Bultitude MF, Tiptaft RC, Glass JM, Dasgupta P. Management of encrusted ureteral stents impacted in upper tract. Urology 2003;62(4):622–626.

[51] Shin JH, Yoon HK, Ko GY, Sung KB, Song HY, Choi E, Kim JH, Kim JW, Kim KR, Kwon J. Percutaneous antegrade removal of double J ureteral stents via a 9-F nephrostomy route. J Vasc Interv Radiol 2007;18(9):1156–1161.

[52] Clark C, Bylund J, Paszek M, Lagrange C, Pais VM Jr. Novel approach for removal of heavily encrusted ureteral stent. Can J Urol 2009;16(5):4831–4835.

[53] Wah TM, Kellett MJ. Ureteric catheterization via an ileal conduit: technique and retrieval of a JJ stent. Clin Radiol 2004;59(11):1041–1043.

[54] Stickler DJ, Evans A, Morris N, Hughes G. Strategies for the control of catheter encrustation. Int J Antimicrob Agents 2002;19(6):499–506.

[55] Getliffe K. Managing recurrent urinary catheter encrustation. Br J Community Nurs 2002;7(11):574, 576, 578-580.

[56] Broomfield RJ, Morgan SD, Khan A, Stickler DJ. Crystalline bacterial biofilm formation on urinary catheters by urease-producing urinary tract pathogens: a simple method of control. J Med Microbiol 2009;58(Pt 10):1367–1375.

[57] Nickel JC, Costerton JW. Bacterial biofilms and catheters: A key to understanding bacterial strategies in catheter-associated urinary tract infection. Can J Infect Dis 1992;3(5):261–267.

[58] Riedl CR, Plas E, Hübner WA, Zimmerl H, Ulrich W, Pflüger H. Bacterial colonization of ureteral stents. Eur Urol 1999;36(1):53–59.

[59] Kehinde EO, Rotimi VO, Al-Hunayan A, Abdul-Halim H, Boland F, Al-Awadi KA. Bacteriology of urinary tract infection associated with indwelling J ureteral stents. J Endourol 2004;18(9):891–896.

[60] Moltzahn F, Haeni K, Birkhäuser FD, Roth B, Thalmann GN, Zehnder P. Peri-interventional antibiotic prophylaxis only vs continuous low-dose antibiotic treatment in patients with JJ stents: a prospective randomised trial analysing the effect on urinary tract infections and stent-related symptoms. BJU Int 2013;111(2):289–295.

第二十二章
留置体内的泌尿系统器械结壳

Justin Chan[1] and Dirk Lange[2]

[1] Department of Urologic sciences, The Stone Centre at Vancouver General Hospital, Jack Bell Research Center, Vancouver, British Columbia, Canada

[2] Director of Basic Science Research, Assistant Professor of Urology The Stone Centre at Vancouver General Hospital, Jack Bell Research Center, Vancouver, British Columbia, Canada

译者：杨晓峰　审校：胡　浩

导尿管和支架是泌尿科领域常用的留置器械。虽然它们起到帮助排出尿液的作用，但它们的长期使用常常导致导管和支架形成结壳。结垢结壳是一种沉淀、结晶并附着在尿路置入物上面的矿物质。长期导管插入的患者中多达50%经历了反复结石形成，可以说，导管和支架上结壳现象非常普遍[1]。除了时间之外，影响留置支架结壳的其他因素还包括尿路感染（urinary tract infection）、生物材料的类型、尿液成分和恶性肿瘤[2]。如果不加以解决，支架结壳的发病率会更明显[1,3]。最常见的支架结壳成分和普通结石一样，为鸟粪石（磷酸镁铵）、磷酸钙、胱氨酸、尿酸、草酸钙沉积物[4]。在本章中，将讨论细菌性和非细菌结壳、结晶沉积类型、结壳形成的影响以及结石的预防。

22.1 细菌相关性结壳

这种类型的结壳主要是由于尿液过度的碱性环境[3]。在细菌相关的结壳中，尿素分解细菌是最主要的原因[5]。这些细菌可以通过泌尿系支架的管腔内或管腔外逆行上升进入宿主。细菌腔内逆行上升最常发生在导尿管，细菌来源于收集袋和导管引流管的连接处。与此相反，通过导管腔外逆行上升的细菌通常来源于细菌定植的尿道[6]。

一旦细菌在宿主中，厚厚的细菌生物膜（bacterial biofilm）和其产生的脲酶是结壳形成的重要因素。对于形成生物膜的细菌，必须满足三个条件：①微生物群必须彼此附着或附着于表面；②微生物必须具有改变其基因表达的特点，将其浮游状态表型改变为生物膜促进表型；③生物膜必须具有由宿主和细菌产物组成的细胞外基质[7]。尽管不是绝对必要的，但细菌通过对导管表面进行调节，启动了留置尿道导管表面上的生物膜。类似于留置循环系统的医疗设备，尿液成分会沉积在设备表面[7]。一旦调理膜形成，称为黏附素的细菌表达蛋白识别它们在装置表面上的结合配偶体，导致非常强的黏附[5,8]。除了为细菌提供附着位点之外，调理膜还通过覆盖留置装置的新型防黏涂层来促进细菌黏附，从而使它们无效[9]。

如果形成生物膜的尿道病原菌产生的酶是脲酶，最终的结果是严重的设备结垢。脲酶将尿素代谢分解成氨和二氧化碳，从而导致尿液 pH 显著增加和磷酸镁铵沉淀[10]。一般来说，为了使矿物沉淀发生，结垢形成的临界尿液 pH 为 6.8。通常 pH 低于 6.8 的尿液产生非常少量的结垢[11-12]。尿液形成晶体的 pH 被称为成核 pH（nucleation PH，PHN），其在确定导管结垢和堵塞的速率方面有很大的作用[8]。

在细菌相关的支架 / 导管结壳病例中，大多数细菌种类是革兰氏阴性菌、奇异变形杆菌[8,13-14]。奇异变形杆菌（proteus mirabilis）导致泌尿系统结壳可归因于其良好的定植能力。以前的研究表明，如果尿道感染了相同数量的奇异变形杆菌和另一种尿路致病菌，奇异变形杆菌定植能力比其他细菌更强[15]。奇异变形杆菌的优势可归因于几种关键致病因素，包括它们拥有的群集运动性、溶血素产生、尿道上皮细胞侵袭、切割 IgA 和 IgG 的能力、脂多糖和荚膜多糖的表达以及血清抵抗[16]。此外，由奇异变形杆菌感染引起的结壳也比其他细菌种类严重得多，这一特征可能归因于奇异变形杆菌尿素酶的独特类型，其已被观察到比其他尿素分解细菌产生的脲酶快 6 ～ 25 倍[17-19]。与奇异变形杆菌一样，普通变形杆菌和雷氏普罗威登斯菌也能够引起结垢[8]，然而，与奇异变形杆菌相比，普通变形杆菌和雷氏普罗威登斯菌仅在 5% ～ 10% 的导管生物膜中被分离出[15]。

22.2 非细菌导致的结壳

除了磷酸镁铵（鸟粪石）结壳外，另一种在细菌感染下被发现的晶体类型是羟基磷灰石[20-23]。然而，与鸟粪石不同，羟磷灰石沉淀结晶的 pH 稍低[24]。在显微镜检查下，羟基磷灰石结晶的结构混乱，表现为具有球状形态的微晶聚集体[8,24-25]。这些聚集物本身并不完全纯净，因为它们可能含有细菌以及一些碳酸盐成分（取代了磷灰石中的一些磷酸盐离子）[4,8,23]。这种羟基磷灰石的晶体形式是粉末状的，因此比较大的晶体更容易造成置入物阻塞[24]。在导管和支架上结垢的其他磷酸钙晶体可能是磷酸氢钙（$CaHPO_4$）和羟基磷灰石（$Ca_{10}(PO_4)6CO_3$）[4]。

22.3　非细菌的留置装置结壳

在没有细菌感染的情况下，在支架和导管上形成的主要晶体类型是草酸钙一水合物沉积物[26-27]。为了形成草酸钙一水化合物结垢，它们需要尿液与连续的未更新且不受保护的有机层接触。如果这种情况得到满足，草酸钙一水合物晶体将能够开始沉积在导管上并形成柱状致密结构[27]。草酸钙晶体的生成也受与钙或草酸盐复合的离子浓度的影响。其中几种络合离子包括镁和柠檬酸盐[28]。除络合离子之外，尿酸已被假定在促进草酸钙晶体的形成中起几个有影响的作用。首先，一些科学家认为，尿酸作为异质成核剂和能够从溶液中析出草酸钙的试剂，对草酸钙结晶起直接作用[29]。也有人认为尿酸通过作为抗抑制剂对草酸钙晶体的产生产生间接影响。尿酸能够降低游离尿糖胺基葡聚糖的水平，后者通常用于抑制草酸钙结晶。随着游离尿糖低聚糖的减少，抑制功能将被阻止[29]。与前面提到的结垢物质不同，草酸钙的沉淀很大程度上不依赖于尿液 pH[28]。

除了成为草酸钙晶体形成的影响因素之外，尿酸是导管和支架结构中已经确定的另一种晶体类型。以前的一项研究表明，尿酸是导尿管和支架形成结石中的次要组分，因为它仅占总结壳材料的 5.2%[30]。当在结垢中发现尿酸晶体时，它们可以是无水或二水合物形式。无水尿酸是主要形式，而尿酸脱水如果存在，则结垢重量仅占 < 5% 的比例[31]。在尿黄酸氧化酶存在缺陷的个体中通常会发现尿酸浓度增加，而不像其他晶体沉积物，尿酸晶体倾向于在酸性尿液条件下形成[28,31-32]。

高浓度的胱氨酸可导致尿道内留置装置上形成胱氨酸结壳。在正常的生理条件下，由于肾小管重吸收的遗传缺陷[28]，人类排泄基础量的胱氨酸（$0.06 \sim 0.17$ mmol dm^{-3}），而一些个体排泄的浓度更高（$1.3 \sim 3.3$ mmol dm^{-3}）。另外，胱氨酸是一种溶解度相当低的氨基酸[33]。因此，尿液中胱氨酸浓度的增加可能导致胱氨酸晶体沉淀[28]。与尿酸晶体相似，胱氨酸结晶更倾向于酸性尿液条件[34]。留置尿道装置的结垢是泌尿科的主要临床问题。结壳的最初问题是它们会对膀胱黏膜和尿道造成创伤。结壳是固体结晶的沉积物，所以比较坚硬和粗糙[1]。此外，如果结壳逐渐累积，支架或导管内腔可能会被堵塞[1,3]。支架或导管的堵塞会导致由于漏尿或尿潴留而引起的尿失禁，接着是膀胱的疼痛性扩张[1]。菌尿通常也与结壳有关，因此，尿道置入物的堵塞可导致含细菌的尿液潴留，并且通过膀胱-输尿管逆流触发泌尿道的上行感染，然后可能导致严重医疗问题如肾盂肾炎、败血症和内毒素休克[35]。拔除存在结垢的留置导管，外部结垢可能会碎裂并沉积在膀胱中。这些碎片可能作为膀胱结石形成的成核中心，并可能导致进一步感染[36]。

结壳除了会给患者带来各种并发症之外，也会给主治医师带来麻烦[36]。已经结壳的导管或支架更难移除。为了处理这些结壳并取出结壳的导管或支架，医生需要进行更复杂的手术。对于支架移除来说，如果结壳非常轻微（指微小的线状或球根状结壳）且患者结石较少，可用输尿管镜、体内碎石术（气动碎石或激光碎石）或体外冲击波碎石术。对于支架结壳严重或结石较大的患者，经皮肾镜取石或开放手术摘除[37]则可能是必要的。同样，对于结壳的膀胱导管，也可用体外冲击波碎石术和碎石术移除。硬膀胱镜和建立耻骨上膀胱造瘘管，可用来粉碎结晶沉积物[36]，以移除结壳的导管。

22.4　预防尿道留置装置的结壳

由于尿道留置装置上的结壳是泌尿科常见的主要问题，因此已经进行了许多防止结壳形成的新研究。由于许多结壳是细菌相关的，所以开发能够抵抗细菌生物膜的定植并因此防止细菌相关结壳的生物材料（biomaterials）是一个主要研究领域。这些生物材料将抗微生物剂或者抗生素掺入到导管和支架的聚合物中，或者可以将生物材料的表面特性设计成能够防止细菌细胞黏附[1]。

22.5　支架涂层（stent coatings）

多年来，数种不同类型的涂层被用来减少细菌相关以及非细菌相关的支架结壳。常见的有抗生素、水凝胶、肝素、透明质酸、银离子、抗菌多肽及仿生涂层[38-39]。这些尝试取得了不同程度的成功，但也有各自的缺陷。回顾历史上，支架和导管使用的抗生素涂层有环丙沙星、庆大霉素、诺氟沙星和硝基呋喃酮。尽管使用抗生素涂料在防止细菌定植和细菌相关结壳方面取得了一些成功，但它们只在短期内有效。这一现象很可能是由于药物的释放不受控制，导致了在周围环境中药物初始浓度足够高，引发了细菌的死亡，随着时间的延长，药物释放强度的降低，细菌的死亡也随之减少[38]。

虽然直接涂抹抗生素的尿路支架和导管在防止细菌定植方面并没有取得成功，但水凝胶涂层的使用取得了一些成功。Desai 等之前进行的一项研究表明，凝胶涂层的硅胶导管能够防止细菌黏附，因为相比于无涂层的导管，它减少了 90% 附着在涂层导管上的粪肠球菌[40]。当导管和支架被水凝胶覆盖时，水凝胶作为一种亲水的交联聚合物，吸收了大量的液体，作用是阻止细菌的定植[38,41]。由于水凝胶吸收液体，它在留置装置上产生一层水膜，防止蛋白质和血小板的沉积，而蛋白质和血小板可作为细菌黏附和晶体沉积的受体[42]。这反过来又可以防止条件膜和后续结壳的形成。

另一种已显示出一定前景的涂层是黏多糖类透明质酸，它已被证明可以通过两种机制来防止装置的结壳。第一个是基于它能阻止细菌相关性结壳，通过阻碍尿液成分沉积和细菌对装置的定植来防止细菌相关性结垢[43]。其次，透明质酸能够抑制某些盐类的成核、生长和聚集[38]。因此，通过阻断晶体生长位点，可以观察到像透明质酸这样的糖胺聚糖可以抑制草酸钙晶体的生长和聚集[43]。虽然透明质酸似乎是一种理想的候选涂层，用于防止体内装置的结壳，但迄今为止所有的研究都是在体外进行的，这意味着它们在临床中的功效仍有待研究[38]。

与透明质酸类似，肝素是用于尿留置设备涂层的另一种糖胺聚糖分子物质。肝素是一种具有极高负电荷密度的高硫糖胺-糖分子[44]。它能够防止结垢和细菌的入侵，这归因于它的电负性特性，它被认为能从设备表面上排斥革兰氏阳性和革兰氏阴性细菌[39]。虽然理论上这是有道理的，但在体外和体内测试时，肝素涂层的留置设备的结果好坏参半。在体外实验中，肝素涂层支架在连续接触人工尿液 7 天后，没有结壳形成[45]。在活体实验中，经过 120 天的留置，肝素涂层支架表面有少量的沉积物，没有被遮挡。与之相比，无涂层的支架表面覆盖结壳，甚至一些完全堵塞[45]。相反，在另一项体外研究中，肝素涂层支架未能阻止结壳的形成。研究表明，在含有尿素酶或者接种了奇异变形杆菌的人工尿液中放置的肝素涂层支架，形成了一层非晶态磷酸钙[39]。虽然这些结果似乎相互矛盾，但必须指出的是，这两项研究都利用了能产生不同类型结壳的结壳模型。从本质上讲，这些结果表明，在不同环境下，没有一种涂层能够普遍有效地抑制晶体成核和结壳。

在低浓度下银是一种有效的广谱抗菌剂，作为另一种潜在的涂层，可以防止细菌的附着[46]。银作为一种完全金属的置入物，用作涂层或直接浸染到设备材料中，在许多方面得到了广泛应用[38]。生物材料设计界特别感兴趣的是，在置入之前，银涂层是惰性的，没有抗菌活性。然而，在置入后，体液接触设备表面，通过电离作用激活银的抗菌活性[38]。当银离子被电离时，银离子具有很高的活性，其离子能够修饰细菌细胞壁和细胞膜，抑制 DNA 复制[38]。银离子修饰不同细胞组分的能力可能归因于它能够置换必需的离子，如钙离子和锌离子[47]。全金属导管和支架能预防细菌感染，但镀银涂层或镀银导管和支架能否成功却是有争议的[38]。银涂层的功效在很大程度上是值得怀疑的，因为 1300 例患者的随机对照临床研究表明银涂层和未涂层支架的感染率没有显著差异[48]。银浸渍导管和支架显示出一些成功，但也没有长期预防感染的作用[1,49-50]。

仿生涂层已被用于留置导尿装置，以帮助它们模仿宿主组织。我们的组织经常遇到微生物，但大部分时间仍然不受细菌定植的影响[1]。模仿宿主组织的导管和支架可能使这些置入物不易受细菌黏附和结壳[39]。磷脂酰胆碱作为一种仿生涂层已经用在这些泌尿系统设备。磷酸胆碱是红细胞表面的主要极性头群，可用于导管和支架的非生物表面，以模拟宿主细胞的脂质膜[1,39]。Stickler 等进行的一项研究表明，磷脂酰胆碱涂层支架降低结壳的能力有不同的结果。在患者置入 12 周后，一些磷脂酰胆碱支架完全没有结壳，而另一些支架的中央通道和侧孔完全被结垢堵塞[1]。然而，尽管磷酰胆碱不能完全消除细菌定植和（或）结壳，但证据支持其至少能降低发生率[1]。

最近，有学者尝试用抗菌肽来防止泌尿系内置装置的生物排斥，包括细菌相关的结壳[38]。目前，已经发现或合成了 5000 多种抗菌肽[51]。这些独特的肽在导管和支架涂层的应用引起广泛的兴趣，因为它们有很多益处。其一，它们不仅具有抗菌活性，而且具有抗病毒、抗真菌、抗寄生虫和抗肿瘤活性。抗菌肽也具有免疫调节活性，能促进创面愈合[52]。抗菌肽具有正电性，本质上是两亲性的。这些阳离子和两亲性的特性使肽与细菌膜非特异性地相互作用，并可能导致细菌细胞壁和细胞膜的破坏[38,52]。它们还可以影响 DNA 或 RNA 的复制、蛋白质合成和其他细菌过程[38]。它们影响众多过程的能力有助于降低细菌产生耐药性的可能性[38]。在 Wang 等最近进行的一项研究中，他们将一种抗菌肽 Bmap-28 加入到聚氨酯膜中（一种用于导管和支架的聚合物）。结果表明，与对照组聚氨酯膜相比，具有 Bmap-28 的聚氨酯膜在与奇异变形杆菌共同培养后，细菌负荷明显降低。此外，还观察到加入 Bmap-28 的聚氨脂膜可以延迟由结壳引起的导管阻塞[52]。虽然抗菌肽涂料是一种很有前途的解决方案，但仍需进一步研究，以评估其是否适合于泌尿系内置。值得进一步研究的几个问题是它们对人类的潜在毒性、对恶劣环境条件的敏感性（对蛋白酶和极端 pH 的敏感性）、高生产成本、大型抗菌肽的折叠问题、当应用于表面涂层时的活性降低[51]。

除了开发涂层以防止细菌黏附和结壳外，还有大量的研究重点关注用新型材料制作尿路支架和导管。在过去，聚乙烯是常用于制作输尿管支架的聚合物，然而它质硬、易碎的缺点带来一些负面影响[53]。目前，硅胶是用于支架结构的材料之一。硅胶在支架生产中有许多可取的特性，它是最能抵抗生物膜形成、感染、结壳的聚合物，是一种润滑的材料[53]。然而，使用硅胶支架有几个困难，因为它特别柔软和有弹性，使其在狭窄或弯曲的输尿管中使用困难[53]。为了克服硅胶和聚乙烯的问题，聚氨酯被开发出来，是大多数支架中使用的聚合物。它可以像硅胶一样多功能，又可以像聚乙烯那样质硬[53-54]。然而，与其他材料一样，聚氨酯也不是没有缺陷，因为它会造成患者不适、输尿管溃烂和侵蚀，而且具有较差的生物耐受性[53-54]。此外，聚氨酯输尿管支架也不能避免结壳，正如 Singh 等所描述的，支架结壳是聚氨酯双 J 支架最严重的并发症之一[55]。

目前，可生物吸收的化合物 / 可生物降解输尿管支架的使用是研究的重点领域。与常规的尿路置入物一样，生物降解支架必须满足生物相容性的所有核心特征，具有合适的扩张和降解速率，并保证尿流达到预期的时间[53]。如果所有这些特征都得到满足，这些支架的使用可能会带来各种好处，包括不再需要第二次手术来进行支架取出，甚至对某些生物可降解支架更能抵抗结壳[56-57]。一种由 Laaksovirta 等开发的可生物降解材料用于支架，称为 SR-PLGA 80/20（螺流支架）。这个 SR-PLGA 可生物降解支架是一种自强化聚丙交酯乙交酯聚合物[57]。聚乳酸以其强度、与组织的非反应性，及体内降解能力而著称。聚乙醇酸作为一种替代的聚乳酸，是一种生物可吸收聚合物[58]。Laaksovirta 等开发了自强化聚丙交酯乙交酯共聚物支架，并在人工尿液中进行了测试。与金属支架（Prostakath 和 Memokath 028 型）相比，这种聚合物具有明显的抗附着性。在人工尿液中 4 周的培养过程中，在螺流支架上没有发现结壳，而在 Memokath 支架表面积的 8% 和 Prostakath 支架 1.5% 的表面积都被结壳覆盖。8 周时，Memokath 和 Prostakath 表面区域结壳的程度分别增加了 28.4% 和 4.1%。相比之下，螺流支架在 8 周内只有 0.12% 的表面积结壳，并且维持到 12 周。正如在支架材料设计中经常出现的情况一样，通常情况下，支架生物材料的设计，攻克了一个支架相关的并发症，却又面临其他的问题。在可生物降解支架现况下，由于支架材料成分的显著不同而引起的问题之一是压缩强度降低[57]。因此需要对理想的支架材料进行进一步的研究。

一个有趣的领域是曾用于 Foley 导管的低能量声波，用来防止生物附着在设备表面，预防输尿管支架结壳。他们使用的想法是，低能量声波用于留置的泌尿系置入物，他们制造了一种虚拟的振动涂层，通过抑制浮游生物细菌或晶体附着在设备表面，从而阻止生物膜和结壳的形成[38]。在先前的研究中，声波被证明具有广谱的效应，因为它们减少了由不同的革兰氏阴性和革兰氏阳性细菌，包括尿素酶阳性变形杆菌引起的生物膜[59]。Hazan 等进行的一项研究表明，声波几乎完全清洁了导管上的白色念珠菌、大肠埃希菌和奇异变形杆菌[60]。然而，将声波应用于置入物的困难在于如何在设备表面上连续施加声波。目前，患者接受连续声波治疗的唯一方法是携带便携式激发器，这显然不方便[38]。

另一个预防输尿管支架结壳的实验过程是离子电渗透。离子电渗透是在介质中利用电场来促进离子扩散的过程[59]。在 Davis 等进行的体内研究中，在导管尖端装有铂电极的改良导管被置入绵羊体内长达 21 天，并进行了离子电渗透。研究中，在微导管组细菌检出总数为 $10^3 \sim 10^4$ 个微生物 / 毫升，而对照组被发现含有 10^7 个微生物 / 毫升。此外，由于绵羊尿液化学成分或尿路通道中没有发现明显的改变，所以离子电渗透过程被认为是安全的[61]。进一步的研究表明，当离子电渗透过程与抗菌药物联合使用时，抗生素的抗菌活性得到增强[59,62]。Jass 等发现当环丙沙星、多黏菌素 B 和哌拉西林与离子电渗疗法一起使用时，铜绿假单胞菌的生物膜群体的数量比单独使用抗生素治疗的生物膜数量减少更多[62]。在由 Chakravarti 等进行的体外实验中，带有银电极的带电离子电渗导管被放置在接种奇异变形杆菌的人造尿液中。显示这些导管通过释放具有能够抑制细菌生长的微动力学性质的离子来减少细菌计数，并显著降低导管的结壳率[63]。

最后，防止留置装置细菌定植和结壳的最后一种方法是直接治疗患者，让患者采取预防措施。导尿的患者应该对他们的尿液进行定期的细菌学筛查，以鉴别导致细菌性结壳的细菌。如果检测到细菌物种，例如奇异变形杆菌，应进行抗生素敏感性检测，患者应立即开始抗生素治疗[8]。然而，在使用抗生素治疗患者时应慎重，因为抗生素治疗可导致抗生素耐药菌的选择和不良反应[64]。除了抗生素治疗，改变饮食习惯可以帮助预防导管结壳。高浓度柠檬酸盐（如柠檬）液体的摄入已被证明是控制导管结壳的有效方法[65]。尿柠檬酸盐是尿液结晶的天然抑制剂，包括草酸钙和磷酸钙的结壳[66]。此外，柠檬酸盐已被发现结合到现有草酸钙晶体的表面，能抑制晶体的发展[66]。

22.6 结论

在本章中，讨论了细菌和细菌相关的尿路置入物结壳。尽管进行了很多研究来预防它发生，但置入物结壳仍然是泌尿科领域的主要临床问题。如果未经处理，患者可能会出现严重的并发症，并且会使主治医生对尿路置入物的管理变得越来越困难。为了减轻泌尿系统置入物结壳及其相关问题，研究和开发尿路留置装置的新型涂层和生物材料是一项长期需求。

参考文献

[1] Stickler DJ, Evans A, Morris N, Hughes G. Strategies for the control of catheter encrustation. Int J Antimicrob Agents 2002;19:499–506.

[2] Dakkak Y, Janane A, Ould-Ismail T, Ghadouane M, Ameur A, Abbar M. Management of encrusted ureteral stents. African Journal of Urology 2012;18:131–134.

[3] Getliffe K. Managing recurrent urinary catheter encrustation. British Journal of Community Nursing 2002;7:574–580.

[4] Wilson M, Devine D. Medical Implications of Biofilms. Cambridge University Press, 2003.

[5] Broomfield RJ, Morgan SD, Khan A, Stickler DJ. Crystalline bacterial biofilm formation on urinary catheters by urease-producing urinary tract pathogens: a simple method of control. J Med Microbiol 2009;58:1367–1375.

[6] Nickel JC, Costerton JW. Bacterial biofilms and catheters: A key to understanding bacterial strategies in catheter-associated urinary tract infection. Can J Infect Dis 1992;3:261–267.

[7] Trautner BW, Darouiche RO. Role of biofilm in catheter-associated urinary tract infection. Am J Infect Control 2004;32:177–183.

[8] Stickler DJ, Feneley RCL. The encrustation and blockage of long-term indwelling bladder catheters: a way forward in prevention and control. Spinal Cord 2010;48:784–790.

[9] Gristina AG. Biomaterial-centered infection: microbial adhesion versus tissue integration. Science 1987;237:1588–1595.

[10] Trinchieri A. Urinary calculi and infection. Urologia 2014;81:93–98.

[11] Stickler DJ, Lear JC, Morris NS, Macleod SM, Downer A, Cadd DH, et al. Observations on the adherence of Proteus mirabilis onto polymer surfaces. J Appl Microbiol 2006;100:1028–1033.

[12] Hedelin H, Bratt CG, Eckerdal G, Lincoln K. Relationship between urease-producing bacteria, urinary pH and encrustation on indwelling urinary catheters. Br J Urol 1991;67:527–531.

[13] Burall LS, Harro JM, Li X, Lockatell CV, Himpsl SD, Hebel JR, et al. Proteus mirabilis genes that contribute to pathogenesis of urinary tract infection: identification of 25 signature-tagged mutants attenuated at least 100-fold. Infect Immun 2004;72:2922–2938.

[14] Stickler D, Ganderton L, King J, Nettleton J, Winters C. Proteus mirabilis biofilms and the encrustation of urethral catheters. Urol Res 1993;21:407–411.

[15] Macleod SM, Stickler DJ. Species interactions in mixed-community crystalline biofilms on urinary catheters. J Med Microbiol 2007;56:1549–1557.

[16] Zunino P, Sosa V, Allen AG, Preston A, Schlapp G, Maskell DJ. Proteus mirabilis fimbriae (PMF) are important for both bladder and kidney colonization in mice. Microbiology 2003;149:3231–3237.

[17] Jones BD, Mobley HL. Genetic and biochemical diversity of ureases of Proteus, Providencia, and Morganella species isolated from urinary tract infection. Infect Immun 1987;55:2198–2203.

[18] Waters SL, Heaton K, Siggers JH, Bayston R, Bishop M, Cummings LJ, et al. Ureteric stents: investigating flow and encrustation. Proc Inst Mech Eng H 2008;222:551–561.

[19] Jones DS, Djokic J, Gorman SP. Characterization and optimization of experimental variables within a reproducible bladder encrustation model and in vitro evaluation of the efficacy of urease inhibitors for the prevention of medical device-related encrustation. J Biomed Mater Res B Appl Biomater 2006;76:1–7.

[20] Bichler KH, Eipper E, Naber K, Braun V, Zimmermann R, Lahme S. Urinary infection stones. International Journal of Antimicrobial Agents 2002;19:488–498.

[21] Clapham L, McLean RJC, Nickel JC, Downey J, Costerton JW. The influence of bacteria on struvite crystal habit and its importance in urinary stone formation. Journal of Crystal Growth 1990;104:475–484.

[22] Acton QA. Bacterial Processes—Advances in Research and Application: 2012 Edition. ScholarlyEditions, 2012.

[23] Cox AJC, Hukins DWL, Sutton TM. Infection of catheterised patients: bacterial colonisation of encrusted Foley catheters shown by scanning electron microscopy. Urol Res 1989;17:349–352.

[24] Getliffe KA, Mulhall AB. The Encrustation of Indwelling Catheters. Brit J Urol 1991;67:337–341.

[25] Ron R, Zbaida D, Kafka IZ, Rosentsveig R, Leibovitch I, Tenne R. Attenuation of encrustation by self-assembled inorganic fullerene-like nanoparticles. Nanoscale 2014;6:5251–5259.

[26] Robert M, Boularan AM, El Sandid M, Grasset D. Double-J ureteric stent encrustations: clinical study on crystal formation on polyurethane stents. Urol Int 1997;58:100–104.

[27] Grases F, Sohnel O, Costa-Bauza A, Ramis M, Wang Z. Study on concretions developed around urinary catheters and mechanisms of renal calculi development. Nephron 2001;88:320–328.

[28] Königsberger E, Königsberger L-C. Thermodynamic modeling of crystal deposition in humans. Pure and Applied Chemistry 2001;73:785–797.

[29] Grases F, Sanchis P, Isern B, Perello J, Costa-Bauza A. Uric acid as inducer of calcium oxalate crystal development. Scand J Urol Nephrol 2007;41:26–31.

[30] Bouzidi H, Traxer O, Dore B, Amiel J, Hadjadj H, Conort P, et al. Characteristics of encrustation of ureteric stents in patients with urinary stones. Prog Urol 2008;18:230–237.

[31] Grases F, Costa-Bauza A, Villacampa AI, Sohnel O. Structure of uric acid concretion

developed around a catheter. Scand J Urol Nephrol 1997;31:439–443.

[32] Doughty DB. Urinary & Fecal Incontinence: Current Management Concepts. Elsevier Health Sciences, 2012.

[33] Rimer JD, An Z, Zhu Z, Lee MH, Goldfarb DS, Wesson JA, *et al.* Crystal growth inhibitors for the prevention of L-cystine kidney stones through molecular design. Science 2010;330:337–341.

[34] Wagner CA, Mohebbi N. Urinary pH and stone formation. J Nephrol 2010;23 Suppl 16:S165–S169.

[35] Kunin CM. Care of the urinary catheter. Detection, Prevention and Management of Urinary Tract Infections. 4th ed. Philadelphia: Lea and Febiger, 1987. pp. 245–88.

[36] Ho CCK, Khandasamy Y, Singam P, Hong Goh E, Zainuddin ZM. Encrusted and incarcerated urinary bladder catheter: what are the options? The Libyan Journal of Medicine 2010;5:10.3402/ljm.v5i0.5686.

[37] Talati J, Tiselius HG, Albala DM, YE Z. Urolithiasis: Basic Science and Clinical Practice. Springer, London, 2012.

[38] Lo J, Lange D, Chew B. Ureteral stents and Foley catheters-associated urinary tract infections: The role of coatings and materials in infection prevention. Antibiotics 2014;3:87.

[39] Syed T, Tofail SAM, O'Brien P, Chemistry RSo, Craighead H. Biological Interactions with Surface Charge in Biomaterials. RSC Publishing, 2011.

[40] Desai DG, Liao KS, Cevallos ME, Trautner BW. Silver or nitrofurazone impregnation of urinary catheters has a minimal effect on uropathogen adherence. The Journal of Urology 1995;184:2565–2571.

[41] Nakagawa N, Yashiro N, Nakajima Y, Barnhart WH, Wakabayashi M. Hydrogel-coated glide catheter: experimental studies and initial clinical experience. AJR American journal of roentgenology 1994;163:1227–1229.

[42] Noimark S, Dunnill CW, Wilson M, Parkin IP. The role of surfaces in catheter-associated infections. Chemical Society Reviews 2009;38:3435–3448.

[43] Choong SKS, Wood S, Whitfield HN. A model to quantify encrustation on ureteric stents, urethral catheters and polymers intended for urological use. BJU International 2000;86:414–421.

[44] Schierholz J, Beuth J, König D, Nürnberger A, Pulverer G. Antimicrobial substances and effects on sessile bacteria. Zentralblatt für Bakteriologie 1999;289:165–177.

[45] Hildebrandt P, Sayyad M, Rzany A, Schaldach M, Seiter H. Prevention of surface encrustation of urological implants by coating with inhibitors. Biomaterials 2001;22:503–507.

[46] Saint S, Meddings JA, Calfee D, Kowalski CP, Krein SL. Catheter-associated urinary tract infection and the Medicare rule changes. Annals of Internal Medicine 2009;150:877–884.

[47] Schierholz JM, Lucas LJ, Rump A, Pulverer G. Efficacy of silver-coated medical devices. J Hosp Infect 1998;40:257–262.

[48] Riley DK, Classen DC, Stevens LE, Burke JP. A large randomized clinical trial of a silver-impregnated urinary catheter: Lack of efficacy and staphylococcal superinfection. The American Journal of Medicine 1995;98:349–356.

[49] Schierholz JM, Konig DP, Beuth J, Pulverer G. The myth of encrustation inhibiting materials. J Hosp Infect 1999;42:162–163.

[50] Stickler DJ. Biomaterials to prevent nosocomial infections: is silver the gold standard? Curr Opin Infect Dis 2000;13:389–393.

[51] Bahar AA, Ren D. Antimicrobial Peptides. Pharmaceuticals 2013;6:1543–1575.

[52] Wang J, Liu Q, Tian Y, Jian Z, Li H, Wang K. Biodegradable hydrophilic polyurethane PEGU25 loading antimicrobial peptide Bmap-28: a sustained-release membrane able to inhibit bacterial biofilm formation in vitro. Sci Rep 2015;5:8634.

[53] Lange D, Chew BH, Elwood CN. Biomaterials in Urology-Beyond Drug Eluting and Degradable-A Rational Approach to Ureteral Stent Design. INTECH Open Access Publisher, 2011.

[54] Arshad M, Shah SS, Abbasi MH. Applications and complications of polyurethane stenting in urology. J Ayub Med Coll Abbottabad 2006;18:69–72.

[55] Singh I, Gupta NP, Hemal AK, Aron M, Seth A, Dogra PN. Severely encrusted polyurethane ureteral stents: management and analysis of potential risk factors. Urology 2001;58:526–531.

[56] Azuma H, Chancellor MB. Overview of Biodegradable Urethral Stents. Reviews in Urology 2004;6:98–99.

[57] Laaksovirta S, Valimaa T, Isotalo T, Tormala P, Talja M, Tammela TL. Encrustation and strength retention properties of the self-expandable, biodegradable, self-reinforced L-lactide-glycolic acid co-polymer 80:20 spiral urethral stent in vitro. J Urol 2003;170:468–471.

[58] Olweny EO, Landman J, Andreoni C, Collyer W, Kerbl K, Onciu M, et al. Evaluation of the Use of a Biodegradable Ureteral Stent After Retrograde Endopyelotomy in a Porcine Model. The Journal of Urology. 2002;167:2198–2202.

[59] Soto SM. Importance of biofilms in urinary tract infections: new therapeutic approaches. Advances in Biology 2014;1–13.

[60] Hazan Z, Zumeris J, Jacob H, Raskin H, Kratysh G, Vishnia M, et al. Effective Prevention of Microbial Biofilm Formation on Medical Devices by Low-Energy Surface Acoustic Waves. Antimicrobial Agents and Chemotherapy 2006;50:4144–4152.

[61] Davis CP, Shirtliff ME, Scimeca JM, Hoskins SL, Warren MM. In vivo reduction of bacterial populations in the urinary tract of catheterized sheep by iontophoresis. J Urol 1995;154:1948–1953.

[62] Jass J, Lappin-Scott HM. The efficacy of antibiotics enhanced by electrical currents against Pseudomonas aeruginosa biofilms. Journal of Antimicrobial Chemotherapy 1996;38:987–1000.

[63] Chakravarti A, Gangodawila S, Long MJ, Morris NS, Blacklock ARE, Stickler DJ. An electrified catheter to resist encrustation by *Proteus mirabilis* biofilm. The Journal of Urology 2005;174:1129–1132.

[64] Tenke P, Kovacs B, Bjerklund Johansen TE, Matsumoto T, Tambyah PA, Naber KG. European and Asian guidelines on management and prevention of catheter-associated urinary tract infections. Int J Antimicrob Agents 2008;31 Suppl 1:S68–S678.

[65] Khan A, Housami F, Melotti R, Timoney A, Stickler D. Strategy to Control Catheter

Encrustation With Citrated Drinks: A Randomized Crossover Study. The Journal of Urology 183:1390–1394.

[66] Penniston KL, Nakada SY, Holmes RP, Assimos DG. Quantitative Assessment of Citric Acid in Lemon Juice, Lime Juice, and Commercially-Available Fruit Juice Products. Journal of endourology/Endourological Society 2008;22:567–570.

第二十三章
支架移位

Ravi Kulkarni

Consultant Urological Surgeon，Ashford and St Peter's Hospitals NHS Foundation Trust，Chertsey，Surrey，UK

译者：胡亮亮　审校：胡　浩

23.1　引言

输尿管支架（ureteric stents）由于各种原因被广泛使用。主要适应证包括短期或长期缓解上尿路梗阻、预防输尿管镜操作后水肿引起的疼痛，及输尿管损伤的泌尿外科内镜治疗。支架也可用作输尿管吻合术后的支撑，例如输尿管膀胱再植术、回肠代膀胱或原位膀胱重建术。输尿管支架在治疗由恶性肿瘤或复发性良性狭窄引起的长期上尿路梗阻方面发挥着重要作用。

输尿管支架可以保持位置固定并通畅地引流尿液。我们希望输尿管支架可以保持在预期的位置上。然而，有8%～9.5%的患者中出现了支架管移位[1-4]。这不仅导致了发病率的增加，而且使患者管理更复杂，因为寻找或替换移位的支架管可能很复杂（图23.1）。

23.2　支架移位的原因

目前对于支架是否真的会移位还存在争议。术中支架放置不当是否是支架移位的主要原因？然而，一系列的原因都可以导致支架的移位。

双J支架的远端移动与其形状和材料有关[5]。完全盘绕的支架比J形卷曲更不容易移位。"半圈"的J支架管往往无法克服输尿管的蠕动或患者运动，从而导致其移位

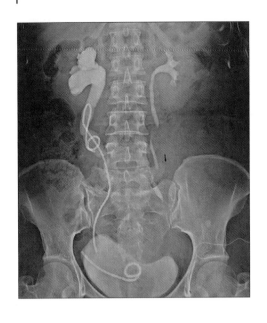

图 23.1　迁移和断裂的双 J 支架

（图 23.1）。

由硅胶制成的软支架比由聚氨酯等硬材料制成的软支架更容易移位。

各种技术原因也可以导致医源性的支架移位。导丝过早从支架内腔撤出将导致双 J 支架的上端盘绕在上段输尿管中，支架上端不能完全卷曲也会导致相同的结果。

支架插入手法及长度选择不当往往导致支架近端移位。所选择的支架较短会导致其远端不能完全卷曲，从而造成支架上移[8]。插管时推进过度也可能造成上述情况。在置入双 J 管时推进过度造成支架下段卷曲在输尿管的远端，将会导致支架向近端

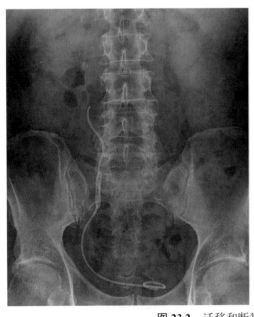
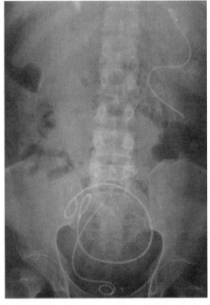

图 23.2　迁移和断裂的双 J 支架

移位。

支架近端卷曲部分的放置位置也很重要。应该把它放在肾盂内，而不是在肾盏内，错放入肾盏将导致支架管向近端移位。支架管放置在输尿管上段的部分过多，置入膀胱的长度不足。

双 J 支架管插入过程中有可能发生一系列的情况。插管后确认支架位置是否正确非常重要。放射学检查经常可以发现支架放置位置错误。很多情况下，支架远端没有进入膀胱，而且不能被看到。如果导丝穿过输尿管[11]，支架的下端可能会留在远端输尿管内或者错位（图 23.3）。

顺行插入过度会导致支架向远端移位，并且很难回到肾盂。

放置在回肠中的支架可以向任一方向移动。

使用体外冲击波碎石也有可能造成支架移位[12]。在检测结石碎裂情况的影像学检查中也看到这种移位。

23.3　支架向哪里移位？

支架可以向近端或远端移动，也可能部分或完全移动到泌尿道以外（图 23.4 和图 23.5）。

据报道，支架管向远端移位可由远端卷曲部分露出尿道，引起尿失禁（urinary incontinence）[13-14]。除了明显的近端或远端移位以外，支架挤压脱出[15]，穿入十二指肠[16]，穿入腹腔[17]，穿入腹膜后[18]，穿入阴道、直肠[11]，甚至穿入腔静脉[19-21]和心腔[22-23]都曾有报道。支架的错位和移位与插入过程中透视检查不足有关。取出这种支架需要详细的计划和创造力。重建成像可以对于选择取出支架的位置和路线提供必要的帮助。

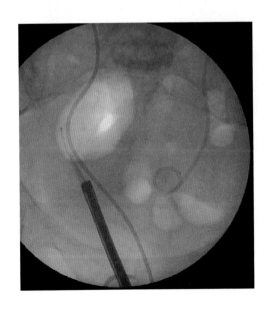

图 23.3　错位的双 J 支架。支架末端错置入阴道。输尿管镜下从输尿管远端重新放置支架

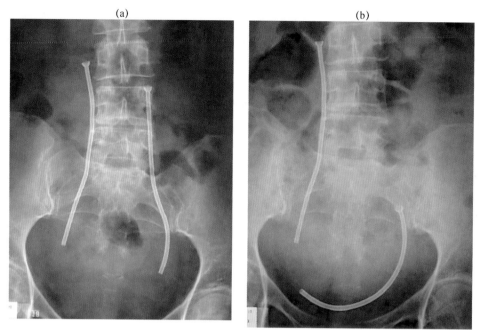

图 23.4 Memokath 支架的远端移位。**a**）直肠癌淋巴结转移导致的双侧输尿管梗阻；**b**）插入后 6 个月左侧支架的远端移位

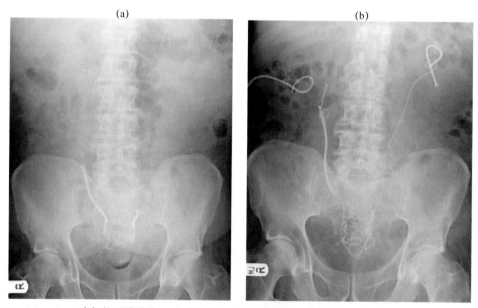

图 23.5 Memokath 支架的近端移位。**a**）直肠癌。放射性纤维化双侧 Memokath 支架管近端移位。**b**）移位的双 J 支架和右肾造瘘

23.4 支架的长度与移位

双 J 支架的长度选择通常基于泌尿科医生（或放射科医生）在插入过程中的感觉

判断。支架长度的选择主要取决于患者的身高[24-26]。但是，很少有证据支持这一点。

判断。支架长度的选择主要取决于患者的身高[24-26]。但是，很少有证据支持这一点。输尿管的直接测量长度和其感知长度往往并不相符[27]。没有明确的证据支持输尿管长度（ureteric length）与患者身高之间的确切关系[27-29]。CT 扫描的直接测量更准确[30]。

有很多公式已用来评估输尿管长度[31]。尸检数据表明实际输尿管长度与人为评估结果有较大出入[32]。小儿外科医生提出年龄＋10 岁的公式作为输尿管的预测长度（以厘米计）[33]。在肾盂成型等儿科手术中，支架移位率约为 9%[33]。

选择的支架比输尿管的实际长度短，将导致错位。盘绕端有可能位于输尿管中而不是肾盂或膀胱。这可能会产生支架移位的现象。由于插入过程中的失误，支架近端或远端（有时两者同时）位于输尿管腔中。推荐的支架近端卷曲位置是肾盂。将支架卷曲部分放置在上组肾盏可能导致近端移位[35]。

23.5　哪些支架会移位？

23.5.1　支架直径、材料和移位风险

如上所述，质地较软的支架如硅胶管比质地较硬的支架如聚酯材料支架更容易移位[34-36]。

支架的直径与移位风险之间并没有相关性。

23.5.2　节段支架与移位

金属输尿管支架的移位已有报道[36-37]，发生率不确定。据报道，Memokath 支架的移位率为 8%～10%[38-39]。Resonance 支架在回肠导管中的迁移率约为 90%[40]。

23.6　输尿管狭窄与支架移位的病因

梗阻输尿管减压后恢复蠕动可能会对支架向任一端产生"排出"作用。由于瘢痕组织对支架管抓握效果不如恶性肿瘤，支架在良性狭窄中更易移位。扩张的输尿管腔也可以促进这种移位。

支架的设计可能会造成移位。仅留置在输尿管中的节段支架比还有一端留置在膀胱内的节段支架更易移位。这种移位可以向任一端进行。

23.7　支架移位的检测

插入支架后，腹部 X 线平片（plain abdominal x-ray）检查是必不可少的。如果位置不满意，可以立即发现位置错误并采取纠正措施。

支架移位可能在很长一段时间内不会引起任何症状[41]。这种支架移位症状往往出现较晚，伴有结石覆盖或败血症。由于其他因素进行的影像学检查可能会发现移位的支架。这些无症状的被忽略支架通常会被结石附着（图23.6）。被忽略的远端移位支架会被结石覆盖并引起反复的下尿路症状（lower urinary tract symptoms），因此在这部分患者中支架近端迁移更为常见，无症状的支架远端迁移并不常见。

合并高龄、认知困难及复杂疾病的患者支架移位后症状往往表现更晚。

在缺乏影像学检查的情况下，持续性疼痛、肾盂积水增多、对梗阻不能改善或梗阻进一步恶化及败血症控制不住，表明支架可能发生移位。

23.8　支架移位的处理

输尿管支架错误置入和移位可能会给临床工作带来极大困难。支架移位的表现千变万化，并且经常造成诊断延误。

支架移位通常经过影像学形态检查来发现。移除这种支架需要对肾功能受损程度及患者情况进行全面评估。支架管确切位置、盆腔解剖结构及肾功能都需要充分评估。败血症需要纠正。支架表面覆盖结石的程度差异很大，并且会增加取管过程中的技术困难。可能已经有结石碎片脱落到泌尿系统的不同位置。

移位到肾盂的支架可以使用内镜顺行或逆行取出。使用半刚性或柔性输尿管镜（ureteroscope）从远端将支架取出是创伤最小的方法。使用异物钳或输尿管取石篮抓住支架的下端将其取出通常是有效的[42]。这种操作一般在局部麻醉下可以完成[43]。使用导丝穿入来取出支架的技术已有介绍[44]。寻找移位的金属支架非常有挑战性，需要复杂的泌尿内镜技术[45-46]。

小部分患者的支架可能需要经皮肾镜取出。特别当逆行方法失败，有大量结石覆

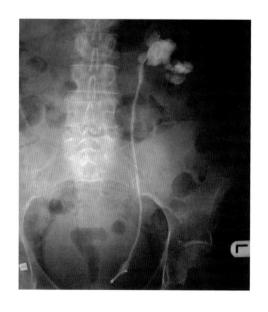

图23.6　被遗忘的重度结壳的双J支架，需要经皮取出

盖及支架全移位到肾盂时这种方法是必要的[47]。这种方法对处理儿童支架移位也是可选的[48]。经皮肾镜取管可以先置入肾造瘘管，可以减低泌尿系统压力并控制感染。适当扩张通道以适应肾镜的尺寸是治疗的关键。这还便于取管之前置入激光或碎石设备，以打碎支架表面覆盖的结石。

迷你 PCNL 设备以其小巧灵活的特点更适合进行支架取出，还可以减少并发症及操作时间。激光可用于碎裂支架管表面覆盖的结石，然后选取合适的抓取装置取出支架。必要时，可以将输尿管镜插入到输尿管管腔完成操作。

逆行肾内手术也可以用来取出这种支架。但是，这种方法可能很困难。由于支架管表面覆盖有结石且质地较脆，支架管不一定能一次性安全取出。然而，如果患者还有显著的合并症，不能使用经皮肾镜方法，这可能是唯一的选择。

23.9　特殊情况

23.9.1　Memokath 支架的移位

这些支架可以向任一端移位。远端移位相对容易处理。在低于 10℃ 的温度下用冷盐水灌注会使支架材料软化[49]。用镊子固定支架最远端的卷曲。牵拉软化的支架，支架则会被松解并且通过膀胱镜被取出。取管过程中保持整个支架冷却至关重要，因为它会因体温而快速硬化。

取出向近端移位的 Memokath 支架可能需要经皮途径。插入肾造瘘管减压。充分扩张然后插入允许进入支架的肾镜。之后的取管步骤类似于逆行程序。通过内镜鞘的内腔移除支架，避免部分展开的支架损伤肾实质并导致出血。

23.9.2　其他金属支架

关于去除其他金属支架的公开资料很有限。需要从制造商那里获得相关技术。病例报道以及与经验丰富的临床医生进行支架取出困难的经验交流很有帮助。恰当的方法是将这些复杂的患者引导到具有相关经验的泌尿科医生处就诊。

23.10　结论

支架移位是患病的重要原因，在一部分患者中是可以避免的。操作中注意细节，选择适当支架长度，插入过程中使用透视和膀胱镜检查可以降低错误放置的发生率。单纯的支架移位可以通过置入后早期影像学检查发现。迅速采取纠正措施可以避免以后取管过程中的困难和创伤。

参考文献

[1] Leibovici D1, Cooper A, Lindner A, Ostrowsky R, Kleinmann J, Velikanov S, Cipele H, Goren E, Siegel YI. Ureteral stents: morbidity and impact on quality of life. Isr Med Assoc J. 2005 Aug;7(8):491–4.

[2] Ringel A, Richter S, Shalev M, Nissenkorn I. Late complications of ureteral stents. Eur Urol. 2000;38(1):41–44.

[3] Damiano R, Oliva A, Esposito C, De Sio M, Autorino R, D'Armiento M. Early and late complications of double pigtail ureteral stent. Urol Int. 2002;69(2):136–140.

[4] Hao P, Li W, Song C, Yan J, Song B, Li L. Clinical evaluation of double-pigtail stent in patients with upper urinary tract diseases: report of 2685 cases. J Endourol. 2008;22(1):65–70. doi: 10.1089/end.2007.0114.

[5] Saltzman B. Ureteral stents. Indications, variations and complications. Urol Clin North Am.1988;15:481–491.

[6] Breau RH, Norman RW. Optimal prevention and management of proximal ureteral stent migration and remigration. J Urol. 2001;166:890–893.

[7] Slaton JW, Kropp KA. Proximal ureteral stent migration: an avoidable complication? J Urol. 1996;155(1):58–61.

[8] Garrido Abad P, Fernández Arjona M, Fernández González I, Santos Arrontes D, Pereira Sanz I. [Proximal migration of a Double J catheter: case report and review of the literature]. Arch Esp Urol. 2008;61(3):428–431.

[9] Elmalik K, Chowdhury MM, Capps SN. Ureteric stents in pyeloplasty: a help or a hindrance? J Pediatr Urol. 2008;4(4):275–279.

[10] Soh KC, Tay KH, Tan BS, Mm Htoo A, Hg Lo R, Lin SE. Is the routine check nephrostogram following percutaneous antegrade ureteric stent placement necessary? Cardiovasc Intervent Radiol. 2008;31(3):604–609.

[11] Rao AR, Alleemudder A, Mukerji G, Mishra V, Motiwala H, Charig M, Karim OM. Extra-anatomical complications of antegrade double-J insertion. Indian J Urol. 2011;27(1):19–24. doi: 10.4103/0970-1591.78408.

[12] Bregg K, Riehle RA Jr. Morbidity associated with indwelling internal ureteral stents after shock wave lithotripsy. J Urol. 1989;141(3):510–512.

[13] Delasobera BE, Rogers WD. A case of sudden, painless, and persistent urinary incontinence. J Emerg Med. 2013;44(1):e37–e39. doi: 10.1016/j.jemermed.2011.06.123. Epub 2011 Nov 12.

[14] Murtaza B, Niaz WA, Akmal M, Ahmad H, Mahmood A. A rare complication of forgotten ureteral stent. J Coll Physicians Surg Pak. 2011;21(3):190–192.

[15] Shivde SR, Joshi P, Jamkhandikar R. Extrusion of double J stent: a rare complication. Urology 2008;71(5):814–815.

[16] Wall I, Baradarian R, Tangorra M, Badalov N, Iswara K, Li J, Tenner S. Spontaneous perforation of the duodenum by a migrated ureteral stent. Gastrointest Endosc 2008;68(6):1236–1238. doi: 10.1016/j.gie.2008.02.083. Epub 2008 Jun 11.

[17] Wall I, Baradarian R, Tangorra M, Badalov N, Iswara K, Li J, Tenner S. Spontaneous perforation of the duodenum by a migrated ureteral stent. Gastrointest Endosc 2008;68(6):1236–1238.

[18] Abraham G, Das K, George D. Retroperitoneal migration of a Double-J stent: an

unusual occurrence. J Endourol 2011;25(2):297–299.

[19] Falahatkar S, Hemmati H, Gholamjani Moghaddam K. Re: Intracaval migration: an uncommon complication of ureteral double-J stent placement. (From: Falahatkar S, Hemmati H, Gholamjani Moghaddam K. J Endourol 2012;26:119-121). J Endourol 2013;27(8):1069–1071.

[20] Ioannou CV, Velegrakis J, Kostas T, Georgakarakos E, Touloupakis E, Anezinis P, Katsamouris AN. Caval migration of a ureteral J-stent after simultaneous ureter and iliac vein perforation during its placement for obstructive pyelonephritis. Int Angiol 2009;28(5):421–424.

[21] Tang Z, Li D, Xiao L, Wan Y, Luo K, Huang L, Zhou J, Huang K. Re: Intracaval migration: an uncommon complication of ureteral double-J stent placement. (From: Endourol 2012;26:119-121). J Endourol. 2012;26(8):1100–1101

[22] Kim TN, Lee CH, Kong do H, Shin DK, Lee JZ. Misplacement or migration? Extremely rare case of cardiac migration of a ureteral j stent. Korean J Urol 2014;55(5):360–362. doi: 10.4111/kju.2014.55.5.360. Epub 2014 May 12.

[23] Hastaoglu IO, Tokoz H, Kavlak E, Bilgen F. Double J ureteral stent displaced through the right ventricle. Interact Cardiovasc Thorac Surg 2014;18(6):853–854. doi: 10.1093/icvts/ivu037. Epub 2014 Mar 14.

[24] Norman RW, Breau RH. Optimal length of ureteric stents. Clin Radiol 2003;58(3):257.

[25] Pilcher JM, Patel U. Choosing the correct length of ureteric stent: a formula based on the patient's height compared with direct ureteric measurement. Clin Radiol 2002;57(1):59–62.

[26] Hruby GW, Ames CD, Yan Y, Monga M, Landman J. Correlation of ureteric length with anthropometric variables of surface body habitus. JU Int 2007;99(5):1119–1122. Epub 2007 Feb 19.

[27] Jeon SS, Choi YS, Hong JH. Determination of ideal stent length for endourologic surgery. J Endourol 2007;21(8):906–910.

[28] Paick SH, Park HK, Byun SS, Oh SJ, Kim HH. Direct ureteric length measurement from intravenous pyelography: does height represent ureteric length? Urol Res. 2005;33(3):199–202. Epub 2005 Feb 25.

[29] Shah J, Kulkarni RP. Height does not predict ureteric length. Clin Radiol 2005;60(7):812–814.

[30] Kawahara T, Ito H, Terao H, Yoshida M, Ogawa T, Uemura H, Kubota Y, Matsuzaki J. Which is the best method to estimate the actual ureteral length in patients undergoing ureteral stent placement? Int J Urol 2012;19(7):634–638.

[31] Shrewsberry AB, Al-Qassab U, Goodman M, Petros JA, Sullivan JW, Ritenour CW, Issa MM. A +20% adjustment in the computed tomography measured ureteral length is an accurate predictor of true ureteral length before ureteral stent placement. J Endourol 2013;27(8):1041–1045.

[32] Novaes HF, Leite PC, Almeida RA, Sorte NC, Barroso U Jr. Analysis of ureteral length in adult cadavers. Int Braz J Urol 2013;39(2):248–256.

[33] Palmer JS, Palmer LS. Determining the proper stent length to use in children: age plus 10. J Urol 2007;178(4 Pt 2):1566–1569.

[34] Hofman R, Hartung R. Ureteric stents and new materials. World Journal of Urology 1989;7:154–157.

[35] Oswalt GC Jr, Bueschen AJ, Lloyd IK. Upward migration of indwelling ureteral stents. J Urol 1979;122(2):249–250.

[36] Chung HH, Kim MD, Won JY, Won JH, Cho SB, Seo TS, Park SW, Kang BC. Multicenter experience of the newly designed covered metallic ureteral stent for malignant ureteral occlusion: comparison with double J stent insertion. Cardiovasc Intervent Radiol 2014;37(2):463–470.

[37] Liatsikos EN, Karnabatidis D, Katsanos K, Kallidonis P, Katsakiori P, Kagadis GC, Christeas N, Papathanassiou Z, Perimenis P, Siablis D. Ureteral metal stents: 10-year experience with malignant ureteral obstruction treatment. J Urol 2009;182(6):2613–2617.

[38] Papadopoulos GI, Middela S, Srirangam SJ, Szczesniak CA, Rao PN. Use of Memokath 051 metallic stent in the management of ureteral strictures: a single-center experience. Urol Int 2010;84(3):286–291.

[39] Agrawal S, Brown CT, Bellamy EA, Kulkarni R. The thermo-expandable metallic ureteric stent: an 11-year follow-up. BJU Int 2009;103(3):372–376.

[40] Garg T, Guralnick ML, Langenstroer P, See WA, Hieb RA, Rilling WS, Sudakoff GS, O'Connor RC. Resonance metallic ureteral stents do not successfully treat ureteroenteric strictures. J Endourol 2009;23(7):1199–1201; discussion 1202.

[41] Cormio L, Piccinni R, Cafarelli A, Callea A, Zizzi V, Traficante A. Asymptomatic spontaneous migration of double pigtail ureteral stent outside the ureter. Int Urol Nephrol 2007;39(1):75–77.

[42] Meeks JJ, Helfand BT, Thaxton CS, Nadler RB. Retrieval of migrated ureteral stents by coaxial cannulation with a flexible ureteroscope and paired helical basket. J Endourol 2008;22(5):927–929.

[43] Livadas KE, Varkarakis IM, Skolarikos A, Karagiotis E, Alivizatos G, Sofras F, Deliveliotis C, Bissas A. Ureteroscopic removal of mildly migrated stents using local anesthesia only. J Urol 2007;178(5):1998–2001.

[44] Fisher JD, Monahan M, Johnston WK 3rd. Improvised method to retrieve a proximally displaced ureteral stent in a remote surgical setting. J Endourol 2013;27(7):922–924.

[45] Potretzke AM, Chang H, Kryger JV. Technique for Resonance® stent exchange in patients with extrinsic obstruction: description of a novel approach and literature review. J Pediatr Urol 2012;8(5):557–559.

[46] Kaplan A, Kolla S, Landman J. Endoscopic Management of Tissue Ingrowth into the Proximal and Distal Components of a Resonance Ureteral Stent. AUA poster, May 7, 2013.

[47] Given MF, Geoghegan T, Lyon SM, McGrath F, Lee MJ. Percutaneous antegrade ureteric stent removal using a rigid alligator forceps. J Med Imaging Radiat Oncol 2008;52(6):576–579.

[48] Lal A, Singhal M, Narasimhan KL, Mahajan JK, Singh JK, Ghai B, Khandelwal N. Percutaneous retrieval of coiled double-J stent from renal pelvis after Anderson-Hynes pyeloplasty: report of two cases. J Pediatr Urol 2012;8(3):e19–e22.

[49] Kulkarni R, Bellamy E. Nickel-titanium shape memory alloy Memokath 051 ureteral stent for managing long-term ureteral obstruction: 4-year experience. J Urol 2001;166(5):1750–1754.

第二十四章
健康相关生活质量和输尿管支架

Aditya Raja[1] and Hrishi B. Joshi[2]

[1] Research Fellow in Urology, University Hospital of Wales and School of Medicine, Cardiff University, Cardiff, Wales, UK

[2] Consultant Urological Surgeon and Honorary Lecturer, Department of Urology, University Hospital of Wales and School of Medicine, Cardiff University, Wales, UK

译者：宋琴琴　审校：胡　浩

24.1　引言

　　输尿管支架在引进之初，其副作用（adverse effects）就已被人们知晓。虽然在过去的 40 年内，许多学者都致力于研究如何降低输尿管支架导致的发病率，但它目前仍然是患者患病的主要原因。症状包括生理和心理上的症状，有疼痛、不舒适（分布在腹部至腹股沟）、下尿路症状和性功能障碍[1-2]。

　　支架技术已经从早期的输尿管支架不断发展至今。部分原始的输尿管导管是由织物和涂漆材料组成[3]。导管对输尿管上皮细胞的局部刺激导致支架快速结壳，限制了支架的应用及在体内留存的时间。后来，支架由硅橡胶组成，常用于膀胱内。现代的支架是由一系列低致敏性、光滑的材料制成，目的是为了降低导管支架的结壳率和导管相关并发症（stent-related symptoms）的发生率。虽然支架仍在继续发展演变，但仍远非完美，目前仍有许多研究在继续寻找降低患者不舒适感的方法。

　　对早期文献的综述结果表明，患者在置入输尿管支架后，通常会出现以下支架相关并发症，比如疼痛（18%～58%）、血尿（hematuria）（34%～85%）、排尿困难（13%～72%）、尿频（50%～85%）和尿急（43%～67%）[4]。相对少见的输尿管支架相关症状包括支架放置不当和移位。除此之外，还有研究报道了其他重要的健康问题，包括上下尿道败血症（8%～20%）、急诊入院、需服用抗生素或止痛药（66%）[1]。上述症状可能是由支架因素（例如：尺寸、形状或成分）或患者因素（体力活动、尿液回流引起的疼痛）或其他不明原因引起。然而，这些评估方法仍有不足且不可信。患者主观的健康问题未被量化为客观数据，使得健康问题的评估和比较变得困难。

24.2 输尿管支架症状调查问卷（USSQ）的发展

一般生活质量的测量工具有很多，如 SF-36（包括衍生和后续发展版本）以及 EuroQol EQ5-D；然而，目前还没有针对置入输尿管支架患者的健康问题测量工具[5]。由于该类研究较缺乏且现有研究的异质性，人们很难总结出客观的结论。目前没有任何一个研究采用的评估工具是被证实可信的（图 24.1）。

在 2003 年，Joshi 等研制了"输尿管支架症状调查问卷（ureteric stent symptoms

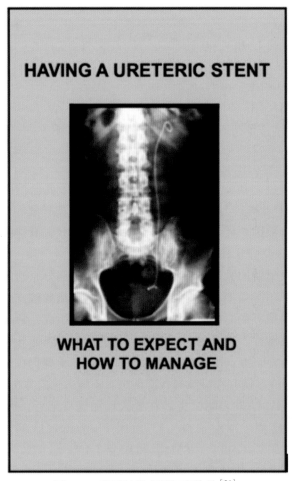

图 24.1 认可的患者须知宣传单[24].

questionnaire，USSQ）"。该量表是一个综合的、可信的，及包含心理测验的多维度量表，应用了系统的社会科学的方法，包括量性和质性的方法，调查的对象包括患者和广大的临床医生。

共有 309 名患者在不同阶段参与了这个调查问卷发展的过程。在第一阶段，研究者在回顾文献后采访了 9 名患者，然后根据调查的结果形成了 USSQ 的初稿。第二阶段，在进行专家评议后，对数名患者进行了预实验，随后又对 40 名患者进行了实地测试，形成最终版本，包括 38 个条目，包含 6 个领域的内容。第三阶段进行问卷的信效度和敏感性的验证。结果表示，该问卷的内部一致性（Cronbach's α ＞ 0.7）和重测信度良好（Pearson's 系数＞ 0.84）。患者移除后支架后得分的显著变化也证明了该问卷良好的敏感性。且该问卷可以很好地区别带有支架的患者、健康人以及有尿结石但无支架的患者[6]。

上述研究结果显示了与输尿管支架引起的发病率及其对患者健康生活质量的影响，80% 的体内置入输尿管支架的患者表示参加日常活动很困难，73% 的患者主诉下尿道功能障碍。输尿管支架置入的对象多为在职人员，58% 的患者主诉支架相关症状严重影响了他们的工作能力。

USSQ 形成后经过了一系列的验证研究。这些研究也第一次把输尿管支架相关症状和它们对患者健康生活质量的影响进行了量化。

在英文版 USSQ 刚形成的时候，就被翻译成七种语言（法语、意大利语、韩语、土耳其语、西班牙语、墨西哥西班牙语和阿拉伯语）并做了语言验证。韩语版的 USSQ 被 Park 等于 2012 证实是信效度良好的自评工具[7]。

USSQ 仍在继续被翻译为更多的版本并得到验证。研究也在世界上不同的人群中发现了输尿管支架相关症状对健康生活质量的类似的影响。

24.3　临床研究中关于带支架患者生活质量的数据

24.3.1　研究不同的输尿管支架设计——工程方法

24.3.1.1　支架设计和材料

支架的生产商和研究者都试图通过改变支架的设计如形状、长度、直径和硬度等来减轻支架相关症状和改善患者的生活质量。有 8 个研究使用 USSQ 对置入新设计的支架的患者进行了生活质量的测试[8-15]。

Joshi 等在 2005 用 USSQ 比较了采用软硬两种聚合物的支架。他们发现置入两种支架患者的生活质量不存在客观差异[8]。Lingeman 等比较了新设计的 Boston Scientific Polaris、Percuflex 支架和短环、长尾循环支架。结果发现，支架材料体积越小，患者疼痛感越少（USSQ 中疼痛维度得分较低），但是这种差异并没有统计学意义[9]。与其他支架相比，Bard Inaly 支架并不能改变患者的整体生活质量，但是患者在 USSQ 的泌尿系症状维度的得分显著降低。在 2011 年的一个类似的研究中，Davenport 等并没有发现 Bard Inlay 支架和 Polaris 支架在 USSQ 得分上的差异[10]。

另有研究对不同长度和直径的支架对患者生活质量的影响进行了比较，比较单倍长（24 cm）和多倍长（30 cm），以及粗（6 Fr）和细（4.8 Fr）支架，但没有在这些支架间发现有显著性的差异[15]。

有两个研究对新技术下研制成的支架（Urovision 抗反流支架）和旧版支架（Urovision 标准支架）对生活质量的影响进行了比较。结果发现带抗反流支架的患者尿痛程度较带标准支架的患者轻，但差异并没有统计学意义[12]。

PNNMedicalMemokanth® 是一种新型的、可扩展的金属输尿管支架，可用于输尿管狭窄和输尿管恶性压迫的患者。研究者将其与标准的支架相比，发现其对患者的轻、重活动有积极影响，但在减轻患者疼痛感和下尿道症状方面没有发现显著性的差别[13]。

24.4 药物干预研究

24.4.1 药物

USSQ 已经应用在 12 个临床试验中，主要用来测试四种药物（阿呋唑嗪、A 型肉毒杆菌、坦索罗辛和托特罗定）对减轻支架相关症状的效果。Gupta 等在 2010 年报道了 A 型肉毒杆菌可以显著降低患者术后的支架相关疼痛和对止痛药的需求[16]。Park 等在 2009 年进行了一项随机对照研究，比较特托罗定、阿呋唑嗪和安慰剂三种药物的疗效，结果表明与安慰剂相比，前两种药物均可提高置入支架患者的生活质量，但它们两者之间没有显著性的差别[17]。

Yakubi 等在 2011 年的一篇系统综述和 meta 分析结果表明，有四项研究表示阿呋唑嗪可以显著减少患者置入支架后的不适感，有七项研究表明坦索罗辛也能达到同样的效果。两种药物都是 α1 肾上腺素受体拮抗剂。四个临床试验均达到了系统综述的纳入标准，共纳入 341 名患者，其中三个试验研究阿呋唑嗪，一个研究坦索罗辛。结果表明，这两种药物可以显著减少尿道症状（维度得分平均降低 6.75，$P = 0.005$）、降低患者的疼痛感（维度得分平均降低 3.55 分，$P = 0.0004$）和改善整体健康（维度得分总体降低 1.90 分，$P = 0.001$）[18]。

24.5 输尿管支架和生活质量的其他方面

24.5.1 支架远端的位置和患者的 BMI

Giannarini 等用 USSQ 对不同支架远端位置和 BMI 的患者的输尿管支架相关症状

进行了调查。结果发现，支架远端环跨越正中线的患者更容易发生疼痛、工作能力下降、整体健康水平降低、泌尿道症状以及性功能下降等。另外，BMI 也与疼痛的加重和整体健康水平降低有关[19]。

24.5.2　其他临床场景

相对于其他患者来说，肾移植患者在膀胱顶部置入输尿管支架后 USSQ 的得分更低，而且，在移植的输尿管置入支架中比在自身的输尿管中置入支架患者的相关症状程度更轻[20]。

Barnes 等在 2014 年报道了置入带有尾丝的支架（移除支架时无须使用膀胱内镜）与不带尾丝的支架相比，两者对患者生活质量的影响没有显著性的差异[21]。

在 2015 年 Abt 等发现腹部超声中膀胱内支架的位置对纳入的 73 名患者的 USSQ 并没有显著性的影响[22]。

24.5.2.1　患者信息、咨询和健康生活质量

对置入输尿管支架患者的健康教育对其生活质量的影响尚不清楚。早在 2001 年就有了给患者提供更好的健康教育的概念，因此当时形成了一份针对输尿管支架患者的 8 页的健康教育手册，且在 30 名带支架患者中得到了验证（图 24.2）。2015 年，一项研究对 74 名即将置入输尿管支架的患者在置入前进行了针对支架相关症状的患者教育（patient education），结果发现患者支架相关症状的发生率显著降低（图 24.3）。高质量的患者健康教育不仅是出于伦理的考虑，也可以帮助降低输尿管支架相关症状的发生率[23]。

24.6　结论

输尿管支架对腔内泌尿科专家来说是必要的医疗工具，然而其带来的并发症也很常见，给患者的身心健康和生活质量产生了负面影响。疼痛、下尿道症状及性功能障碍等降低了约 80% 患者的生活质量。部分患者仍主诉工作能力下降。USSQ 是一个健全的、有效的、可信的干预特异性测量工具。目前已经被翻译为 7 种语言而且仍将继续被翻译为更多种语言，且继续在全世界的临床和研究机构被用来将患者的健康生活质量量化为客观数据，且最近许多小样本研究已经证实在患者置入支架前对其进行高质量的健康教育（并发放健康教育小手册）和有效的咨询可以缓解生活质量不佳给患者带来的影响。

输尿管支架症状
调查问卷

问卷一（*携带支架时*）

我们想了解一下在您置入支架后的身体健康状况以及支架对您健康的影响。

请您完成以下问卷，包括不同的部分，请您完成每个部分中的所有问题

（如果您能完成此调查问卷并在七天内寄回，我们将不胜感激）。

请填写：

今天的日期： ☐☐ / ☐☐ / ☐☐

出生日期： ☐☐ / ☐☐ / ☐☐

请寄回：

邮政编码：☐☐☐☐ ☐☐☐

医院号码：☐☐☐☐☐☐

（患者无需填写）

图 24.2 输尿管支架症状调查问卷（支架已经携带）

您将会看到有些问题问您是否偶尔、有时或经常出现某种症状。

偶尔	=	少于三分之一的时间
有时	=	介于三分之一到三分之二的时间
大部分时间	=	多于三分之二的时间

泌尿系统症状

请回答关于你在置入输尿管支架后所经历的泌尿系统症状的相关问题。请回忆您置入支架后是否有以下症状出现。

请在每个问题后的方框内打勾　　✓

请回忆支架置入后您的经历。

U1. 您白天平均多久小便一次?

少于每小时 ☐ 5　　　　　　　　　　每 3 小时 ☐ 2

每小时 ☐ 4　　　　　　　　每 4 小时或更多 ☐ 1

每 2 小时 ☐ 3

U2. 夜里您平均多久起床小便一次?

一次都没有 ☐ 1　　　　　　　　　　　3 次 ☐ 4

1 次 ☐ 2　　　　　　　　　4 次或更多 ☐ 5

2 次 ☐ 3

U3. 您有尿急以至于必须跑到厕所去小便吗?

从不 ☐ 1　　　　　　　　　大部分时间会 ☐ 4

偶尔会 ☐ 2　　　　　　　　　总是会 ☐ 5

有时会 ☐ 3

U4. 在您去厕所前会有尿液流出吗?

从不 ☐ 1　　　　　　　　　大部分时间会 ☐ 4

偶尔会 ☐ 2　　　　　　　　　总是会 ☐ 5

有时会 ☐ 3

U5. 您会在感觉不到有尿意的情况下漏尿吗?

从不 ☐ 1　　　　　　　　　大部分时间会 ☐ 4

偶尔会 ☐ 2　　　　　　　　　总是会 ☐ 5

有时会 ☐ 3

2

图 24.2（续）

U6. 您多久会觉得排小便后膀胱仍未排空？

从不 ☐₁   大部分时间会 ☐₄

偶尔会 ☐₂   总是会 ☐₅

有时会 ☐₃

U7. 您小便时有无烧灼感？

从不 ☐₁   大部分时间会 ☐₄

偶尔会 ☐₂   总是会 ☐₅

有时会 ☐₃

U8. 您多久会有一次血尿？

从不 ☐₁   大部分时间会 ☐₄

偶尔会 ☐₂   总是会 ☐₅

有时会 ☐₃

U9. 您在尿液中能看见多少血液？

看不见一点 ☐₁   尿液中有大量血迹 ☐₃

尿液中有少量血迹 ☐₂   尿液中有大量血迹且有血凝块 ☐₄

U10. 总的来说，您的泌尿系统症状有多严重？

一点也不严重 ☐₁   相当严重 ☐₄

有一点严重 ☐₂   极度严重 ☐₅

中等严重 ☐₃

U11. 如果以后您都要在泌尿系统症状中度过，您会有何感受？

欣喜的 ☐₁   基本不满意 ☐₅

满意的 ☐₂   不开心 ☐₆

基本满意的 ☐₃   觉得可怕 ☐₇

复杂的感觉（既满意也不满意）☐₄

请继续填写下一个部分 --

3

图 24.2（续）

躯体疼痛（针对女性）

这个部分主要询问支架相关的躯体疼痛或不适的相关问题。请回顾一下您置入支架后是否有以下症状出现。

P1. 你是否经历过与支架相关的躯体疼痛或不适？

是 □₁，请直接回答问题 **P2**

否 □₂，请直接回答下个部分——**整体健康** （忽略问题 P2 ～ P9）

P2. 把下图想象为自己的身体，在您觉得与支架有关的疼痛或不适的部位标记 **X** 或将其涂黑（例如，在白天日常活动时或排尿时）。

如果您疼痛的部位不只一处，请在每个部位用不同的颜色做标记。

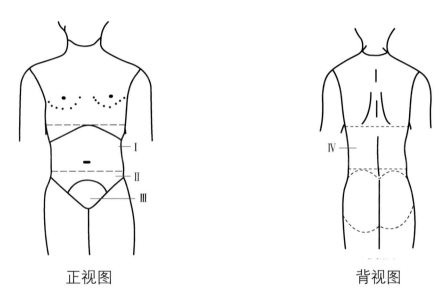

正视图　　　　　　　　　　　　　　背视图

数字 I 到 IV 代表以下区域的左右两侧：

I 代表肾前侧区域；　　　　　　III 区膀胱区域；

II 代表腹股沟区；　　　　　　　IV 代表肾（腰）区。

其他部位请用 **O** 做标记，并注明该区域的名字。

P3. 请用 **X** 在您觉得符合您疼痛或不适程度的点上做标记。如果您疼痛和不适的程度不一样，请用不同颜色的在相应的点上做标记。

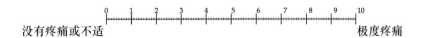

没有疼痛或不适　　　　　　　　　　　　　　　　极度疼痛

4

图 24.2（续）

躯体疼痛（针对男性）

这个部分主要询问支架相关的躯体疼痛或不适的相关问题。

请回顾一下您置入支架后是否有以下症状出现。

P1. 你是否经历过与支架相关的躯体疼痛或不适？

是 ☐₁，请直接回答问题 **P2**

否 ☐₂，请直接回答下个部分——**整体健康**　（忽略问题 P2 ～ P9）

P2. 把下图想象为自己的身体，在您觉得与支架有关的疼痛或不适的部位标记 **X** 或将其涂黑（例如，在白天日常活动时或排尿时）。

如果您疼痛的部位不只一处，请在每个部位用不同的颜色做标记。

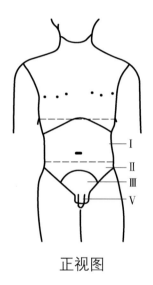 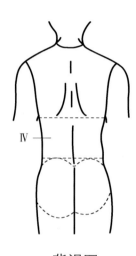

　　　　　正视图　　　　　　　　　　　　　　　　　背视图

数字 I 到 V 代表以下区域的左右两侧：

I 代表肾前侧区域；　　　　　　IV 代表肾（腰）区，

II 代表腹股沟区；　　　　　　　V 代表睾丸。

III 区膀胱区域；　　　　　　　其他部位请用 O 做标记，并注明该区域的名字。

P3. 请用 **X** 在您觉得符合您疼痛或不适程度的点上做标记。如果您疼痛和不适的程度不一样，请用不同颜色的在相应的点上做标记。

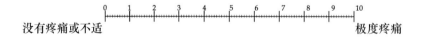

没有疼痛或不适　　　　　　　　　　　　　　　　　　　　极度疼痛

5

图 24.2（续）

P4. 以下哪种说法最能恰当描述您在体力活动中感受到的支架引起的疼痛或不适感？

我在体力活动中没有感到疼痛或不适 ☐ 1

我只在做剧烈活动时感到疼痛或不适 ☐ 2
（例如，剧烈运动、举重物）

我在做中等强度的活动时感到疼痛或不适，但做基本活动时没有 ☐ 3
（例如，步行几百英尺、开车）

我在做日常的基本活动时感到疼痛或不适 ☐ 4
（例如，室内行走、穿衣）

我在休息时也感到疼痛或不适 ☐ 5

P5. 您所感受到的支架相关的疼痛或不适是否影响您的睡眠？

从不 ☐ 1　　　　　　　　　大部分时间会 ☐ 4

偶尔会 ☐ 2　　　　　　　　　总是会 ☐ 5

有时会 ☐ 3

P6. 您在排尿的时候是否有支架相关的疼痛或不适？

从不 ☐ 1　　　　　　　　　大部分时间会 ☐ 4

偶尔会 ☐ 2　　　　　　　　　总是会 ☐ 5

有时会 ☐ 3

P7. 您在排尿的时候是否有肾区疼痛或不适？

否 ☐ 1

是 ☐ 2

P8. 您多久需要服用一次止痛药来缓解支架引起的疼痛或不适感？

从不 ☐ 1　　　　　　　　　大部分时间会 ☐ 4

偶尔会 ☐ 2　　　　　　　　　总是会 ☐ 5

有时会 ☐ 3

P9. 总体来说，由支架引起的疼痛或不适（与其他症状相区别）对您的生活影响有多大？

从不 ☐ 1　　　　　　　　　大部分时间会 ☐ 4

偶尔会 ☐ 2　　　　　　　　　总是会 ☐ 5

有时会 ☐ 3

请继续填写下一个部分 --

6

图 24.2（续）

总体健康状况：

置入支架之后：

G1. 您进行日常的轻体力活动有困难吗（例如：步行短距离、开车）？

通常没有困难 □₁   因为支架的关系，基本不做这些活动 □₄

通常有些困难 □₂   一直都有 □₅

通常非常困难 □₃

G2. 您进行重体力活动有困难吗（例如：剧烈运动、举重物）？

通常没有困难 □₁   因为支架的关系，基本不做这些活动 □₄

通常有些困难 □₂   一直都有 □₅

通常非常困难 □₃

G3. 您曾感到疲惫不堪吗?

从不 □₁   大部分时间是 □₄

偶尔会 □₂   总是 □₅

有时会 □₃

G4. 您曾感到平和吗?

从不 □₁   大部分时间是 □₄

偶尔是 □₂   总是 □₅

有时是 □₃

G5. 您享受自己的社交生活吗（外出、见朋友等）？

总是 □₁   偶尔是 □₄

大部分时间是 □₂   从不 □₅

有时是 □₃

G6. 您需要从家人或朋友那里获得额外的帮助吗?

从不 □₁   大部分时间是 □₄

偶尔是 □₂   总是 □₅

有时是 □₃

请继续完成下一个部分 --

7

图 24.2（续）

工作能力

W1. 关于您的就业状况，您是

全职 □₁ 学生 □₄

兼职 □₂ 失业中，正在找工作 □₅

因病退休 □₃ 其他原因退休（包括年龄）□₆

因其他原因目前不在职（请注明）□₇ _____

W2. 您置入支架后，有多少天因为支架相关症状不得不整天或大半天呆在床上？

□□ 天

W3. 您置入支架后，因为支架相关症状，您不得不减少多少个半天甚至更多时间的日常活动？

□□ 半天

如果您在职，请回答以下问题 W4 ～ W7（否则请忽略这些问题）

W4. a）您的职称是：_____

b）您是： 从业员工 □₁ 雇主 □₂ 个体户 □₃

如果置入支架后您仍在工作，请回答下列问题。

W5. 您是否因为支架相关症状只能做短时间的工作或者频繁休息？
从不 □₁ 大部分时间是 □₄
偶尔是 □₂ 总是 □₅
有时是 □₃

W6. 您仍继续从事之前的工作，但因为支架相关症状而做了些改变？
从不 □₁ 大部分时间是 □₄
偶尔是 □₂ 总是 □₅
有时是 □₃

W7. 您的工作时间是否仍如从前？
从不 □₁ 大部分时间是 □₄
偶尔是 □₂ 总是 □₅
有时是 □₃

请继续完成下一个部分 --

8

图 24.2（续）

性生活

请结合您置入支架后的经历在下面每个符合您的问题后打勾。

S1. 目前您是否有积极的性生活?

否 □ 1，请直接回答问题 S2 然后直接跳到下一部分（忽略问题 S3 和 S4）

是 □ 2，请回答问题 S3（忽略问题 S2）

S2.（i）如果您现在没有性生活，那您是多久之前停止的?

置入支架后 □ 1

置入支架前 □ 0

（ii）您为何停止了性生活?

与支架带来的问题有关 □ 10

未曾有过性生活 □ 0

其他原因——与支架相关症状无关 □ 0

（请忽略问题 S3 和 S4）

S3. 您在性交过程中有疼痛感吗?

一点也没有 □ 1　　　　　严重疼痛 □ 4

轻度疼痛 □ 2　　　　　极度疼痛 □ 5

中度疼痛 □ 3

S4. 您对您的性生活满意吗?

非常满意 □ 1　　　　　不满意 □ 4

满意 □ 2　　　　　非常不满意 □ 5

不确定 □ 3

请继续完成下一个部分 --

9

图 24.2（续）

其他的问题

接下来的问题是询问您在置入支架后的一些情况，请根据您的经历在符合您情况的方框里打勾

A1. 您有多少次觉得您有泌尿系统感染症状？（体温升高、排尿时不适感及疼痛）

从不 □1　　　　　　　　　　　　　　　　大部分时间 □4

偶尔 □2　　　　　　　　　　　　　　　　一直都是 □5

有时 □3

A2. 您置入支架后是否有需要服用抗生素的情况？（在置支架期间服用的抗生素不算在内）

从不 □1　　　　　　　　　　　　　　　　服用过两疗程 □3

服用过一疗程 □2　　　　　　　　　　　　服用过三甚至更多疗程 □4

A3. 您置入支架后是否有因支架相关症状需要寻求医务人员（家庭医生或护士）帮助的情况？

从不 □1　　　　　　　　　　　　　　　　有过两次 □3

有过一次 □2　　　　　　　　　　　　　　有过三次甚至更多 □4

A4. 您置入支架后是否有因支架相关症状需要入院就医的情况？

从不 □1　　　　　　　　　　　　　　　　有过两次 □3

有过一次 □2　　　　　　　　　　　　　　有过三次甚至更多 □4

GQ. 如果以后您被告知需要再次置入另一个支架，您作何感想？

欣喜 □1　　　　　　　　　　　　　　　　基本不满意的 □5

欣然 □2　　　　　　　　　　　　　　　　不开心 □6

基本满意 □3　　　　　　　　　　　　　　觉得可怕 □7

复杂的感觉（一半满意一半不满意） □4

AQ. 如果您对此调查问卷或者您经历过的症状有什么想法，请在下面空白处说明。

非常感谢您的帮助。

您所有的信息都会被保密。

10

图 24.2（续）

输尿管支架症状
调查问卷

问卷二（*取出支架后*）

我们想了解一下在您取出支架后的身体健康状况以及支架对您健康的影响。

请您完成以下问卷，包括不同的部分，请您完成每个部分中的所有问题

（如果您能完成此调查问卷并在七天内寄回，我们将不胜感激）。

请填写：

今天的日期： □□ / □□ / □□

出生日期： □□ / □□ / □□

请寄回：

邮政编码： □□□□ □□□

医院号码： □□□□□□

图 24.3 输尿管症状调查问卷（支架取出后）

您将会看到有些问题问您是否偶尔、有时或经常出现某种症状。

偶尔＝少于三分之一的时间
有时＝介于三分之一到三分之二的时间
大部分时间＝多于三分之二的时间

泌尿系统症状
请回答关于你在取出输尿管支架后所经历的泌尿系统症状。请回忆您取出支架后是否有以下症状出现。
请在每个问题后的方框内打勾 ☑

请回忆支架置入后您的经历。

U1. 您白天平均多久小便一次？	
少于每小时 ☐ 5	每 3 小时 ☐ 2
每小时 ☐ 4	每 4 小时或更多 ☐ 1
每 2 小时 ☐ 3	

U2. 夜里您平均多久起床小便一次？	
一次都没有 ☐ 1	3 次 ☐ 4
1 次 ☐ 2	4 次或更多 ☐ 5
2 次 ☐ 3	

U3. 您有尿急以至于必须跑冲到厕所去小便吗？	
从不 ☐ 1	大部分时间会 ☐ 4
偶尔会 ☐ 2	总是会 ☐ 5
有时会 ☐ 3	

U4. 在您去厕所前会有尿液流溢出吗？	
从不 ☐ 1	大部分时间会 ☐ 4
偶尔会 ☐ 2	总是会 ☐ 5
有时会 ☐ 3	

U5. 您会在感觉不到有尿意的情况下漏溢尿吗？	
从不 ☐ 1	大部分时间会 ☐ 4
偶尔会 ☐ 2	总是会 ☐ 5
有时会 ☐ 3	

图 24.3（续）

U6. 您多久会觉得排小便后膀胱仍未排空?

从不 ☐ 1　　　　　　　　　　　大部分时间会 ☐ 4

偶尔会 ☐ 2　　　　　　　　　　　总是会 ☐ 5

有时会 ☐ 3

U7. 您小便时有无烧灼感?

从不 ☐ 1　　　　　　　　　　　大部分时间会 ☐ 4

偶尔会 ☐ 2　　　　　　　　　　　总是会 ☐ 5

有时会 ☐ 3

U8. 您多久会有一次血尿?

从不 ☐ 1　　　　　　　　　　　大部分时间会 ☐ 4

偶尔会 ☐ 2　　　　　　　　　　　总是会 ☐ 5

有时会 ☐ 3

U9. 您在尿液中能看见多少血液?

看不见一点 ☐ 1　　　　　　　尿液中有大量血迹 ☐ 4

尿液中有少量血迹 ☐ 2　　尿液中有大量血迹且有血凝块 ☐ 5

U10. 总的来说,您的泌尿系统症状有多严重?

一点也不严重 ☐ 1　　　　　　　相当严重 ☐ 1.75

有一点严重 ☐ 1.25　　　　　　　极度严重 ☐ 2

中等严重 ☐ 1.5

U11. 如果以后您都要在泌尿系统症状中度过,您会有何感受?

欣喜的 ☐ 1　　　　　　　　　基本不满意 ☐ 5

满意的 ☐ 2　　　　　　　　　　不开心 ☐ 6

基本满意的 ☐ 3　　　　　　　觉得可怕 ☐ 7

复杂的感觉(既满意也不满意) ☐ 4

请继续填写下一部分 --

3

图 24.3(续)

躯体疼痛（针对女性）

这个部分主要询问肾病导致的躯体疼痛或不适等相关内容。请回顾一下您移除支架后是否有以下症状出现。

P1. 你是否经历过肾病相关躯体疼痛或不适？

是 □₁，请直接回答问题 **P2**

否 □₂，请直接回答下个部分——**整体健康**（忽略问题 P2 ～ P9）

P2. 把下图想象为自己的身体，在您觉得与肾病相关疼痛或不适的部位标记 **X** 或将其涂黑（例如，在白天日常活动时或排尿时）。

如果您疼痛的部位不只一处，请在每个部位用不同的颜色做标记。

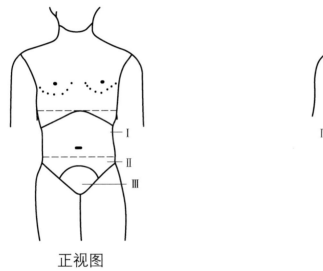
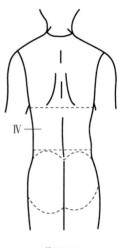

正视图　　　　　　　　　　　　　　背视图

数字 I 到 IV 代表以下区域的左右两侧：

I 代表肾前侧区域；　　　　　　　III 区膀胱区域；

II 代表腹股沟区；　　　　　　　　IV 代表肾（腰）区。

其他部位请用 **O** 做标记，并注明该区域的名字。

P3. 请用 **X** 在您觉得符合您疼痛或不适程度的点上做标记。**如果您疼痛和不适的程度不一样，请用不同颜色的在相应的点上做标记。**

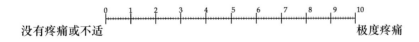

没有疼痛或不适　　　　　　　　　　　　　　　　　　　　极度疼痛

4

图 24.3（续）

躯体疼痛（针对男性）

这个部分主要询问肾病相关的躯体疼痛或不适等相关问题。请回顾一下您移除支架后是否有以下症状出现。

P1. 你是否经历过与肾病相关的躯体疼痛或不适？

是 □₁，请直接回答问题 **P2**

否 □₂，请直接回答下个部分——**整体健康**（忽略问题 P2 ～ P9）

P2. 把下图想象为自己的身体，在您觉得与肾病相关的疼痛或不适的部位标记 **X** 或将其涂黑（例如，在白天日常活动时或排尿时）。

如果您疼痛的部位不只一处，请在每个部位用不同的颜色做标记。

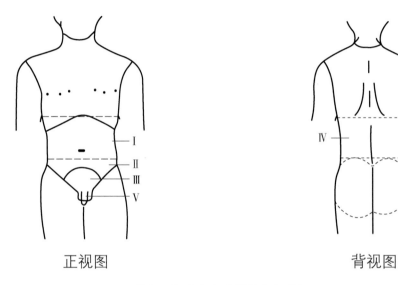

正视图 背视图

数字Ⅰ到Ⅴ代表以下区域的左右两侧：

Ⅰ代表肾前侧区域；　　　　　Ⅳ代表肾（腰）区，

Ⅱ代表腹股沟区；　　　　　　Ⅴ代表睾丸。

Ⅲ区膀胱区域；　　　　　　　其他部位请用 O 做标记，并注明该区域的名字。

P3. 请用 X 在您觉得符合您疼痛或不适程度的点上做标记。**如果您疼痛和不适的程度不一样，请用不同颜色的在相应的点上做标记。**

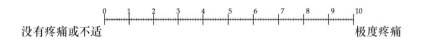

没有疼痛或不适　　　　　　　　　　　　　　　　　　极度疼痛

5

图 24.3（续）

P4. 以下哪种说法最能恰当描述您在体力活动中感受到的支架引起的疼痛或不适感?

我在体力活动中没有感到疼痛或不适 ☐ 1

我只在做剧烈活动时感到疼痛或不适 ☐ 2
（例如，剧烈运动、举重物）

我在做中等强度的活动时感到疼痛或不适，但做基本活动时没有 ☐ 3
（例如，步行几百英尺、开车）

我在做日常的基本活动时感到疼痛或不适 ☐ 4
（例如，室内行走、穿衣）

我在休息时也感到疼痛或不适 ☐ 5

P5. 您所感受到的支架相关的疼痛或不适是否影响您的睡眠?

从不 ☐ 1　　　　　　　　　　大部分时间会 ☐ 4

偶尔会 ☐ 2　　　　　　　　　　总是会 ☐ 5

有时会 ☐ 3

P6. 您在排尿的时候是否有支架相关的疼痛或不适?

从不 ☐ 1　　　　　　　　　　大部分时间会 ☐ 4

偶尔会 ☐ 2　　　　　　　　　　总是会 ☐ 5

有时会 ☐ 3

P7. 您在排尿的时候是否有肾区疼痛或不适?

否 ☐ 1

是 ☐ 2

P8. 您多久需要服用一次止痛药来缓解支架引起的疼痛或不适感?

从不 ☐ 1　　　　　　　　　　大部分时间会 ☐ 4

偶尔会 ☐ 2　　　　　　　　　　总是会 ☐ 5

有时会 ☐ 3

P9. 总体来说，由支架引起的疼痛或不适（与其他症状相区别）对您的生活有多大?

从不 ☐ 1　　　　　　　　　　大部分时间会 ☐ 4

偶尔会 ☐ 2　　　　　　　　　　总是会 ☐ 5

有时会 ☐ 3

请继续填写下一部分 --

6

图 24.3（续）

总体健康

取出支架后

G1. 您进行日常的轻体力活动有困难吗（例如：步行短距离、开车）？

通常没有困难 ☐ 1 　　　　　因为支架的关系，基本不做这些活动 ☐ 4

通常有些困难 ☐ 2 　　　　　　　　　　　　　　　一直都有 ☐ 5

通常非常困难 ☐ 3

G2. 您进行重体力活动有困难吗（例如：剧烈运动、举重物）？

通常没有困难 ☐ 1 　　　　　因为支架的关系，基本不做这些活动 ☐ 4

通常有些困难 ☐ 2 　　　　　　　　　　　　　　　一直都有 ☐ 5

通常非常困难 ☐ 3

G3. 您曾感到疲惫不堪吗?

从不 ☐ 1 　　　　　　　　　　　　大部分时间是 ☐ 4

偶尔会 ☐ 2 　　　　　　　　　　　　　　　总是 ☐ 5

有时会 ☐ 3

G4. 您曾感到平和吗?

从不 ☐ 1 　　　　　　　　　　　　大部分时间是 ☐ 4

偶尔是 ☐ 2 　　　　　　　　　　　　　　　总是 ☐ 5

有时是 ☐ 3

G5. 您享受自己的社交生活吗（外出、见朋友等）？

总是 ☐ 1 　　　　　　　　　　　　　　　偶尔是 ☐ 4

大部分时间是 ☐ 2 　　　　　　　　　　　　　从不 ☐ 5

有时是 ☐ 3

G6. 您需要从家人或朋友那里获得额外的帮助吗?

从不 ☐ 1 　　　　　　　　　　　　大部分时间是 ☐ 4

偶尔是 ☐ 2 　　　　　　　　　　　　　　　总是 ☐ 5

有时是 ☐ 3

请继续填写下一部分 --

7

图 24.3（续）

工作能力

W1. 关于您的就业状况，您是

全职 ☐₁　　　　　　　　　　　学生 ☐₄

兼职 ☐₂　　　　失业中，正在找工作 ☐₅

因病退休 ☐₃　　其他原因退休（包括年龄）☐₆

因其他原因目前不在职（请注明）☐₇ _____

W2. 您取出支架后，有多少天因肾病相关症状不得不整天或大半天呆在床上？

☐☐ 天

W3. 您取出支架后，因为肾病相关症状，您不得不减少多少个半天甚至更多时间的日常活动？

☐☐ 半天

如果您在职，请回答以下问题 W4 ～ W7（否则请忽略这些问题）

W4. a）您的职称是： _____

b）您是：　　从业员工 ☐₁　　雇主 ☐₂　　个体户 ☐₃

如果移除支架后您仍在工作，请回答下列问题。

W5. 您是否因为肾病相关症状只能短时间地工作或者频繁地休息？

从不 ☐₁　　　　　　　　　　大部分时间是 ☐₄

偶尔是 ☐₂　　　　　　　　　　　　　总是 ☐₅

有时是 ☐₃

W6. 您仍继续从事之前的工作，但因为肾病相关症状而做了些改变？

从不 ☐₁　　　　　　　　　　大部分时间是 ☐₄

偶尔是 ☐₂　　　　　　　　　　　　　总是 ☐₅

有时是 ☐₃

W7. 您的工作时间是否仍如从前？

从不 ☐₁　　　　　　　　　　大部分时间是 ☐₄

偶尔是 ☐₂　　　　　　　　　　　　　总是 ☐₅

有时是 ☐₃

请继续填写下一部分 --

7

图 24.3（续）

性生活

请结合您移除支架后的经历在下面每个符合您的问题后打勾。

S1. 目前您是否有积极的性生活?

否 □ 1，请直接回答问题 S2 然后直接跳到下一部分（忽略问题 S3 和 S4）

是 □ 2，请回答问题 S3（忽略问题 S2）

S2.（i）如果您现在没有性生活，那您是多久之前停止的?

置入支架后 □ 1

置入支架前 □ 0

（ii）您为何停止了性生活?

与肾病相关症状有关 □ 10

未曾有过性生活 □ 0

其他原因——与肾病相关症状无关 □ 0

（请忽略问题 S3 和 S4）

如果您在问题 S1 中回答了是，请回答问题 S3 和 S4。

S3. 您在性交过程中有疼痛感吗?

一点也没有 □ 1

轻度疼痛 □ 2

中度疼痛 □ 3

严重疼痛 □ 4

极度疼痛 □ 5

S4. 您对您的性生活满意吗?

非常满意 □ 1

满意 □ 2

不确定 □ 3

不满意 □ 4

非常不满意 □ 5

GQ. 如果以后您被告知需要再次置入另一个支架，您作何感想?

欣喜 □ 1

欣然 □ 2

基本满意 □ 3

复杂的感觉（一半满意一半不满意）□ 4

基本不满意的 □ 5

不开心 □ 6

觉得可怕 □ 7

AQ. 如果您对此调查问卷或者您经历过的症状有什么想法，请在下面空白处说明。

非常感谢您的帮助。

您所有的信息都会被保密。

9

图 24.3（续）

参考文献

[1] Joshi HB, Stainthorpe A, Keeley FX, Jr., MacDonagh R, Timoney AG. Indwelling ureteral stents: evaluation of quality of life to aid outcome analysis. J Endourol 2001;15(2):151–154.

[2] Bregg K, Riehle RA, Jr. Morbidity associated with indwelling internal ureteral stents after shock wave lithotripsy. J Urol 1989;141(3):510–512.

[3] Yachia, D, editor. Stenting the urinary system. 2nd ed. Oxford: ISIS Medical Media; 2004.

[4] Joshi HB, Okeke A, Newns N, Keeley FX, Jr., Timoney AG. Characterization of urinary symptoms in patients with ureteral stents. Urology 2002;59(4):511–516.

[5] Dellis A, Joshi HB, Timoney AG, Keeley FX, Jr. Relief of stent related symptoms: review of engineering and pharmacological solutions. J Urol 2010;184(4):1267–1272.

[6] Joshi HB, Newns N, Stainthorpe A, MacDonagh RP, Keeley FX, Jr., Timoney AG. Ureteral stent symptom questionnaire: development and validation of a multidimensional quality of life measure. J Urol 2003;169(3):1060–1064.

[7] Park J, Shin DW, You C, Chung KJ, Han DH, Joshi HB, et al. Cross-cultural application of the Korean version of Ureteral Stent Symptoms Questionnaire. J Endourol 2012;26(11):1518–1522.

[8] Joshi HB, Chitale SV, Nagarajan M, Irving SO, Browning AJ, Biyani CS, et al. A prospective randomized single-blind comparison of ureteral stents composed of firm and soft polymer. J Urol 2005;174(6):2303–2306.

[9] Lingeman JE, Preminger GM, Goldfischer ER, Krambeck AE. Assessing the impact of ureteral stent design on patient comfort. J Urol 2009;181(6):2581–2587.

[10] Davenport K, Kumar V, Collins J, Melotti R, Timoney AG, Keeley FX, Jr. New ureteral stent design does not improve patient quality of life: a randomized, controlled trial. J Urol 2011;185(1):175–178.

[11] Calvert RC, Wong KY, Chitale SV, Irving SO, Nagarajan M, Biyani CS, et al. Multi-length or 24 cm ureteric stent? A multicentre randomised comparison of stent-related symptoms using a validated questionnaire. BJU Int 2013;111(7):1099–1104.

[12] Ritter M, Krombach P, Knoll T, Michel MS, Haecker A. Initial experience with a newly developed antirefluxive ureter stent. Urol Res 2012;40(4):349–353.

[13] Maan Z, Patel D, Moraitis K, El-Husseiny T, Papatsoris AG, Buchholz NP, et al. Comparison of stent-related symptoms between conventional Double-J stents and a new-generation thermoexpandable segmental metallic stent: a validated-questionnaire-based study. J Endourol 2010;24(4):589–593.

[14] Lee C, Kuskowski M, Premoli J, Skemp N, Monga M. Randomized evaluation of Ureteral Stents using validated Symptom Questionnaire. J Endourol 2005;19(8):990–993.

[15] Damiano R, Autorino R, De Sio M, Cantiello F, Quarto G, Perdona S, et al. Does the size of ureteral stent impact urinary symptoms and quality of life? A prospective randomized study. Eur Urol 2005;48(4):673–678.

[16] Gupta M, Patel T, Xavier K, Maruffo F, Lehman D, Walsh R, et al. Prospective randomized evaluation of periureteral botulinum toxin type A injection for ureteral

stent pain reduction. J Urol 2010;183(2):598–602.

[17] Park SC, Jung SW, Lee JW, Rim JS. The effects of tolterodine extended release and alfuzosin for the treatment of double-j stent-related symptoms. J Endourol 2009;23(11):1913–1917.

[18] Yakoubi R, Lemdani M, Monga M, Villers A, Koenig P. Is there a role for alpha-blockers in ureteral stent related symptoms? A systematic review and meta-analysis. J Urol 2011;186(3):928–934.

[19] Giannarini G, Keeley FX, Jr., Valent F, Manassero F, Mogorovich A, Autorino R, *et al.* Predictors of morbidity in patients with indwelling ureteric stents: results of a prospective study using the validated Ureteric Stent Symptoms Questionnaire. BJU Int 2011;107(4):648–654.

[20] Regan SM, Sethi AS, Powelson JA, Goggins WC, Milgrom ML, Sundaram CP. Symptoms related to ureteral stents in renal transplants compared with stents placed for other indications. J Endourol 2009;23(12):2047–2050.

[21] Barnes KT, Bing MT, Tracy CR. Do ureteric stent extraction strings affect stent-related quality of life or complications after ureteroscopy for urolithiasis: a prospective randomised control trial. BJU Int 2014;113(4):605–609.

[22] Abt D, Mordasini L, Warzinek E, Schmid HP, Haile SR, Engeler DS, *et al.* Is intravesical stent position a predictor of associated morbidity? Korean J Urol 2015;56(5):370–378.

[23] Abt D, Warzinek E, Schmid HP, Haile SR, Engeler DS. Influence of patient education on morbidity caused by ureteral stents. Int J Urol 2015;22(7):679–683.

[24] Joshi HB, Newns N, Stainthorpe A, MacDonagh RP, Keeley FX, Jr., Timoney AG. The development and validation of a patient-information booklet on ureteric stents. BJU Int 2001;88(4):329–334.

第二十五章
支架使用的证据基础

Rami Elias[1] and Edward D. Matsumoto[2]

[1] Laparoscopy and Endourology Fellow, Division of Urology, McMaster University, Hamilton, Ontario, Canada

[2] Professor of Urology, Division of Urology, Department of Surgery, DeGroote School of Medicine, McMaster University, Hamilton, Ontario, Canada

译者：宋琴琴　审校：胡　浩

25.1　输尿管支架在腔镜泌尿科中的使用现状

输尿管支架虽然很简单，但对于现代泌尿外科医生来说，是很重要的工具。它在泌尿内镜的一些治疗中是很重要的辅助工具。它在目前泌尿系统疾病的治疗中应用范围很广，更多具体内容在本书的其他章节进行描述。我们将重点讨论支架适用和不适用的范围。本章节我们将重点对相关文献进行评估并对支架管理的相关证据的可信度进行检测。

25.2　循证医学概述

循证医学（evidence-based medicine，EBM）是以文献中现有的最佳科学证据为基础的医学方法。EBM 为医务人员提供了一个解决问题的概念框架，包括收集文献中的信息、处理信息，并把与问题最相关的信息付诸实践。但是在应用于实践之前，操作者必须要对收集到的信息进行有效的质量评价。在科学文献中，研究结果的可信度取决于研究的质量和规模。汇集研究与大型随机对照试验（randomized controlled trials，RCT）结果是一个极端，更易导致高信效度结果的复制叠加，或者更接近于"真相"。而专家意见和小病例研究数据是另一个极端，专家意见和病例报道在结果的可信度上差异较大，因此在对该类研究做质量评价时，评价者更易质疑其结果的可靠性。与一些主观数据或来源不明的不可靠数据相比，操作者使用基于证据的数据可以提供更高质量的医疗服务（表 25.1）。

25.3 随机对照试验

随机对照试验（randomized controlled trials，RCT）被认为是评价治疗效果的金标准，常被用来衡量医疗干预的效能和效果。效能是指某个方案在理想环境下的治疗效果，而效果是指在实际的临床环境中的治疗结果。而有效性反映在实际临床中的结果[1]。研究者可以根据研究对象、纳排标准、测量的健康结局指标，及随访的时间等制订 RCT 的方案。RCT 也可以根据研究对象接受干预的方式被分为几类（表 25.2）。最常见的试验设计是平行随机对照试验，研究对象被随机地分为不同干预组。

评价报告和不同研究设计的工具有很多。临床医生应该根据被评价研究的类型使

表 25.1 牛津循证医学中心

证据等级	描述
1a	随机对照试验的系统综述（包括同质性）
1b	个案随机对照试验（置信区间较窄）
1c	全或无
2a	队列研究的系统综述（包括同质性）
2b	个案队列研究（包括低质量 RCT）
2c	"效果"研究；生态研究
3a	病例对照研究的系统综述（包括同质性）
3b	个案对照研究
4	病例报告 低质量队列研究 低质量病例对照研究
5	没有经过质量评价的专家意见，或基于生理学、阶段性研究或"第一原则"

* RCT，随机对照试验

表 25.2 随机对照试验的类型

RCT 类型	定义
平行随机对照试验	研究对象被随机分配到多个干预组
交叉随机对照试验	研究对象以随机顺序接受某种干预
整群试验	某个整群或组的研究对象被随机分配到不同的研究组
析因试验	研究对象随机地接受某个单独的干预或联合干预
分体试验	每个研究对象不同的身体部位被随机分配接受不同的干预

来源：[20]

用不同的评价工具（表 25.3）。

　　评价的指南以逐项清单的形式列出，并将科学报告分为五个主要组成部分（表 25.4）。评价研究质量的第一步是确定作者的研究问题和试验设计。标题中的主要部分应该用被广泛认可的 PICOT 的形式列出来（P < population/patients >代表研究人群、I < intervention >代表干预措施、C < comparison/control >代表随机对照、O < outcome >代表结局指标、T < time >代表干预的时间）（表 25.5）。报告的摘要应该对研究问题有清楚的描述。研究背景中应该明确地表明该研究的研究目的和研究设想。

表 25.3　不同的研究评价陈述报告的书写指南

研究类型	报告书写指南	
meta 分析	PRISMA	系统综述和 meta 分析的首选报告项目
系统综述	PRISMA	系统综述和 meta 分析的首选报告项目
随机对照试验	CONSORT	试验报告综合标准
诊断 / 预后研究	STARD	诊断准确性报告标准
观察性研究	STORBE	加强流行病学观察性研究报告
质性研究	SRQR	质性研究报告标准
病例报告	CARE	病例报告指南

表 25.4　CONSORT 主要内容

部分	主要内容
介绍	标题、摘要
方法	研究设计
	受试人群
	干预方案
	结局指标
	样本量
	随机化
	分配隐藏
	盲法
	统计方法
结果	结局指标
	基线资料
	受试人群的纳入流程
	辅助分析
讨论	研究结果的推广价值
	解释研究的局限性
其他	注册
	初步的方案
	基金

表 25.5 PICOT 框架

组成部分	解释说明
研究对象	包括年龄、性别和疾病状况
干预方案	干预的类型
对照组	对照组的治疗方法
结局指标	预期结果
时间	干预及随访时间

25.4 Meta 分析和系统综述

Meta 分析是一种将多个研究结果进行整合的统计方法。进行 meta 分析的目标是基于对多个类似研究结果的整合，对某种治疗方法的疗效进行评价。Meta 分析结果的稳定性取决于操作者搜索研究、进行质量评价以及将合格的研究纳入分析的能力。系统综述和 meta 分析的首选报告项目（preferred reporting items for systematic reviews and meta-analyses，PRISMA）是 meta 分析和系统综述报告书写的标准。

25.5 急性感染性梗阻的治疗依据

泌尿系集合系统感染及梗阻的管理是泌尿外科常见的临床情况。通常，急性梗阻与输尿管结石有关，但文献中也报道了别的病因。本节主要讨论输尿管结石相关梗阻和合并感染的肾积水。及时识别尿脓毒症（urosepsis）和及时解压是降低发病率和死亡率的重中之重。为给急性感染性梗阻的诊断和治疗措施提供参考，我们将对严格评价过的文献进行描述。

从泌尿系统的角度来看，理想的尿脓毒症的管理除了对血液和泌尿道的抗菌处理外，还需要早期目标的导向治疗[2]。尿脓毒症被定义为机体对源于泌尿生殖系统感染的反应，通过全身炎症反应的临床指标可以确诊（表 25.6）。治疗的其他要点是通过扩

表 25.6 全身炎症反应诊断标准

标准	上限	下限
体温	$> 38℃$	$< 36℃$
心率	$> 90/$ 分	——
呼吸	> 20 次 / 分	——
动脉血二氧化碳分压	< 32 mmHg	——
白细胞计数	$> 12×10^9/L$	$< 4×10^9/L$

张血容量和充分的组织氧合来稳定血压。在结石感染管理中尤为重要的是控制泌尿系统的并发因素，尤其是肾盂梗阻。输尿管支架和经皮肾造瘘术都是已被证实的可及时解除泌尿生殖系统压力的治疗方法，但两者各有利弊。

有学者提倡通过经皮肾造瘘术的引流来避免不必要的碎石术、潜在的输尿管穿孔和泌尿系的感染加重。除此之外，还有一个优点是可以避免再次插管时的全身麻醉，必要时镇静可以增加患者的舒适度。该治疗方法的缺点包括对邻近器官的损伤，如肝、脾和（或）结肠、侵犯胸膜和（或）插入时造成的血管损伤。同侧肾损伤是最严重的后遗症。文献中该治疗方法的并发症发生率差异较大，大部分不到4%，其范围从1%到15%[3]。其他的优势是插管由介入放射科的医生或者经过训练的泌尿科医生操作，然而，有些医疗中心没有开展这项技术。熟练的医生进行经皮肾造瘘术的成功率可达99%，然而，非扩张性肾盂或有复杂结石疾病（如鹿角石）的患者中操作的成功率较低[3]。该操作最重要的禁忌证是未经矫正的凝血功能障碍。

相对来说，逆行置入支架术对没有记载肾病或严重的出血并发症的患者风险更低。除了安全性更高一些外，该操作不在体外设置固定装置，也降低了因支架意外移位导致二次操作带来的风险。其他优点包括不用考虑凝血功能障碍和后续结石手术更容易。留置输尿管支架有其独特的并发症，已被研究报道过，包括结壳、移位、断裂、梗阻，并且可能导致肾衰竭[4]。不幸的是，逆行输尿管支架置入术的成功率在文献中没有得到充分的描述，受限于目前相关研究质量较低，没有得到可信的研究结果。

最终，临床医生会根据患者的病情和介入放射学家、手术室以及麻醉师的意见，来决定选择两种技术中的哪一种。

当然，每个地区不同的临床模式会影响决策，在英国就是。Lynch 和他的同事们对英国泌尿外科医师协会、英国介入放射学学会和英国泌尿放射学学会的所有成员通过邮寄的方式进行问卷调查（质量：5级）。对解除泌尿系感染患者的肾压力的首选方法，放射科医生和泌尿科医生中分别有78%和88%的人选择了经皮肾造瘘术。这种横断面调查的主要缺点是答复率低（19%），使结果的推广非常困难。虽然如此，考虑到专家喜好，这是目前唯一一个收集关于泌尿科医生和放射科医生的直接投票意见的研究[5]。北美和其他地区的治疗方法还未被文献记载。

目前很少有研究直接比较经皮肾造瘘术和输尿管逆行支架置入治疗结石导致的急性感染、梗阻性肾积水的效果。纳入的研究质量参差不齐，但主要都是样本量较小的RCT，除去一个病例报道（表25.7）。

第一个研究是由 Pearle 和他的同事进行的。这个精心设计的 RCT（质量：1B 级）在42名患者中比较了经皮肾造瘘术和逆行支架置入，将白细胞计数和体温作为结局指标。在研究的初始便进行了样本量和检验效能的计算。为了缩小研究对象的范围设置了严格的纳入标准。除了次要的结局指标外，主要的结局指标、恢复正常的时间、白细胞计数或体温等测量指标都在文章中有明确的呈现。

与其他类型的研究相比，RCT 的方法性更强。两组研究对象（每组21名）的基本资料如年龄、性别和结石的大小等类似。两种研究对象指标恢复正常的时间也没有统

表 25.7　比较逆行支架置入紧急解压术与经皮肾穿刺造瘘术的研究列表

作者，出版日期	研究类型	结局指标	样本量	证据等级
Pearle 等，1998[21]	RCT	白细胞计数或体温恢复正常的时间	42	1b
Mokhmalji 等，2001[6]	RCT	症状缓解程度	40	1b
Yoshimura 等，2005[22]	效果研究	引流的危险因素	53	2c

计学差异。研究发现逆行支架置入术的操作时间和透视时间较短（分别是 32.7 分钟和 5.1 分钟），而经皮肾穿刺造瘘术时间分别为 49.2 分钟和 7.7 分钟。唯一治疗失败的案例发生在经皮肾穿刺造瘘术中，最终使用内镜将患者挽救了过来。虽然研究对象的住院时间是本研究的次要指标且受其他合并症的影响，但在本研究中两组之间并没有显著性的差异，均为五天或更短的时间。研究者也基于本研究中可支配使用的费用（包括放射科医生、麻醉师和泌尿科医生的劳务费）做了成本分析。逆行支架置入术的总花费为 2401.33 美元，而经皮肾造瘘术的总花费为 1137.01 美元。在前者中，服用镇静剂和使用全身麻醉对总费用并没有显著的影响。该财政计算推广到别的医疗系统中是受限制的。作者最终得出的结论是两种方法的临床疗效无差别，但从成本来说，其中有一两个因素更加有利于经皮肾造瘘术。

第二个 RCT，是由 Mokhmalji 等[6]完成，本研究观察了 40 例泌尿道结石相关的连续病例，均为感染合并肾积水的情况，随机分到经皮肾造瘘术和内镜减压组的（质量：1B 级）。本研究的排除标准是终末期肾积水或更适合选择某一种引流方法的疾病（如儿科患者、带管患者、凝血功能较差，及孤立肾等）。研究者测量了与两种治疗方法有关的临床指标（如操作成功率、麻醉药物的使用、X 线使用率）、后续的治疗（静脉抗生素的使用），及研究对象的生活质量等。后者是研究者在患者接受操作后 2 ~ 4 周使用两个经过验证的生活质量调查问卷对其进行调查所得。

该研究虽为 RCT，却存在一些研究方法上的问题。研究的主要指标没有阐述清楚，另外，样本量的计算没有在文章中描述，因此，该研究的检验效能让人质疑。有趣的是，在逆行支架置入组中，有 20% 的研究对象治疗失败，且转向咨询经皮肾造瘘方法。而经皮肾造瘘术组全部成功。且文章也没有对是否做了意向性分析进行描述。X 射线使用率、麻醉药的管理，及静脉抗生素的使用等指标均在经皮肾造瘘组中更良好，但两组间差异没有统计学意义。逆行支架置入组的引流持续时间较另一组长，4 周时分别为 56% 和 20%。最后，经皮肾造瘘组中研究对象的生活质量更高（从支架在体内停留时间来看），但没有统计学意义。虽然该文章的作者认为经皮肾造瘘更好，但目前尚不能下如此结论。

最后一个研究是来自于 Yoshimura 等在急诊对接受紧急减压术患者的回顾性队列研究（质量：等级 2b）。本研究的主要目的是了解需要紧急引流的伴有上尿路结石的尿脓毒症患者的特征。在研究纳入的 59 名患者中，有 35 人接受了输尿管支架置入引流，24 例选择了经皮肾造瘘术减压引流术。研究者还将这 59 名患者住院期间的临床指标与未接受紧急手术的患者进行了比较。研究发现，接受输尿管支架的患者炎性指标恢复更快，但是血小板减少更严重。但是，该组的患者更年轻、恢复更快。但研究者应该谨慎对待这些结果，因为该组的样本量均较其他组小。该研究的主要缺点是队列的设计。在做回顾性、观察性的研究时，研究者不应试图证明与结局指标有关的因果关系。主要的目标是描述患者的特征、引流的类型和频率以及一些临床指标。不幸的是，我们并不能在该研究中得到有用的结论，这也限制了其辅助我们做临床决策的意义。

一般来说，尿路结石导致的尿道梗阻及尿脓毒症的主要治疗方法是紧急减压。有证据表明，临床医生应该及时发现并采取措施预防并发症。大部分欧洲和美国的协会均表明两种减压均有指南支持。但文献表明，目前尚存在争议。这两个 RCT 因样本量有限，得到的结果并不相同。在实际的临床实践中，经皮肾造瘘术的成功率更高且患者的生活质量更高。相反，输尿管支架置入术有同样的疗效但潜在的花费更多。

25.6　输尿管镜术后支架置入

输尿管支架一直被视为现代泌尿科医疗中必要的辅助设备。内镜碎石术后的输尿管支架置入术可预防碎石导致的输尿管梗阻和肾绞痛[7]，且可以加速愈合以及减少输尿管的狭窄[8]。反对者的主要观点是其可能增加手术成本、继发结石相关的下尿道症状以及后续膀胱镜下移除支架。本节将探讨输尿管支架置入术在非复杂性输尿管镜碎石术（ureteroscopic stone lithotripsy）中的应用。"无并发症"被定义为有最小或无输尿管损伤、最小或无扩张、极少或无残余碎石的手术[9]。目前已有很多对 RCT 进行的大型汇总分析，以帮助泌尿科医生进行临床决策。

第一个对内镜碎石术后置入输尿管支架和不置入输尿管支架进行比较的 10 个 RCT 进行的 meta 分析是由 Makarov 等进行的[10]（质量：1a）。主要指标是泌尿系统并发症，也被定义为二次手术、急诊或入院情况。该 meta 分析中对检索策略和数据提取方法进行了清楚的描述，但是并没有对最初检索到的和最终纳入分析的文献数量进行描述。剔除文献的标准也不明确，因此，可能存在一定的来源偏倚。另外，对每个 RCT 的质量评估也不完整。在对总共 891 名患者进行分析后，发现置入输尿管支架的患者并发泌尿系统并发症的概率较低，为 4%。虽然上述结果有统计学意义，但是异质性较高，$I^2 = 86.2\%$。为了说明这个问题，研究者用了随机效应模型（一种统计分析方法）来说明这种大的、可测量的差异。最终，该 meta 分析为了得出一个有统计学意义的结论，采取的可信度区间过宽（CI_ 10.1%，1.8%）。该研究者也尝试对发表偏倚进行了分析，做了漏斗图和统计学意义分析，但并没有在文章中展现出来。且该研究者也试着对纳入研究之间的高异质性进行了解释，也分析了一些影响因素如输尿管扩张术的使用、不同方式的碎石术以及不同尺寸等解释为差异的原因。但由于缺乏充分的数据支持，在碎石术后无输尿管支架置入方面得出的结论不一致。证据显示，事实并非如此，该问题仍未得到解决。

第二个 meta 分析是来自 Pengfei 等[11]，纳入 16 个研究，样本量共 1573 例（质量：1a）。检索策略清晰、系统且包括多个操作者。该 meta 分析的排除标准更为明确，选择没有复杂疾病（如孤立肾、肾衰竭、妊娠状态或伴随输尿管狭窄等）的研究对象。他们只选择单纯尿路结石的患者，以降低研究的变异度。该研究的一个特别优势是他们对每个 RCT 做的质量评价都是依据 Cochrane 协作网手册以及其他已发表的指南[12]。且研究者在方法部分也对排除某些研究的原因做了清楚的解释。在该研究中，研究者选取多个结局指标，包括取石率、手术时间、下尿路症状、泌尿道感染、疼痛、计划外的就医以及晚期并发症。研究者仅将 RCT 中的数据进行了收集及比较分析。得出的结论是未置入支架的患者手术时间较短且下尿路症状（包括血尿）发生率较低。上述两个结论均有统计学意义，虽然采用了随机效应模型，但是异质性也较高，I^2 分别为 77% 和 69%。事实上，将尿频和尿急症状排除后，所有的结局指标之间的异质性都较高，I^2 在 69% 和 88% 之间。曾有 meta 分析结果表明，计划外就医、再入院以及晚期的并发症在两组之间并无统计学意义上的差异，但是我们并不清楚分析的方式且森林图也未在文章中描述清楚。另一个令人质疑的问题是，该 meta 分析缺少结局指标的异质性分析，使得出的结论受质疑。但可得出的一个结论是不管两组患者是否有加重的下尿道症状、尿频或尿急的症状，我们都能基于混合的实验数据发现，这些实验之间异质性的方差几乎为零。虽然这项发现看似显而易见，却是有证据基础的。因此，很明显我们不能将这些差异很大的研究放在一起进行分析，这样，我们在严格地对证据进行评价之后发现，质疑常规置入支架的意见是毫无根据的。

最后，Nabi 等[13]也对非复杂输尿管镜术后输尿管支架的使用研究进行了 meta 分析。该分析的研究问题和检索策略都有很清楚的陈述。该篇 meta 分析共纳入 9 个原始研究，研究人群 831 例。研究者对每个研究在质量评价中都进行了单独的研究设计及变异度的分析。研究者将筛选文献的过程做成了流程如并解释了剔除文献的原因。研究者得出的结论是患者下尿路症状（尿频、尿急及排尿困难）的发生率有所升高。与之前提到的 meta 分析类似，这里研究之间的异质性也很大，$I^2 > 70\%$，使得结果的可信度受质疑。这篇系统综述也是纳入了不是很适合做汇总分析的一些研究。唯一一个可信的汇集研究是证明两组患者发生泌尿道感染率无差异的跨文化研究。该作者也在初始数据后说明了该篇系统综述的几个局限性来解释结论。影响研究变异性的一个因素就是缺乏对非复杂输尿管内镜手术的明确定义。研究者还表明造成汇总分析如此困难的另一个原因是缺乏标准的结局测量指标，且纳入研究的质量不高，结局指标不一致，这些都导致了综述结果的不可信性。

目前 AUA 和 EUA 认可的输尿管结石的治疗方法是在碎石术后置入输尿管支架[14]。相反，并不建议对接受体内冲击波碎石术的患者进行常规的输尿管置入。

不意外的是，之前的许多 meta 分析虽然都纳入了许多 RCT，但得出的结论都一致。我们对上述的 meta 分析进行了整理（表 25.8）。然而，显而易见的是，纳入的原始 RCT 之间的异质性很高。这种变异度限制了结果的意义以及最终结论的归纳。这些数据主要的问题是样本量小、每个研究的质量低以及报告的质量低。表 25.9 也对 RCT

表 25.8　输尿管镜术后有无输尿管支架置入研究的 meta 分析

作者，出版日期	研究类型	结局指标	试验数量及患者数量	证据等级
Nabi 等，2007[13]	meta 分析	并发症、手术时间	9/831	1a
Makarov 等，2008[10]	meta 分析	泌尿系统、并发症	10/891	1a
Pengfei 等，2011[11]	meta 分析	取石率、并发症	16/1573	1a

表 25.9　有支架组与无支架组随机对照试验效果对比

作者，出版日期	结局指标测量	肾单位数	异质性来源
Denstedt 等，2001[7]	症状、UTI、并发症	58	术中输尿管扩张术、研究对象的排除 首次拆除支架、入院就诊
Netto 等，2001[23]	症状、成功率、并发症、成本	295	术后抗生素、超声碎石术、来自巴西的研究对象
Borboroglu 等，2001[24]	症状、麻醉药的使用、并发症	113	变异范围、六名患者未分析就移除
Byrne 等，2002[25]	手术时间、症状、UTI、并发症	60	盲法未描述 包括上尿路上皮癌患者
Chen 等，2002[26]	症状、麻醉药、并发症、取石率	60	盲法未描述、患者术后的再入院、来自中国台湾的研究对象
Cheung 等，2003[27]	手术时间、症状、手术指标、并发症、取石率	58	盲法未描述、术中输尿管水肿
Srivastava 等，2003[28]	疼痛、成功率，支架相关症状、狭窄形成	48	盲法未描述、尺寸为 8.5 F 的半刚性内镜
Damiano 等，2004[29]	手术时间、症状、并发症	104	气压弹道碎石治疗、结石直径大于 1 cm、术中输尿管水肿、术后抗生素的使用
Jeong 等，2004[30]	手术时间、症状、住院时间	45	盲法未描述、患者术后入院就诊、来自韩国的研究对象
Grossi 等，2006[31]	症状、肾积水、碎石残留	56	气压弹道碎石术、内镜尺寸为 8.5 F、术后的筛查
Hussein 等，2006[32]	症状、肾积水	56	血吸虫性病变、可变脊髓麻醉球囊扩张、来自埃及的研究对象
Ibrahim 等，2008[33]	症状、取石率、并发症、结石复发	220	可变球囊扩张、内镜尺寸为 10.5 F、术后抗生素的使用
Isen 等，2008[34]	症状、并发症、输尿管狭窄	43	内镜尺寸为 9.8 F、内镜活检钳的使用、术后抗生素
Xu 等，2009[35]	手术时间、症状、并发症、取石率	110	直径最大 2 cm 结石、激光碎石术、中国研究对象
Cevik 等，2010[36]	手术时间、症状、住院时间、并发症、取石率	60	分配隐藏力度小、气压弹道碎石术、术后 IVP 筛选

变异度的来源进行了解释说明。这些差异可以解释数据的高异质性。

25.7 无管化经皮肾镜取石术

早在 1976 年，斯堪的纳维亚学者 Fernstrom 等[15] 就指出，经皮肾镜取石术（percutaneous nephrolithotomy，PCNL）在治疗较大及复杂的肾结石中是重要的治疗方法。传统的治疗方法要求在手术完成后插入肾造瘘管。这么做的好处是能保持对肾盂的持续引流、填塞通道并为二次检查做准备[16]。刚开始，为了降低患者并发症的发生率，也准备一些备选的设备如小口径肾造瘘管以及"无管"PCNL 等。有学者同意后者，认为其可减轻患者疼痛感、减少住院天数及合并症发生率。

在这部分我们将对支持在 PCNL 中使用输尿管支架的证据进行检验。无管化 PCNL 的定义是在 PCNL 后辅助使用输尿管支架而不使用肾造瘘管。无管化 PCNL 的概念第一次被提及是在 Bellman 等于 1977 年发表的文章中[18]。在 PCNL 结束后，研究者在肉眼观察和荧光剂透视的指导下为患者置入了输尿管双 J 管。最开始的 30 个患者临时置入了经皮导管且在康复中心进行拔除。随后对治疗方法进行了修改，在剩下的 20 名患者中输尿管导管成为了唯一的引流方法。该项试验中证实了患者并发症的低发生率以及该项技术的灵活性。这些试验中的试验对象往往置入有输尿管支架或者输尿管导管，且贯穿输尿管至膀胱全程。标准 PCNL 常常与无管化 PCNL（有输尿管减压）或与小口径的肾造瘘管进行比较。

Borges 等[19] 对 10 项 RCT 进行了 meta 分析和系统综述。这些研究的目的和搜索策略均有清楚的描述。试验选择的过程也有说明。虽然有限，但也对每个试验进行了质量评价以及偏倚风险的分析。每个研究都对手术后的细节进行了大致的说明且对潜在的不同研究之间的差异进行了解释说明。结果表明，在无管化 PCNL 和传统的 PCNL 两组中患者的取石率并无显著性差异。分析显示，结局指标不存在异质性。两组间患者血细胞比容下降度没有差别，然而无管化 PCNL 组的患者住院时间更短且尿漏的情况也更良好。同样，结局指标之间的变异度也为零。值得注意的是，当结局指标存在明显的异质性（超过 50%）时，研究者就要对此进行解释。他们认为支架不同的型号以及插管技术的不同解释了手术时间这一指标的异质性（$I^2 = 55\%$）。且研究者对每个研究的局限性进行了很长的讨论；且研究对临床实践的启示以及未来的发展方向也有详细的描述。

基于上述研究以及多种 RCT 的结果，无管化 PCNL 是患者合理的选择。围绕这类问题展开的 RCT 更适合做汇集研究，使研究的结果和结论更加可信。在不增加并发症发生率的同时缩短患者的住院时间对患者来说是最大的益处。但我们尚不清楚这种方法能否降低成本。

25.8 结论

对当代的泌尿科医生来说，经常阅读最新的文献为患者提供最新的外科治疗是很有必要的；且评判性地看待一个科学研究也是在现代临床医生的临床设备使用中的技能。这个章节已经帮助临床医生构建出如何分析并评估一个研究结果的可信度以及其在临床应用中的潜在能力。我们已经列出做 meta 分析和 RCT 的重要组成部分，但是这个章节只对循证医学做了一个粗略的介绍。其在临床上的应用我们已经在对泌尿学科文献的评价中有所提及。我们在这个领域中展示的研究最主要的问题就是样本量太小、报告差异性太大以及研究之间的异质性较高。然而，未来的研究应该使用更严谨的方法、纳入更多的研究样本，来回答上述研究中没有回答出来的问题。

参考文献

[1] Godwin M, Ruhland L, Casson I, *et al.* Pragmatic controlled clinical trials in primary care: the struggle between external and internal validity. BMC Med Res Methodol 2003;3:28.

[2] Wagenlehner FM, Weidner W, Naber KG. Optimal management of urosepsis from the urological perspective. Int J Antimicrob Agents 2007;30:390–397.

[3] Ramchandani P, Cardella JF, Grassi CJ, *et al.* Quality improvement guidelines for percutaneous nephrostomy. J Vasc Interv Radiol 2003;14:S277–81.

[4] Aron M, Ansari MS, Singh I, *et al.* Forgotten ureteral stents causing renal failure: multimodal endourologic treatment. J Endourol 2006;20:423–428.

[5] Lynch MF, Anson KM, Patel U. Current opinion amongst radiologists and urologists in the UK on percutaneous nephrostomy and ureteric stent insertion for acute renal unobstruction: Results of a postal survey. BJU Int 2006;98:1143–1144.

[6] Mokhmalji H, Braun PM, Martinez Portillo FJ, Siegsmund M, Alken P, Köhrmann KU. Percutaneous nephrostomy versus ureteral stents for diversion of hydronephrosis caused by stones: a prospective, randomized clinical trial. J Urol 2001;165:1088–1092.

[7] Denstedt JD, Wollin TA, Sofer M, Nott L, Weir M, D'A Honey RJ. A prospective randomized controlled trial comparing nonstented versus stented ureteroscopic lithotripsy. J Urol 2001;165:1419–1422.

[8] Harmon WJ, Sershon PD, Blute ML, Patterson DE, Segura JW. Ureteroscopy: current practice and long-term complications. J Urol 1997;157:28–32.

[9] Haleblian G, Kijvikai K, de la Rosette J, Preminger G. Ureteral stenting and urinary stone management: a systematic review. J Urol 2008;179:424–430.

[10] Makarov DV, Trock BJ, Allaf ME, Matlaga BR. The effect of ureteral stent placement on post-ureteroscopy complications: a meta-analysis. Urology 2008;71:796–800.

[11] Pengfei S, Yutao L, Jie Y, *et al.* The results of ureteral stenting after ureteroscopic lithotripsy for ureteral calculi: a systematic review and meta-analysis. J Urol 2011;186:1904–1909.

[12] Cochrane Handbook for Systematic Reviews of Interventions. The Cochrane

Colloboration, 2011.

[13] Nabi G, Cook J, N'Dow J, McClinton S. Outcomes of stenting after uncomplicated ureteroscopy: systematic review and meta-analysis. BMJ 2007;334:572.

[14] Preminger GM, Tiselius HG, Assimos DG, *et al*. 2007 guideline for the management of ureteral calculi. J Urol 2007;178:2418–2434.

[15] Fernström I, Johansson B. Percutaneous pyelolithotomy. A new extraction technique. Scand J Urol Nephrol 1976;10:257–259.

[16] Srinivasan AK, Herati A, Okeke Z, Smith AD. Renal drainage after percutaneous nephrolithotomy. J Endourol 2009;23:1743–1749.

[17] Jackman SV, Docimo SG, Cadeddu JA, Bishoff JT, Kavoussi LR, Jarrett TW. The "mini-perc" technique: a less invasive alternative to percutaneous nephrolithotomy. World J Urol 1998;16:371–374.

[18] Bellman GC, Davidoff R, Candela J, Gerspach J, Kurtz S, Stout L. Tubeless percutaneous renal surgery. J Urol 1997;157:1578–1582.

[19] Borges CF, Fregonesi A, Silva DC, Sasse AD. Systematic review and meta-analysis of nephrostomy placement versus tubeless percutaneous nephrolithotomy. J Endourol 2010; 24(11).

[20] Chan AW, Altman DG. Epidemiology and reporting of randomised trials published in PubMed journals. Lancet 2005;365:1159–1162.

[21] Pearle MS, Pierce HL, Miller GL, *et al*. Optimal method of urgent decompression of the collecting system for obstruction and infection due to ureteral calculi. J Urol 1998;160:1260–1264.

[22] Yoshimura K, Utsunomiya N, Ichioka K, Ueda N, Matsui Y, Terai A. Emergency drainage for urosepsis associated with upper urinary tract calculi. J Urol 2005;173:458–462.

[23] Netto NR, Ikonomidis J, Zillo C. Routine ureteral stenting after ureteroscopy for ureteral lithiasis: is it really necessary. J Urol 2001;166:1252–1254.

[24] Borboroglu PG, Amling CL, Schenkman NS, *et al*. Ureteral stenting after ureteroscopy for distal ureteral calculi: a multi-institutional prospective randomized controlled study assessing pain, outcomes and complications. J Urol 2001;166:1651–1657.

[25] Byrne RR, Auge BK, Kourambas J, Munver R, Delvecchio F, Preminger GM. Routine ureteral stenting is not necessary after ureteroscopy and ureteropyeloscopy: a randomized trial. J Endourol 2002;16:9–13.

[26] Chen YT, Chen J, Wong WY, Yang SS, Hsieh CH, Wang CC. Is ureteral stenting necessary after uncomplicated ureteroscopic lithotripsy? A prospective, randomized controlled trial. J Urol 2002;167:1977–1980.

[27] Cheung MC, Lee F, Leung YL, Wong BB, Tam PC. A prospective randomized controlled trial on ureteral stenting after ureteroscopic holmium laser lithotripsy. J Urol 2003;169:1257–1260.

[28] Srivastava A, Gupta R, Kumar A, Kapoor R, Mandhani A. Routine stenting after ureteroscopy for distal ureteral calculi is unnecessary: results of a randomized controlled trial. J Endourol 2003;17:871–874.

[29] Damiano R, Autorino R, Esposito C, *et al*. Stent positioning after ureteroscopy for urinary calculi: the question is still open. Eur Urol 2004;46:381–387; discussion 387.

[30] Jeong H, Kwak C, Lee SE. Ureteric stenting after ureteroscopy for ureteric stones: a

prospective randomized study assessing symptoms and complications. BJU Int 2004;93:1032–1034; discussion 1034.

[31] Grossi FS, Ferretti S, Di Lena S, Crispino M. A prospective randomized multicentric study comparing stented vs non-stented ureteroscopic lithotripsy. Arch Ital Urol Androl 2006;78:53–56.

[32] Hussein A, Rifaat E, Zaki A, Abol-Nasr M. Stenting versus non-stenting after non-complicated ureteroscopic manipulation of stones in bilharzial ureters. Int J Urol 2006;13:886–890.

[33] Ibrahim HM, Al-Kandari AM, Shaaban HS, Elshebini YH, Shokeir AA. Role of ureteral stenting after uncomplicated ureteroscopy for distal ureteral stones: a randomized, controlled trial. J Urol 2008;180:961–965.

[34] Isen K, Kenan I, Bogatekin S *et al.* Is routine ureteral stenting necessary after uncomplicated ureteroscopic lithotripsy for lower ureteral stones larger than 1 cm. Urol Res 2008;36:115–119.

[35] Xu Y, Wei Q, Liu LR. A prospective randomized trial comparing non-stented versus routine stented ureteroscopic holmium laser lithotripsy. Saudi Med J 2009;30:1276–1280.

[36] Cevik I, Dillioglugil O, Akdas A, Siegel Y. Is stent placement necessary after uncomplicated ureteroscopy for removal of impacted ureteral stones. J Endourol 2010;24:1263–1267.

第二十六章
机器人辅助输尿管重建

Helena Gresty[1], Navroop Johal1 and Pardeep Kumar[2]

[1] Department of Academic Surgery, The Royal Marsden NHS Foundation Trust, London, UK
[2] Consultant Urological Surgeon, Department of Academic Surgery, The Royal Marsden NHS Foundation Trust, London, UK

译者：周尊林　审校：胡　浩

26.1　引言

达芬奇手术机器人辅助系统（da Vinci）极大地促进了微创尿路重建技术的开展。三维图像视野和可调节放大系统改善了深度知觉，更容易辨识输尿管周围结构。理想的人机工程学、震颤过滤技术，配合超越人手极限的 7 个活动自由度的手术器械，使操作更加精准，特别适合需要精细分离和缝合的重建手术。新一代平台整合有可伸缩延长、多象限活动的机械臂，可以在术中改变患者体位，便于进行输尿管全长手术。泌尿外科医生可以充分利用这些技术上的优势，相比于传统腹腔镜手术，可以使学习曲线缩短[1]。

26.2　总则

大多数患者尤其是那些有多种合并症的患者，会获益于微创手术。饶是如此，医生必须考虑到部分患者仍不能耐受此类手术，譬如严重心肺疾病患者会发生气腹危险，垂头仰卧位（Trendelenberg）会对麻醉提出额外要求。多次的腹部手术引起的粘连也会增加手术难度。

一些特殊情况下的输尿管病变，术前评估和术中所见并不一致。术前评估手段，包括 CT 尿路成像、顺行造影、逆行造影、MAG3 肾图、输尿管镜探查等。依据作者的经验，上述方法都可能低估病变程度和范围，特别是在那些腹膜后纤维化或医源性狭窄的病例。对这部分病例，为保证手术效果，需要替代的输尿管长度比预先估计的要更长。在机器人辅助手术中，需要增加套管，变换患者体位，甚至中转开放手术。

输尿管重建手术（ureteric reconstruction）的适应证，包括医源性损伤（iatrogenic injury）、狭窄和梗阻，主要发生于儿童的先天性缺陷的重建，部分特选的上尿路肿瘤局部切除后的重建等。手术方案确定与开放术式相同。病因、部位、输尿管病变长度、膀胱瓣成型的适宜性，以及低压引流问题，同样需要考虑。

以下列举了机器人手术中的几个特殊问题：

- 穿刺套管（戳卡）位置：套管位置要比前列腺癌根治术更偏向头侧放置。这将有利于中段输尿管的游离。如果直视置管出现并发症或气腹太小，则需要另外置管。

- 输尿管的处理：机器人手术中触觉反馈（haptic feedback）是缺失的。有经验的手术医生可以通过观察组织活动的张力来弥补这一不足，利用它来代替触觉。不幸的是，即使设计如肠钳那样的手术器械也会造成输尿管壁组织损伤。机器人输尿管手术的一个关键组分是采取"无触觉"技术。可以使用血管带、血管夹牵拉固定输尿管。对于非肿瘤患者，为减少对正常输尿管的损伤，多余输尿管的剪裁需要在远侧输尿管游离完和剪断后进行。

- 缝合：使用倒刺线缝合膀胱非常有效。作者认为输尿管缝合不宜采用倒刺线。

- 支架管置入：安置支架管需要灵活判断，因为没有两台完全一样的重建手术。通过机械臂从侧面的移动可以容易地进入膀胱（所谓的从侧方对接法），这需要经膀胱镜插入输尿管支架管。还可以通过套管插入标准的导丝完成。此外，如果角度合适，可经耻骨上另穿刺 3 ～ 5 毫米的细穿刺器置入支架管。也可以经腹壁穿刺 14 G 血管套针放置支架管。

- 水密性：作者通常使用充盈膀胱这一标准的方法检验重建的水密性。将生理盐水袋挂在高于患者 100 cm 处并连接导尿管，术中可以非常容易判断漏点并补针缝合。

过去 20 年里，许多已确定的开放手术术式已被改进适应于新的微创术式，包括输尿管膀胱吻合术、腰大肌悬吊、Boari 膀胱瓣，及输尿管端端吻合术。

26.3　输尿管膀胱吻合术

输尿管膀胱吻合术是指将病变段切除后的输尿管再移植于膀胱，适合距膀胱 5 cm 以内的病变。此段最多见于医源性损伤，也是成人输尿管膀胱吻合术的最常见适应证。其他还包括输尿管远端肿瘤，或继发于其他盆腔肿瘤和（或）治疗（比如宫颈癌放疗后）引起的梗阻。儿童病例多为重度或顽固性膀胱输尿管反流。

26.3.1　患者体位和戳卡位置

患者一般采取轻或过度垂头仰卧的截石体位。需要间歇性气袖压迫下肢以防止深静脉血栓。麻醉诱导时给予一定剂量广谱抗生素预防感染。术前插尿管，作者习惯将一静脉输液器连接尿管，方便术中充盈和排空膀胱。

戳卡的放置同前列腺癌根治术，便于游离髂总段输尿管和进行必要的结肠松解。8 mm 腹腔镜置于脐上，使用 30 度镜头。两个 8 mm 戳卡分别放置在脐下水平腹直肌外缘靠近腋前线位置。第四臂戳卡放置在对侧输尿管的髂前上棘上 3 横指水平，便于术中向内侧牵拉膀胱或肠管。一个 12 mm 戳卡放置在术侧，用作吸引和递针通道。偶尔还会在幽门平面线中点水平用到一个 5 mm 戳卡。

26.3.2　手术步骤

外科医生一般希望手术开始前或同步做膀胱镜检，后者则需要将机器人平台"从侧方对接"式布置，以方便进入腹腔。视病情留置输尿管支架管或尿管。另一种方法是用 Collins 刀行膀胱袖状切除，完成膀胱内输尿管口的分离。

作者倾向于选择经腹路径（trans-peritoneal approach），虽然一些很小的远端狭窄通过腹膜外途径更方便实施。操作孔、机器臂对接妥当后，切开患侧后腹膜进入腹膜后间隙，沿 Toldt 线切开，向内侧牵开结肠。仔细游离输尿管，从髂总血管一直分到输尿管膀胱连接处。保护输尿管浆膜层以防缺血。在输尿管的内外侧分离，直到在输尿管后方形成一窗式结构。输尿管套扎血管带后予以 Hem-o-lok 夹固定。这些方法都是便于实施"无接触"技术，最大限度地避免了器械对正常输尿管组织的夹持损伤。

在输尿管膀胱交界处剪断远端输尿管，置入取物袋或其他类似装置中以备后期取回。肿瘤患者行输尿管切断时，为防止肿瘤种植，需要在要保留的输尿管两侧夹 Hem-o-lok 夹。同侧的淋巴清扫要在吻合前实施，可为术中冰冻切片病理报告争取时间。

离断脐尿管游离部分膀胱，方法同经腹前列腺癌根治术。膀胱通过尿管注水充盈和排空，以保证游离充分。抓住夹闭输尿管断端的 Hem-o-lok 夹，向膀胱靠拢比量，设定理想的移植位置。有时为保证无张力吻合需要游离对侧膀胱蒂。如果输尿管长度不足则需要采用腰大肌悬挂或 Boari 膀胱瓣吻合技术。

沿移植路线用电刀切开逼尿肌肌层，膀胱充盈状态下很容易实施。双极能量平台（包括机器人有孔双极或 Maryland 分离剪）最适合。用不同的器械剥离出足够的逼尿肌肌层隧道。在移植区隧道前端切开膀胱黏膜，形成膀胱裂口，并在该裂口的尖端处缝一 4-0 可吸收线标记。

将输尿管末端剪成匙状，需要注意的是由于机器人腹腔镜的放大作用显著，往往高估匙状尺寸。用预先留置的 4-0 可吸收线完成后壁吻合，置入支架管，吻合前壁。3-0 可吸收线间断缝合逼尿肌隧道形成抗反流机制。

最后充盈膀胱观察吻合水密性，术侧放置无负压引流管。依据作者的经验，术后 1 周膀胱造影满意后拔除尿管，4 ～ 6 周拔除支架管。

26.3.3 文献综述

Yohannes 等[2]首先报道了一例复发性结石内镜治疗失败的远端输尿管狭窄患者机器人辅助输尿管膀胱吻合术。手术时间 210 分钟，出血量 50 毫升，无术中及术后并发症。一些作者相继报道了非大宗病例的输尿管膀胱吻合术，通常在应用机器人手术步骤的同时，结合了腰大肌悬吊和 Boari 瓣技术[3-7]。

Musch 和同事[8]报道了 16 例机器人辅助输尿管膀胱吻合术。3 例采用膀胱外抗反流输尿管膀胱移植术，其中 2 例狭窄，1 例为持续性膀胱输尿管反流。2 例采取了膀胱内移植术，其中 1 例为前列腺癌根治术中不慎切断双侧输尿管，1 例为巨输尿管征。手术时间 153 ～ 460 分钟，住院时间 6 ～ 22 天。这 5 位患者术后随访均无症状及术后肾积水发生。

26.4 腰大肌悬吊技术

遇到输尿管长度不足以直接行无张力吻合时，通过腰大肌悬吊技术（psoas hitch）可以获得足够长度。输尿管切除长度在 5 ～ 10 cm 时适应此法。在需要切除更长的输尿管或膀胱不能足够游离时，则采用 Boari 膀胱瓣加腰大肌悬吊技术[9]。

26.4.1 患者体位和戳卡放置

基本同机器人膀胱输尿管再吻合术。唯一需要调整的是同侧 12 mm 戳卡的位置，需要更高一点，以利接近腰肌，方便重建后的固定。

26.4.2 手术步骤

输尿管的游离和病变段处理同前述的输尿管膀胱吻合术。进一步分离出 Retzius 间隙。膀胱内充盈生理盐水，预估膀胱和输尿管活动度。如需腰大肌悬吊，除非膀胱足够大，一般需要切断对侧的膀胱上动脉蒂。利用无接触技术，抓住夹闭输尿管的血管夹，把近端输尿管置于膀胱前方。与输尿管膀胱再吻合术不同，需要在与输尿管移植线垂直方向做膀胱全层切口，长度至少 8 ～ 10 cm。除此之外，这要在膀胱充盈时进行，保证上移足够长的膀胱以弥补输尿管缺损。显露腰肌腱膜，间隔 2 cm 缝合两针将膀胱固定于腰大肌腱膜上。便于重建组织的固定和再植吻合。输尿管吻合于膀胱尖顶处，插入输尿管支架管，缝合关闭膀胱切口。作者通常用 2-0 倒刺线缝合膀胱。同样检测水密性。

26.4.3 文献综述

De Naeyer 等[10]完成首例机器人辅助腰大肌悬吊手术。Patil 等[11]汇总分析了2004—2006 年间发生在多家中心共 12 例机器人腹腔镜上尿路上皮肿瘤患者的腰大肌悬吊术。手术指征是狭窄和输尿管阴道瘘。无术中和术后并发症，平均出血量 48 毫升（45～100 毫升）。手术时间 208 分钟（80～306 分钟）。术后静脉尿路造影或 MAG3肾图显示 10 例患者正常，2 例存在轻度肾积水。有趣的是，该组病例与行开放和腹腔镜腰大肌悬吊术病例做了回顾性比较，结果显示前者具有住院时间短、出血少的优势。

26.5 Boari 膀胱瓣技术

Boari 膀胱瓣技术是一种公认的处理中上段输尿管缺损的重建技术。它是将膀胱管状延伸，可以替代 10～15 cm 的输尿管缺损[9]，通常联合腰大肌悬吊技术以利于输尿管的无张力再植。

26.5.1 患者体位和戳卡位置

同机器人腰大肌悬吊术。患者采用垂头仰卧位，并将术床向对侧倾斜，以便于游离上段输尿管。

26.5.2 手术步骤

远端输尿管的解剖和膀胱松解同腰大肌悬吊术和输尿管膀胱吻合术。充盈膀胱，用电刀在距颈口至少 2 cm 处膀胱前壁做一带蒂瓣。有些术者喜欢三角形瓣，作者更愿意采用 U 型瓣。保证血供的关键是确保膀胱瓣基底宽度与长度比不超过 3：1。一些术者把膀胱瓣与腰肌腱膜铆钉样缝合固定。输尿管末端修剪成匙状，先间断吻合后壁，然后插入支架管。2-0 倒刺线从膀胱瓣的下极开始向头侧连续缝合关闭膀胱瓣，形成管道。利用膀胱管的上缘和前边完成前壁输尿管膀胱吻合。膀胱瓣外层再间断缝合一层。在切口线以上关闭覆盖膀胱的脏层腹膜。

26.5.3 文献综述

Casati and Boari[12]于 100 年前首先设计该术式以修补输尿管缺损。尽管开放性的Boari 瓣手术为大家熟悉并经常使用，但利用腹腔镜实施该手术的报道仍为少数[13-14]。自 Schimpf 和 Wagner[7]在 2009 年报道两例机器人辅助膀胱瓣输尿管吻合术开始，陆续有人开始尝试该类手术并证明了其可行性[8,15-16]。

Do 等[17]在 2014 年报道了 8 例相关手术经验并进行了文献分析。他们的狭窄病例病因多样，包括医源性和盆腔恶性肿瘤治疗后的狭窄。平均手术时间 171.9 分钟（115 ～ 240 分钟），出血量 163.1 毫升（50 ～ 250 毫升）。2 例转开放手术，无术中并发症。1 例出现延迟吻合口瘘，仅行导尿引流成功处理。

在 Musch 团队[8] 的报道中，5 例实施了 Boari 瓣成形术，包括 2 例远端输尿管癌患者。手术时间 230 ～ 320 分钟，其中切除肿瘤用时最长。1 例出现长期吻合口瘘，1 例发生尿漏所致化学性腹膜炎。

目前尚无机器人辅助 Boari 瓣手术与开放或常规腹腔镜成形术的比较研究结果。但这样的比较研究结果是很有价值的。

26.6　输尿管端端吻合术

中、上段输尿管的较短缺损可以采用直接的输尿管端端吻合术（ureteroureterostomy）。对于远端输尿管缺损，尽管直接端端吻合操作简单，但为减少缺血性再狭窄的发生风险，输尿管膀胱吻合术结合膀胱悬吊或膀胱瓣技术仍是更好的术式选择。

26.6.1　患者体位和戳卡位置

同机器人 Boari 瓣技术。

26.6.2　手术步骤

输尿管中、上段的解剖松解同前述的输尿管膀胱吻合术。同时进行输尿管镜探查可以明确病损位置，但需要双倍的无菌区域和机械臂的侧面对接。Buffi 等[18] 使用该方法同期处理并存的输尿管结石。剖开狭窄段输尿管至见到正常输尿管管腔的上下端。仔细评估缺损长度以保证无张力吻合。输尿管两端用 Pott's 剪剪成相对匙状。置入输尿管支架管后间断吻合。作者使用 4-0 可吸收线，自每一端开始用两个连续缝合吻合切口，保证了水密性。也可以用多余输尿管浆膜或周围腹膜包裹吻合口。

26.6.3　文献综述

一些学者报道了个案或小样本量的机器人辅助输尿管端端吻合术的相关结果[4,18-21]。

Hemal 及同事[4] 报道了大宗（44 例）机器人辅助腹腔镜输尿管重建手术，11 例为输尿管端端吻合术，其中 7 例为近端输尿管狭窄，4 例为腔静脉后输尿管畸形。手术时间 75 ～ 100 分钟，平均住院时间 3 天。手术时间比远端输尿管重建术的 75 ～ 140 分钟更短，全部病例术后症状消失，核素扫描检查无狭窄。仅有 1 例发生术后艰难梭菌感染，予以抗生素有效治疗。无中转开放手术和尿漏发生。

Lee 等[21] 对 3 例经慎重选择的近髂血管段输尿管病损者成功实施了机器人辅助

输尿管端端吻合术。1 位患者因术后第一天引流物为尿液，而行二次手术。拔除双 J 管时发现支架管扭曲打结，考虑为机器人器械挤压所致。予以更换支架管和引流管，未做再次吻合。所有患者术后静脉尿路造影和逆行造影随访效果确切。无疼痛伴随症状，2 位患者的上尿路引流及分肾功能明显改善。Guazzoni 等[18]于 2011 年在欧洲泌尿学杂志（European Urology）上报道了 5 例类似病例的治疗结果。他们强调了同期输尿管软镜检查的特别益处，因这 5 例中有 3 位患者的狭窄部位是通过输尿管软镜确认的。

26.7　总结

机器人辅助输尿管重建手术安全可行，可以处理多数输尿管中、下段病变。但对于大段的输尿管上段缺损，仍具挑战性。

参考文献

[1] Passerotti CC, Passerotti AM, Dall'Oglio MF, Leite KR, Nunes RL, Srougi M, Retik AB, Nguyen HT. Comparing the quality of the suture anastamosis and the learning curves associated with performing open, freehand and robotic-assisted laparoscopic pyeloplasty in a swine animal model. J Am Coll Surg 2009;208(4): 576–586.

[2] Yohannes P, Chiou RK, Pelinkovic D. Rapid communication: pure robot-assisted laparoscopic ureteral reimplantation for ureteral stricture disease: case report. J Endourol 2003;17(10):891–893.

[3] Williams SK, Leveillee RJ. Expanding the horizons: robot-assisted reconstructive surgery of the distal ureter. J Endourol 2009;23(3):457–461.

[4] Hemal AK, Nayyar R, Gupta NP, Dorairajan LN. Experience with robot assisted laparoscopic surgery for upper and lower benign and malignant ureteral pathologies. Urology 2010;76(6):1387–1393.

[5] Pugh J, Farkas A, Su LM. Robotic distal ureterectomy with psoas hitch and ureteroneocystostomy: surgical technique and outcomes. Asian Journal of Urology 2015;2(2):123–127.

[6] Glinianski M, Guru KA, Zimmerman G, Mohler J, Kim HL. Robot-assisted ureterectomy and ureteral reconstruction for urothelial carcinoma. J Endourol 2009;23(1):97–100.

[7] Schimpf MO, Wagner JR. Robot-assisted laparoscopic distal ureteral surgery. JSLS 2009;13(1):44–49.

[8] Musch M, Hohenhorst L, Pailliart A, Loewen H, Davoudi Y, Kroepfl D. Robot-assisted reconstructive surgery of the distal ureter: single institution experience in 16 patients. BJU Int 2013;111(5):773–783.

[9] Nakada SY, Hsu THS. Management of upper urinary tract obstruction. In: Wein AJ, Kavoussi LR, Novick AC, Partin AW, Peters CA, eds. *Campbell-Walsh Urology* 10th Edition, Vol II, Chapt. 41. Philadelphia, PA: Saunders 2012, pp.

1122–1168.

[10] De Naeyer G, Van Migem P, Schatteman P, Carpentier P, Fonteyne E, Mottrie AM. Case report: pure robot-assisted psoas hitch ureteral reimplantation for distal-ureteral stenosis. J Endourol 2007;21(6):618–620.

[11] Patil NN, Mottrie A, Sundaram B, Patel VR. Robotic-assisted laparoscopic ureteral reimplantation with psoas hitch: a multi-institutional, multinational evaluation. Urology 2008;72(1):47–50.

[12] Casati E, Boari A. Contributo sperimentale alla plastica dell'urretere. Atti Acad Med Natl 1894;14:149.

[13] Seideman CA, Huckabay C, Smith KD, Permpongkosol S, Nadjafi-Semnani M, Lee BR, Richstone L, Kavoussi LR. Laparoscopic ureteral reimplantation: technique and outcomes. J Urol 2009;181(4):1742–1746.

[14] Castilloa OA, Travassos J, Escobar JF, Lopez-Fontanaa G. Laparoscopic ureteral replacement by Boari flap: multi-institutional experience in 30 cases. Actas Urol Esp 2013;37(10):658–662.

[15] Yang C, Jones L, Rivera ME, Varlee GT, Deane LA. Robotic-assisted ureteral reimplantation with Boari flap and psoas hitch: a single-institution experience. J Laparoendosc Adv Surg Tech A 2011;21(9):829–833.

[16] Kozinn SI, Canes D, Sorcini A, Moinzadeh A. Robotic versus open distal ureteral reconstruction and reimplantation for benign stricture disease. J Endourol 2012;26(2):147–151.

[17] Do M, Kallidonis P, Qazi H, Liatsikos E, Ho Thi P, Dietel A, Stolzenburg JU. Robot-assisted technique for boari flap ureteral reimplantation: is robot assistance beneficial? J Endourol 2014;28(6):679–685.

[18] Buffi N, Cestari A, Lughezzani G, Bellinzoni P, Sangalli M, Scapaticci E, Zanoni M, Annino F, Larcher A, Lazzeri M, Rigatti P, Guazzoni G. Robot- assisted uretero-ureterostomy for iatrogenic lumbar and iliac ureteral stricture: technical details and preliminary clinical results. Eur Urol 2011;60(6):1221–1225.

[19] Mufarrij PW, Shah OD, Berger AD, Stifelman MD. Robotic reconstruction of the upper urinary tract. J Urol 2007;178(5):2002–2005.

[20] Passerotti CC, Diamond DA, Borer JG, Eisner BH, Barrisford G, Nguyen HT. Robot-assisted laparoscopic ureteroureterostomy: description of technique. J Endourol 2008;22(4):581–586.

[21] Lee DI, Schwab CW, Harris A. Robot-assisted ureteroureterostomy in the adult: initial case series. Urology 2010;75(3):570–573.

第二十七章
输尿管支架留置—健康经济学考量

Dominic A. Teichmann[1] and Hrishi B. Joshi[2]

[1] Specialist Registrar in Urology, University Hospital of Wales and School of Medicine, Cardiff University, Wales, UK

[2] Consultant Urological Surgeon and Honorary Lecturer, Department of Urology, University Hospital of Wales and School of Medicine, Cardiff University, Wales, UK

译者：刘希高　　审校：胡　浩

27.1　引言

留置输尿管支架用途广泛。不仅可解除或缓解上尿路梗阻，还能促进上尿路的引流通畅。此外，可有效缓解紧急情况下输尿管结石阻塞引起的尿路感染，促进移植肾引流通畅并预防瘢痕化，减轻恶性肿瘤、腹膜后纤维化的输尿管外压，缓解输尿管镜检后的输尿管水肿。

虽意义重大，但输尿管支架的应用对患者健康相关生活质量及社会整体资源也有重大影响[1]。当考虑到服务质量及对患者的潜在影响，很多情况下的使用也产生很多争议。

输尿管支架应用后的后续详细评价及其对健康经济学方面的影响目前的确缺乏足够关注。

27.2　健康经济学评价

健康经济学评价（health economic evaluations）可以直接反映效果本身或展示以建模方式得出的统计学有效值。而依据成本和后果比较类型不同，健康经济学比较分析

评价方法	计算		
	成本评价	结果评价	成本-结果比较
成本最低化分析（CMA）	货币	无	无
成本有效值分析（CEA）	货币	自然单位	单位结果成本值
成本效用分析（CUA）	货币	效用值	质量调整寿命年成本
成本效益分析（CBA）	货币	货币	净成本

可以作出相应分类。依据分析类型不同，评估结果自"非评估"到"非货币评估""自然单位评估"至"货币评估"不等。具体可以分为以下几类[2]。

在 Joshi 等最近的研究中，提示患者对治疗效果满意程度的欧洲质量效用平均值（EuroQol utility values）在支架置入术后明显下降。表明支架管置入与功能容量呈负相关并降低效用值（输尿管支架留置：症状、生活质量及效用评价）[3]。而这些可能对间接成本产生重要影响。即使汇总各类不同来源的数据，输尿管支架的健康经济学分析数据仍十分有限（例如：混合数据集，荟萃分析，无法检验的假设分析等）且受不确定性因素影响。绝大多数现有数据仅与涉及直接成本的成本效益分析有关，但未必适合各类不同医疗健康体系。

我们已开始考虑在三种常见设置下输尿管支架应用的相关证据。它们的临床应用背景对后续结果及健康经济学评估至关重要。

27.3　短期应用

这是聚合材料所制输尿管支架的最常见用途。而大部分健康经济数据与支架置入术围术期有关。输尿管镜检术后支架置入：在关于何种程度来定义前期输尿管镜操作为"复杂"或"简单"方面，一直存在争议。

而在这些情况下关于输尿管支架如何应用已经成为几项研究及系统性综述的焦点。

直接成本与支架管使用、置管时间不确定性增加以及因撤管而再次入院（支架管末端线圈未留在体外时）有关；而间接成本则与支架置入相关症状及因此导致的工休、生活质量下降及正常体力活动需缓慢恢复等有关。

Liang Tange 等在 2011 年发表的文章中，[4] 比较非复杂性输尿管镜检后置管和不置管两种处理方式的不同结果。

在 14 项相关临床试验中，仅 2 项研究结果认为置管组及非置管组在恢复正常社交活动方面无明显统计学差异。有一项研究在引入"有效输尿管支架症状问卷"（USSQ）后发现置管组的生活质量反而更差。值得注意的是，在 Srivastava 这一研究[5]中，2/3的患者表示如果有机会再次选择，他们不会同意置管。

有 5 项研究报道称，支架管置入使整体成本有所增加，而另有 10 项研究报道称置管组操作时间明显延长，这是一个成本驱动的关键因素。

包括 1103 例患者在内的共 11 项研究显示非置管组患者的非计划就诊及再次入院率明显增加，尽管无统计学差异。而通过对输尿管镜治疗患者的各亚组分析发现：无论钬激光还是气压弹道碎石，其再次入院率均无显著差异。因此它们被归入同一组别。

排尿困难、尿频、血尿可能是置管组中仅有明显生活质量影响的因素，但不太可能实际影响到直接或间接成本的增加。

Nabi 等[6]于 2007 年在《英国医学杂志》(*British Medical Journal*)上发表的汇总 9 个随机对照研究共 831 例患者的 meta 分析结果显示与上述中国的研究结果类似。他们对各亚组的成本进行分析，再次发现通过这一方法得出了分析结果的不一致性。然而，研究再次发现置管组在操作时间和总成本方面明显升高。

总之，在确切定义何为"非复杂性输尿管镜检查 (uncomplicated ureteroscopy)"这一术语方面似乎还需要做更多工作，以便在结果评价、实验设计、生活质量结果分析及成本–效益数据等方面进行更为规范的深入研究。

有效的成本评价模型这一概念将会极大完善对具体成本分析的研究方法。使成本分析更为准确可靠。便于各医疗机构在全国范围及各国医疗保健系统在国际间的相互比较。

目前有证据显示"非复杂性输尿管镜检查"术后避免置管具有操作时间更短、直接医疗耗材更少、节省支架管撤除成本等优势，能改善与间接成本相关的生活质量分析结果。然而，这必须考虑可能导致再次入院风险升高及所涉及相关财务问题之间的平衡。

27.4 中长期应用：慢性梗阻性疾病 (chronic obstructive uropathy)

此阶段成本分析需通过比较长期金属支架 (long-term metallic stents) 及重复使用聚合物支架 (polymeric stents) 各自相应成本得出。

Gonzalez 等[7]在 2011 年一篇综述中对标准聚四氟乙烯支架及镍钛合金制成的"Memokath"支架在西班牙日间手术的单次初始治疗成本进行了比较，结果发现温度依赖可扩张 Memokath 支架为 4865 欧元，而聚四氟乙烯支架管则为 1275 欧元。Memokath 支架的单次成本高出 3589 欧元。然而，他们的结论显示在聚四氟乙烯支架管进行第三次更换时成本基本持平。

但这些结果有局限性，因这些分析均是建立在假设条件下的。而真实世界中潜在再次入院率统计缺失及手术相关各类并发症均会对最终结果产生影响。此外，未提及金属支架具体使用长度的结果影响。他们的决策树分析是基于使用聚四氟乙烯支架附带不良事件可能性 80% 和金属支架可能性 0% 上的。尽管患者反映使用金属支架与聚四氟乙烯支架的不良事件发生率不同，但文献报道提示金属支架相关不良事件明确存在。

Lopez-Huertas 等[8]对一小组特发性非恶性上尿路梗阻患者金属支架使用情况作了研究。与聚四氟乙烯支架相比，他们调查了每位患者的实际成本、每位患者 1 年内个体化支架更换次数，并计算出最终平均成本。他们发现使用聚四氟乙烯支架的平均费用为 10 362 美元，单位患者每年成本降低 43%。在 13 例患者中，有 3 例患者因急性排尿刺激症状及肉眼血尿中止使用金属支架。最终仅 1 例后续以聚四氟乙烯支架替代。

尽管方法可靠，但入组患者样本量小，随访资料不全，且成本调查不广泛仍是该研究的主要问题。然而，该研究似乎提示这样一种趋势：在慢性疾病管理过程中，如需频繁更换聚四氟乙烯支架，金属支架是一种确切可行的替代方式。因其更换次数少，最终成本可平衡。

这些发现与 Taylor 等[9]在 2012 年围绕一个美国私人医疗机构共 21 例患者进行的一项研究结论一致。21 例均为慢性上尿路梗阻并需支架管置换患者。该研究对聚四氟乙烯支架及金属支架的使用情况进行对比。结果显示根据更换频率不同，平均每例每年可节省费用比例为 48% ～ 74%。

同样，Baumgarten 等[10]研究了 50 例因恶性肿瘤或慢性输尿管损伤行输尿管皮肤造口或回肠输出道患者共计 97 个金属支架置换的相关数据。他们以最大样本量得出与 Lopez-Huertas 的研究相类似的结论：金属支架由于更换频率低，相应的成本效益更好。然而成本分析具有一定假设性：一些临床支架置入失败病例相关费用无据可靠，而只能通过推算得出。

一种严谨高效的成本分析方法将使研究大为受益，因其可以对各类研究加以比较，对不同管理策略进行评价。

综上所述，大部分已发表文献似乎均表明，在成本方面，不论国家或医疗体系如何不同，可替换金属支架由于其更低的置换频率，在输尿管梗阻性疾病治疗方面能给患者更好的成本效益。

这是有据可循的，因为只要慢性上尿路梗阻患者需适时应用支架管，其频繁更换就在所难免。而这就足以证明最初高值医疗耗材费用的合理性。

27.5 比较评估：肾造瘘术（nephrostomy）和支架置入

通常处理上尿路梗阻的两种系统模式是经皮肾造瘘伴或不伴顺行支架管置入及膀胱镜下的逆行支架置入。诸多因素对选择何种方式产生影响，这其中患者本身和"就诊医疗机构"均起到作用。临床环境和资源使用限制也常会影响到治疗方式的选择。

最近 Chitale 等[11]在诺维奇进行了一项研究，比较了处理输尿管引流不畅的一期肾造瘘＋顺行支架管置入方案与传统分期处理上尿路梗阻方案的成本差异。

该研究发现，与传统分期干预方案相比，一期处理方案在手术操作及住院方面可节省大量费用。他们发现在当地医疗机构治疗各类上尿路梗阻性疾病所需住院时间一般少于 10 天，这意味着约 2500 欧元的成本节省，以及操作程序中 376 欧元到 665 欧元的成本降低（43%）。而且由于均采用类似镇痛及抗生素治疗措施，两种方案的安全性均有所保证。

但仍有一些相对及绝对手术禁忌如出血、尿脓毒症和未治疗的急性肾衰竭等情况限制了一期治疗方案的临床应用。不过无论如何，这项研究表明，在合适的患者群体中，一期治疗方案在改善上尿路引流方面成本高效且安全可靠。

27.6 其他 / 其他注意事项

遗留支架管：有关支架管滞留体内所致并发症的文献很多，处理棘手，不仅给患者增加不必要的痛苦，也使责任医生承受额外精神压力。

Monga 等[12]报道支架管"滞留体内"超过 6 个月时 68% 出现钙化，45% 碎片化，约 52% 需输尿管镜检查，32% 需体外冲击波碎石，26% 需经皮肾镜操作确保安全撤管。显然这一问题后果十分严重。

有效运用和维护一个可靠系统来准确监测支架管置入和及时撤除对保证支架管的合理广泛应用意义重大。

目前关注支架管置入是否需有效登记及后续相关花费争议的文献报道很少。Lynch 等[13]研究了 NHS 模式下对"支架管延期滞留"患者后续随访处理所需平均成本。一项普通膀胱镜检查成本约 430 欧元，体外冲击波碎石约 1499 欧元，而输尿管镜或开放手术则需 2815 ～ 6610 欧元。

Boboroglu 和 Kane[14]研究发现，妥善处理"延期滞留支架管"后续问题通常需 2 ～ 6 项程序，由此可见其潜在成本花费之大。

Sancaktutar[15]对 26 例患者进行了更深入研究。这些患者的支架管自置入算起在体内存留时间均超过 12 个月。该研究对每例患者的医疗管理和医疗费用进行了回顾性分析。研究结果发现，与及时撤管患者相比，处理此类患者所需平均成本高出 6.9 倍。延期滞留支架平均留置时间为 31.2 个月（14 ～ 120 个月）。支架管体内滞留通常需要采用多模化、综合化治疗方案处理。而治疗费用包括住院和手术费用在内，平均额外花费约 1225 美元。因此，支架管体内滞留带来的相应财政负担增加值得大家关注。

尽管目前泌尿外科领域输尿管内支架使用已相当普遍，但仍缺乏一个关于后续随访及置管登记的统一管理系统。而此类强效系统的有效应用，应该能预期达到显著的治疗及成本获益。

27.6.1 输尿管支架撤除方法、术后考虑及相关费用

将末端线圈经输尿管引出体外使撤管这一操作由患者或医生完成，避免了进一步侵入性操作，优势似乎显而易见。然而，这类操作不具普遍性，且后续并发症情况的文献报道有限。

尽管缺乏明确成本分析，我们仍可从爱荷华大学最近一些围绕支架管撤除相关

治疗及成本问题的研究中大致了解。这些研究包括 Bockholt 等[16] 的回顾性综述及 Barnes[17] 此后的随机小样本前瞻性研究等。

　　Bockholt 等对 181 例输尿管镜处理单侧输尿管结石后置管患者进行了回顾性分析。发现仅约 23% 患者术后选择末端带线圈支架管，尽管比例很低，但他们认为，无论性别，与常规留置双 J 管患者相比，两者在术后并发症方面无显著差异。作为一项极具参考价值的界定标准，这篇综述对后续关注常规输尿管镜治疗后随机选择置管方式的 68 例泌尿系结石患者的一系列研究而言，其初始治疗终点可加以预判。研究主要观察指标是包括"泌尿系统症状"和"一般健康情况"在内的输尿管支架症状调查表，一般在术后第 1 天、6 天和 6 周完成。结果显示组间在术后疼痛、泌尿系统症状、整体健康状况及工作表现方面均无差异。

　　此外，泌尿系感染发生率及非计划医疗就诊咨询方面也无差异。约 15% 患者支架管无意中移除，但并无支架管更换或后续临床不良事件发生。

　　没有明确成本分析显然是该研究一个不足之处。然而研究发现并无支架管置入及撤除相关不良事件发生，这极具说服力的提示该方法可高效替代常规膀胱镜下撤管措施。该方法只在处理结石相关疾病时可用，并可能出现支架管无意脱落。因此当存在感染、输尿管穿孔，或内镜下肾盂切开损伤等情况时，我们需特别谨慎。

　　对这样一项有足够信服力的随机对照研究而言，明确的成本分析会增加研究可信性，得出合理结论，在输尿管支架管有明确临床应用指征前提下，或许对推广可伸展线圈支架管合理应用有利。

　　考虑到上尿路梗阻患者管理策略的未来发展，Gershman 等[18] 进行了一些研究，将接受传统正规治疗与日间手术治疗的两组患者疗效和成本进行比较。检查措施包括逆行肾盂造影、上尿路卡介苗灌注及输尿管支架插入及置换等。

　　研究发现在诸多临床情景中，包括恶性肿瘤和初始支架置入在内，由经验丰富的从业人员在正规设置程序下配合放射检查进行操作，与日间手术操作及全麻相比，是一种安全且经济有效的治疗选择。

　　对合适患者而言，这似乎是替代传统医院治疗模式的一种经济有效的治疗策略。而如果对医疗服务业发展有兴趣，这一治疗模式应该会有自己的一席之地。

27.6.2　肾移植

　　肾移植患者的移植肾支架管置入已成为常规。但置管相关感染及并发症增加值得关注。常规支架置入及撤除成本与吻合口相关风险和后续治疗成本两者之间需权衡考虑。

　　近期，Wilson 等[19] 仍提倡在这种情况下继续置管以预防相关并发症，然而与之相关的生活质量和经济成本问题尚需进一步评估。

　　Tavakoli 等[20] 对肾移植术后 3 年以上的 201 例成年患者的泌尿系统并发症和医疗费用情况进行了研究，他们在移植术后被随机分入"置管"和"非置管"两组。研究发现，在非置管组中，更多患者接受活体供肾，但置管组的急性排斥反应更常见，尽管均无统计学差异。两组之间均无死亡事件发生，组间移植失败率也无显著差异。

在非置管组中，7.7% 的患者发生上尿路梗阻，而置管组无 1 例发生（$P < 0.004$），非置管组尿漏发生率更高（8.9% vs 0.9%，$P < 0.008$）。非置管组 9 例需再次置管，而置管组中仅 1 例需更换支架管。

成本分析显示置管组每例患者平均成本为 755 欧元，而非置管组为 906 欧元。此外，置管组患者住院天数 68 天，多因泌尿系感染相关并发症入院，而非置管组为 126 天，多因泌尿系统动力性相关并发症入院。

他们的研究结果与 Wilson[21] 的结论一致，即 3 个月研究期内，置管能显著降低泌尿系统并发症发生率。

置管后泌尿系感染发生率增加，超过 4 周时更为明显。但这与移植肾肾功能及长期术后存活不良事件发生关系不大。

此外，置管对患者的成本效益有利。尽管撤管是置管组单项最大支出，但仍远低于非置管组在处理不置管相关并发症时的花费，这一成本平均约需 2718 欧元。

这在治疗效果和成本花费上都使置管有了令人信服的理由。但本研究未对生活质量和支架管相关症状进行评估。

尽管未将成本花费作为主要研究终点，但对儿童肾移植人群进行的类似研究并未得出类似结论。

成人肾移植后置管虽然在撤管和全麻方面增加了花费，但无上尿路动力性相关并发症出现。这个领域还有许多工作要做，但有一点需要指出，成人及儿童肾移植置管后医疗管理应有所区别。

27.7　结论

支架作为一种泌尿外科简单辅助治疗耗材，却会带来泌尿系统及健康护理相关的诸多复杂问题，尤其在经济花费方面。

支架临床适应证多样，且应用证据基础在许多领域不断变化。这就给临床医生提出挑战，一方面迫切希望患者达到最佳治疗效果，另一方面又要尽量避免支架相关并发症及经济花费。

尽管患者治疗过程中的经济成本问题并非一定总是临床医生首先考虑的，但它却正成为一个关注度较高的话题。这更应被看作是一种机遇，而未必全是顾虑。因为制订一个强效有活力的健康经济评价体系对循证医学及资源的最大化有效运用都可提供更广阔的施展平台。

医疗健康费用评估一直存有争议，但它需要我们对任何临床干预措施及其可能产生的结果和疗效一起进行综合客观评价。本章研究中，成本评估的方法多样，但无一例外会从标准化中受益，尤其在国家资助层面具有统一政策参考标准的医疗健康模式下。

仅从现有证据来看，在特定临床情况下向患者推荐一种包括是否置管及置管类型在内的严密治疗方案是有难度的。然而，在患者充分医疗咨询后，在确保患者完全知情的基础上，我们应当谨慎合理地应用输尿管支架管进行相关治疗。

参考文献

[1] Joshi HB. Ureteric stents: overview of current practices and problems. British Journal of Medical and Surgical Urology 2012;5(Suppl):S3–S10.

[2] Walter E, Zehetmayr S. Guidelines on Health Economic Evaluation Consensus paper. April 2006, IPF Institute.

[3] Joshi HB, Stainthorpe A, MacDonagh RP, Keeley FX Jr, Timoney AG, Barry MJ. Indwelling ureteral stents: evaluation of symptoms, quality of life and utility. J Urol 2003;169(3):1065–1069.

[4] Tang L, Gao X, Xu B Jianguo Hou Zhenshe, JH. Placement of ureteral stent after uncomplicated ureteroscopy: Do we really need it? Urology 2011;78(60):1248–1256.

[5] Srivastava A, Gupta R, Kumar A, Kapoor R, Mandhani A. Routine stenting after ureteroscopy for distal ureteral calculi is unnecessary: results of a randomized controlled trial. J Endourol 2003;17(10):871–874.

[6] Nabi G, Cook J, N'Dow J, McClinton S. Outcomes of stenting after uncomplicated ureteroscopy: systematic review and meta-analysis. BMJ. 2007;334(7593):572. Epub 2007 Feb 20.

[7] Luis Llanes González, et al. Decision analysis for the economic evaluation of the management of chronic obstructive uropathy. General Urology Arch Esp Urol 2011;64(9):875–881.

[8] López-Huertas HL, Polcari AJ, Acosta-Miranda A, Turk TM. Metallic ureteral stents: a cost-effective method of managing benign upper tract obstruction. J Endourol 2010;24(3):483–485. doi: 10.1089/end.2009.0192.

[9] Taylor ER, Benson AD, Schwartz BF. Cost analysis of metallic ureteral stents with 12 months of follow-up. J Endourol 2012;26(7):917–921. doi: 10.1089/end.2011.0481. Epub 2012 Apr 17.

[10] Baumgarten AS, Hakky TS, Carrion RE, Lockhart JL, Spiess PE. A single-institution experience with metallic ureteral stents: a cost-effective method of managing deficiencies in ureteral drainage. Int Braz J Urol 2014;40(2):225–231. doi: 10.1590/S1677-5538.IBJU.2014.02.13.

[11] Chitale S1, Raja V, Hussain N, Saada J, Girling S, Irving S, Cockburn JF. One-stage tubeless antegrade ureteric stenting: a safe and cost-effective option? Ann R Coll Surg Engl 2010;92(3):218–224. doi: 10.1308/003588410X12518836439128. Epub 2009 Dec 7.

[12] Monga M1, Klein E, Castañeda-Zúñiga WR, Thomas R. The forgotten indwelling ureteral stent: a urological dilemma. J Urol 1995;153(6):1817–1819.

[13] Lynch MF, Ghani KR, Frost I, Anson KM. Preventing the forgotten ureteric stent: results from the implementation of an electronic stent register. BJU Int 2007;99:245–246.

[14] Borboroglu PG, Kane CJ. Current management of severely encrusted ureteral stents with a large associated stone burden. J Urol 2000;164(3 Pt 1):648–650.

[15] Sancaktutar AA, Söylemez H, Bozkurt Y, Penbegül N, Atar M. Treatment of forgotten ureteral stents: how much does it really cost? A cost-effectiveness study in 27 patients. Urol Res 2012;40(4):317–325. doi: 10.1007/s00240-011-0409-3. Epub 2011 Aug 11.

[16] Bockholt NA, Wild TT, Gupta A, Tracy CR. Ureteric stent placement with extraction string: no strings attached? BJU Int 2012;110(11 Pt C):E1069-E1073. doi: 10.1111/j.1464-410X.2012.11219.x. Epub 2012 May 11.

[17] Barnes KT, Bing MT, Tracy CR. Do ureteric stent extraction strings affect stent-related quality of life or complications after ureteroscopy for urolithiasis: a prospective randomised control trial. BJU Int 2014;113(4):605–609. doi: 10.1111/bju.12541.

[18] Gershman B, Eisner BH, Sheth S, Sacco DE. Ureteral stenting and retrograde pyelography in the office: clinical outcomes, cost effectiveness, and time savings. J Endourol 2013;27(5):662–666. doi: 10.1089/end.2012.0644.

[19] Wilson CH, Rix DA, Manas DM, editorial group: Cochrane Kidney and Transplant Group. Routine intraoperative ureteric stenting for kidney transplant recipients. JRNL 2013;6:CD004925. DOI: 10.1002/14651858.CD004925.pub3

[20] Tavakoli A, Surange RS, Pearson RC, Parrott NR, Augustine T, Riad HN. Impact of stents on urological complications and health care expenditure in renal transplant recipients: results of a prospective, randomized clinical trial. J Urol 2007;177(6): 2260–2264; discussion 2264.

[21] Wilson CH, Bhatti AA, Rix DA, Manas DM. Routine intraoperative stenting for renal transplant recipients. Transplantation 2005;80(7):877–882.

第二十八章

输尿管支架：未来展望

Ravi Kulkarni

Consultant Urological Surgeon, Ashford and St Peter's Hospitals NHS Foundation Trust, Chertsey, Surrey, UK

译者：萧云备　　审校：胡　浩

　　输尿管支架置入术是泌尿外科手术的常规流程。虽然是很普通的操作，但它是每一个泌尿外科医生日常工作的重要组成部分。尽管支架置入会使患者有一定的不适，但可以缓解患者的上尿路梗阻，可明显改善肾功能和缓解疼痛。此外，每个患者也应认识到，存在与支架置入相关的不可避免的并发症。

　　为减少相关的并发症，输尿管支架一直处于不断的改进中。自从输尿管支架应用于临床，它们的大小、形状、弯曲度、材料以及外涂层等一直在不断的改善。然而，输尿管支架相关的并发症降低不明显，也未必都能缓解上尿路的梗阻症状。当输尿管支架出现问题（如支架移位等），还会导致复杂且难以处理的临床问题。而支架结壳的形成则是所有相关并发症中最棘手的。

　　节段性和金属支架的出现延长了支架在体内的留置时间，提高了其上尿路引流的持久性。此外，对某些支架引起的下尿路刺激症状的改善也取得了令人满意的效果。然而，支架置入及取出的复杂性也需要引起重视，因为这些问题的解决需要有经验的专业人士的参与。

　　在全球医疗领域，费用是一项重要的考虑因素。尽管双J管相对便宜，但反复更换也增加了患者的总体费用。虽然金属支架具有更好的耐久度，能减少支架的更换频率，但由于其费用较高，操作复杂等，限制了它的广泛应用。

　　还有其他需要特别注意的，比如支架遗留问题，它会导致严重的并发症，给患者与医疗卫生体系都带来灾难，而后者可能还会引来刑事诉讼。缺乏可靠的支架登记及召回体系似乎是全世界共有的问题。

那么，未来我们还有什么值得期待的呢？

覆膜支架（coated stents）看起来是最有希望的，虽然谈不上完美，但这设想是最有可能改善传统支架所带来的并发症的。另一个即将到来的革新是可降解支架，毫无疑问它将是避免支架遗留问题最可靠的方法。

也许，将两个概念相结合而成的药物洗脱–可降解支架（drug-eluting biodegradable stents）将运用于临床。完全不使用传统的输尿管支架很难，但可以确定的是，它们将变得更具生物相容性，为患者量身订造（或许通过 3D 打印技术），以适应患者的解剖学结构，因而减少某些并发症。

阿尔伯特·爱因斯坦曾经说过："从昨天中学习，为今天而生活，为明天而充满希望，最重要的是永远不要停止疑问。"

我认为这句话高度概括人类所有努力的未来，也同样适用于输尿管支架的未来。

索引